L'auteur

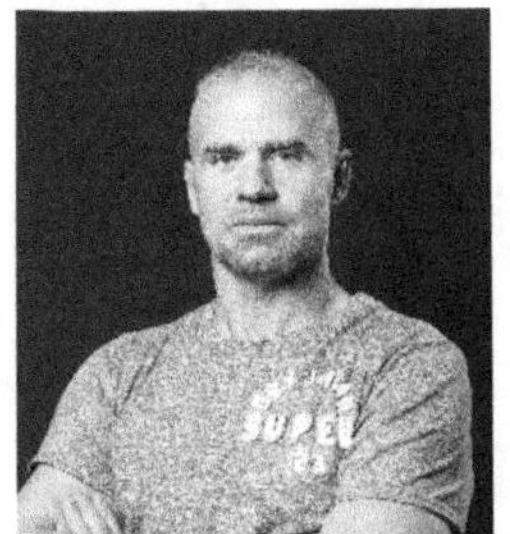

Instructeur de fitness et d'aquafitness diplômé d'État dans les deux secteurs, je suis certain que l'aquagym sous ses différentes formes, permet d'apporter une solution de remise en forme à tous les publics autant sportifs que sédentaires peu importe leur âge. Je suis formateur au CREPS Île-de-France depuis plus de 15 ans. À mes débuts, j'ai été confronté à un problème majeur : l'absence de données sur la gymnastique aquatique pour les professionnels. Aussi je me suis attelé à la tâche de créer un guide permettant d'embrasser l'ensemble des techniques et connaissances permettant de concevoir, animer et conduire tout type de cours dédié à tout type de public. Je n'ai jamais cessé d'animer, d'offrir mes services dans les lieux les plus diversifiées, ceci m'a permis d'acquérir une très bonne idée du "background" dans lequel baigne cette activité et de son évolution. Mon intérêt par ce livre est de partager mon expérience et mon travail en vue d'aider mes collègues, et futurs collègues, à être encore meilleur dans ce qu'ils font. Ceci est l'extension de mon travail de formation, ma base de données.

Cyril Labrosse

Remerciements,

Je remercie le CREPS Île-de-France de m'avoir donné cette chance et ce défi de former des nouvelles générations d'animateurs aquagym, plus particulièrement Jacques Mélinat et Dany Barboza sans qui, rien n'eût été possible.

Tania Gruss pour avoir accepté de poser pour le lexique de souplesse.

Mon fils, pour s'être inventé photographe.

Avant-propos

Ce "Référentiel d'aquagym" est avant tout dédié aux professionnels de l'animation aquagymnique. Il est présenté en 2 livres.

Le 1er livre a comme prétention d'aborder tous les thèmes permettant de concevoir et d'encadrer toute forme de cours de remise en forme en milieu aquatique. Après avoir défini ce qu'est la gymnastique aquatique, mis en évidence ses particularités, établi ses règles fondamentales, rappelé des bases en anatomie, biomécanique et physiologie, enseigné la conception d'exercices de musculation, de cardio-training, de souplesse, traité de l'organisation des cours collectifs, il explique enfin comment concevoir, animer et conduire une séance d'aquagym. Cet ouvrage aborde en détail la relation musique-mouvements. Il l'explique en développant la notion de pas, de mouvements de corps et de structure musicale. Il donne les clés de la conception en travail cadencé, pré-chorégraphié et chorégraphié. Les méthodes de constructions gestuelles complexes sont abordées (méthode linéaire, pyramidale, d'addition...). Les concepts de cours les plus repandus sont expliqués (aquagym classique, aquafitness, aquabike, circuit training...). Enfin, il profile les différents groupes de publics fréquentant les cours d'aquagym et précise comment adapter les séances par rapport à leurs particularités.

Le livre 2 présente quatre lexiques dont les thèmes sont le renforcement musculaire, le cardio training, la souplesse et l'équilibre. Il compte ainsi plus de 430 gestuelles (mouvements fondamentaux et variations) dont 214 en renforcement musculaire, 155 en cardio training, et 61 en souplesse et équilibre. Elles sont la base des mouvements, des combinaisons utilisées en cours chorégraphiques, pré-chorégraphiques, cadencé ou classique (non musicaux). Ces gestuelles permettent de décliner un nombre immesurable d'exercices.

Pour aller plus loin dans la mise en pratique, des stages de formation sont proposés, n'hésitez pas prendre contact par l'adresse suivante : cl.aquafitparis@gmail.com

Sommaire

Historique

Dès la période romaine, avec l'avènement des thermes, l'aquagym a été pratiquée. Mais quelle aquagym ? Pour le savoir regardons de plus près la définition de l'aquagym, ou plutôt pour commencer, de la gymnastique, car à l'évidence l'aquagym est avant tout une gymnastique faite dans l'eau. La gymnastique est l'art d'exercer, de fortifier, de développer le corps par un certain nombre d'exercices physiques. Donc, l'aquagym, d'un point de vue étymologique est l'art d'exercer, de fortifier, de développer le corps par un certain nombre d'exercices physiques dont leur réalisation est étroitement liée à l'eau. On peut donc facilement imaginer que depuis que les gens se sont trouvés dans l'eau pour le plaisir, ils ont été amenés à pratiquer une certaine forme de gymnastique aquatique. Plus récemment, au milieu du siècle dernier, la gymnastique dans l'eau a eu un rôle essentiel dans la rééducation locomotrice. Ses qualités de portance, de résistance au mouvement, ont permis de mettre en place des exercices favorisant largement cette rééducation. On comprend ainsi, que cette aquagymnastique était donc une gymnastique largement médicalisée, où la notion de plaisir n'était pas prise en compte. Progressivement, cette gymnastique est sortie du cadre médical pour se transformer en une gymnastique douce accessible aux personnes ne pouvant faire d'exercices au sol ou pour qui ceux-là étaient déconseillés. Le public touché était donc un public majoritairement atteint de problèmes articulaires ou musculaires, de surpoids, ou tout simplement atteint de sénescence. L'aquagymnastique était donc une gymnastique de mobilisation nécessitant une maîtrise de la gestion des équilibres posturaux dans l'eau et qui mettait en avant des facteurs facilitant les exercices physiques particulièrement au niveau de leur intensité et de leur modulation. Dans les années 80, naquit l'idée de transformer cette activité en une forme plus dynamique pour un public plus large. Les exercices physiques proposés étaient élémentaires ou bien globaux, ils se pratiquaient en eau profonde ou peu profonde. Ils étaient réalisés de manière postée mais plus généralement en déplacement. Le public restait très féminin et changeait peu d'auparavant, par contre, son nombre augmenta largement. L'aquagym connu un engouement particulier, elle se démocratisait et devenait à la mode. À la fin des années 90, l'aquagym développait une forme dérivée du monde de la remise en forme en salle : l'aquafitness. De nouveaux cours étaient proposés lesquels adoptaient les principes du fitness tout en respectant leurs particularités aquatiques, la musique commençait à être utilisée. De là, en découlait toute une panoplie de séances d'activation cardio-vasculaire, de renforcement musculaire, basée sur un rythme musical et asseyant sa diversité sur des enchaînements de mouvements. En parallèle, dans le monde de la remise en forme terrestre, une société néo-zélandaise, Les Mills, révolutionnait l'organisation des cours de fitness, dans son sillage une société partenaire, Planet Aqua (Planet fitness), en faisait de même pour l'aquafitness avec l'Aquadynamic. Leur invention est le travail dit pré-chorégraphié. Il consiste à présenter chaque exercice sous forme d'une petite chorégraphie en lien avec un morceau musical. Tout en faisant ils inventèrent aussi le concept de cours déposé. De nos jours, nombre de sociétés copie ce système avec plus ou moins de succès...

Définition et principes fondamentaux

Définition

« Activités physiques à visée de loisirs, de forme, et de bien-être, réalisées en immersion partielle utilisant différentes propriétés de l'eau ».

Aquagym en eau profonde

- ✓ Le pratiquant est quasiment ou complètement en suspension. Les exercices sont réalisés, sans ou quasiment sans appuis solides.
- ✓ Des notions de natation sont indispensables, plus ou moins importantes en fonction des exigences des exercices proposés, de l'utilisation de matériel facilitant l'équilibre et la flottaison.
- ✓ Le pratiquant ne ressent pas ou quasiment pas son poids.

D'un point de vue biomécanique, les exercices de musculation du bas du corps sont exclusivement en chaine musculaire ouverte (leurs mouvements sont réalisés sans pied en appui sur un support fixe).

Aquagym en eau peu profonde

- ✓ Le pratiquant, en position debout, est en immersion entre le nombril et la poitrine.
- ✓ Des notions de natation ne sont pas obligatoires, des notions d'équilibre postural sont à développer.
- ✓ Le pratiquant ne ressent que partiellement son poids.

<u>Il existe trois positions fondamentales en aquagym en eau peu profonde :</u>
- La position debout ou haute, le pratiquant est debout dans le bassin, il ressent son poids proportionnellement à son niveau d'immersion dans la limite de l'aquagym en eau peu profonde.
- La position baissée dite basse, le pratiquant est immergé jusqu'aux épaules, il ne ressent que très partiellement son poids, il est porté par l'eau, il réalise ainsi des exercices en quasi apesanteur.
- La position en suspension, le pratiquant est immergé jusqu'au cou et ne touche pas le sol soit grâce à un mouvement sustentateur, soit grâce à l'utilisation de matériel flottant.

D'un point de vue biomécanique, les exercices de musculation du bas du corps peuvent être en chaine musculaire ouverte ou fermée (leurs mouvements sont réalisés avec pied en appui sur un support fixe).

Justification de la prise en compte du niveau d'eau en aquagym

L'immersion minimum au niveau du nombril en position debout, permet lors de la flexion des membres inférieurs d'atteindre une position assise avec immersion jusqu'aux épaules tout en conservant une posture sécuritaire en dos droit et vertical. Cette posture garantit l'intégrité physique du pratiquant dans nombre d'exercices. Par exemple, lors d'un exercice de squat, il est ainsi possible d'observer une réduction totale des tensions ligamentaires et tendineuses au niveau des genoux et des vertèbres en fin de flexion. A ce niveau d'immersion, le poids de corps apparent du pratiquant est quasi nul réduisant encore les tensions sur le système squelettique induit par ce dernier. Encore, ce niveau d'immersion rend possible tout exercice aquatique du haut du corps réalisé dans le plan horizontal tout en maintenant le dos dans une position sécuritaire.

Que penser des exercices réalisés dans un environnement très peu profond, c'est-à-dire avec un niveau inférieur à celui précité ? Bien réalisés, ils gardent bien sûr leurs qualités, mais sont-ils toujours aquatiques ?

Le niveau d'immersion en position debout au-dessus de la poitrine réduit considérablement la capacité de flexion des membres inférieurs lorsqu'il y a obligation de conserver des appuis podaux au sol. Le poids du pratiquant est initialement très largement réduit de par la poussée d'Archimède qui s'applique. Aussi, tous les exercices en flexion de jambes perdent leurs intérêts. Encore, à ce niveau d'immersion où le seuil de flottaison est quasiment atteint, les appuis au sol sont très faibles et induisent un déséquilibre en relation avec les mouvements d'eau.

Mise en évidence des différences au niveau biomécanique pour le mouvement de flexion extension des membres inférieurs type squat effectué en eau profonde et peu profonde

Le sujet commence son exercice en position debout, dans un 1er temps, il fléchit ses membres inférieurs, puis les étends dans un 2ème temps. Il doit procéder dans l'amplitude maximale tout en conservant obligatoirement sa tête hors de l'eau.

<u>En aquagym en eau peu profonde,</u>

La faible immersion engage un travail des quadriceps et fessiers, à différentes intensités et amplitudes en fonction du niveau initial d'immersion en position debout. Le point fixe du mouvement se situe au niveau des talons, le travail musculaire est en chaine fermée (les pieds sont en appui permanent au sol). La force mécanique, appelée charge (force qui s'oppose au travail musculaire) est le poids de corps apparent (poids du pratiquant réduit de la poussée d'Archimède) variant en fonction du niveau d'immersion. La flexion et l'extension des membres inférieurs sollicitent les mêmes groupes musculaires en contraction excentrique (le sujet fléchit ses membres inférieurs : il « s'accroupit » en freinant sa descente) puis concentrique (il étend ses membres inférieurs : il se relève en poussant dans le sol).

Cet exercice est réellement un squat réalisé avec une charge variable fonction de l'immersion.

<u>En aquagym en eau profonde,</u>

La grande immersion limite très largement l'amplitude du mouvement de squat et rend négligeable la charge appliquée. Cet exercice ne peut pas exister en milieu profond, il est généralement substitué par un groupé de membres inférieurs communément appelé « groupé », qui est très différent biomécaniquement parlant. Le mouvement fait perdre contact avec le sol faisant de lui un mouvement en chaine ouverte avec comme charge, une force mécanique différente, l'hydrorésistance, et un point fixe qui monte des pieds aux hanches. La flexion est réalisée via une contraction musculaire concentrique des ischio-jambiers, des psoas iliaques et des muscles droits antérieurs des cuisses (dans leur action de flexion de hanche). L'extension est engagée quant à elle par la contraction toujours concentrique des muscles antagonistes (quadriceps, fessiers) de ceux cités plutôt.

Cet exercice de groupé/dégroupé des membres inférieurs alterne avec une position debout et position groupé en suspension.

Nous observons donc ici deux exercices différents partageant une même gestuelle issue d'une mise en action de muscles différents car soumis à des contraintes différentes en lien avec leur environnement en eau profonde ou non.

Remarque

Il existe des exercices réalisés en eau peu profonde requérant des compétences d'aquagym en eau profonde par le fait qu'ils sont réalisés sans appuis solides. Ils nécessitent une gestion des équilibres posturaux égale à ceux pratiqués dans le milieu en eau profonde mais allient la sécurité et l'assurance de l'aquagym en eau peu profonde par la proximité immédiate du sol. Il s'agit des exercices réalisés en suspension en eau peu profonde.

Principes fondamentaux

- ➢ L'aquagym est une activité physique réalisée en immersion partielle réduisant largement les risques de traumatismes physiques induit par le poids de corps du pratiquant.
- ➢ L'aquagym se réalise dans l'eau,
- ➢ L'intensité de travail est très modulable, très progressive, adaptable à tous publics.
- ➢ L'immersion modifie initialement le schéma psychomoteur. La qualité d'un mouvement réalisé dans l'eau peut être dégradée alors qu'elle serait bonne à sec. L'expérience résout ce problème.
  - ➢ Le stress mécanique exercé sur les articulations induit par la pesanteur est largement réduit : les pressions, les tensions appliquées sur les articulations résultant de l'action du poids de corps n'existent pas ou peuvent être largement diminuées.
- ➢ Le travail musculaire résulte d'une action exercée sur l'eau de manière **directe** ou **indirecte**.

Directe : la force hydrorésistante

Le travail musculaire résulte d'une action en opposition à une force de résistance ($\vec{R}$) directement liée à la réaction de l'eau induit par la contraction musculaire motrice ($\overrightarrow{Fm}$) ayant provoqué la mise en mouvement d'une surface solide (main, planche…) perpendiculaire à la direction de son déplacement. Cette résistance appelée force hydrorésistante, est proportionnelle au carré de la vitesse ($\vec{v}$) de l'objet en mouvement (figures 1a et 1b) (action musculaire concentrique dans tous les cas).

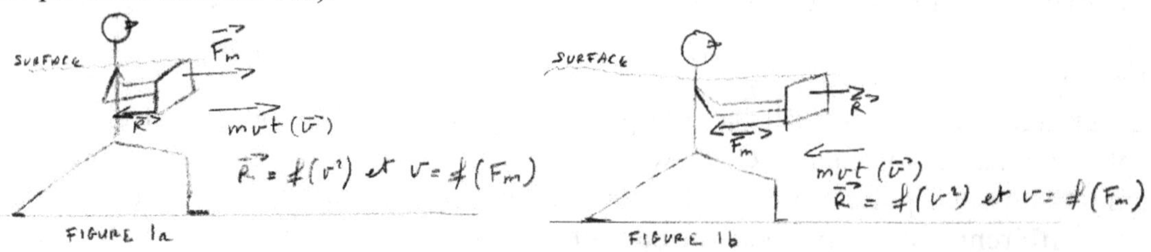

Indirecte 1 : la flottabilité liée à l'immersion d'un matériel flottant. Le travail musculaire résulte d'une action en opposition à une force de poussée ($\vec{P}$) liée à l'immersion d'un matériel de densité inférieure à celle de l'eau. Cette résistance est de direction verticale et dirigée de bas en haut, son intensité est la différence entre le poids réel du matériel (poids mesuré hors de l'eau) et la poussée d'Archimède. Cette force de poussée est appelée flottabilité (positive). Si la force musculaire ($\overrightarrow{Fm}$) est supérieure à $\vec{P}$, l'objet flottant est enfoncé vers le fond de l'eau (figure 2a) (action musculaire concentrique), si $\overrightarrow{Fm}$ ($\neq 0$) est inférieur à $\vec{P}$ alors l'objet remonte vers la surface, freiné par la force musculaire (figure 2b) (action musculaire excentrique), et si $\overrightarrow{Fm}$ égale $\vec{P}$, l'objet reste immobile (figure 2c) (action musculaire isométrique).

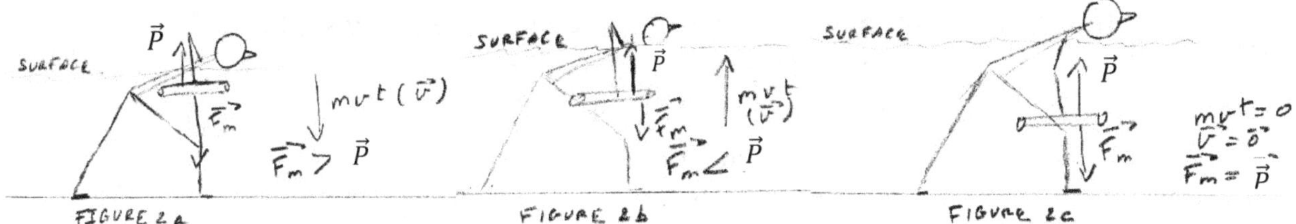

Indirecte 2 : le poids partiel du pratiquant lié à son immersion partielle.

Le travail musculaire résulte d'une action en opposition à une force appelée poids apparent ou partiel ($\overrightarrow{Pp}$). Cette force ($\overrightarrow{Pp}$) est de direction verticale et est dirigée de haut en bas. Son intensité est égale au poids réel du pratiquant réduit de la poussée d'Archimède mesurée à partir du volume d'eau déplacée par la partie immergée du pratiquant. Le poids partiel est donc dépendant du degré d'immersion, il est variable. Si la force musculaire ($\overrightarrow{Fm}$) est supérieure à ($\overrightarrow{Pp}$), le pratiquant s'élève et réduit son immersion augmentant ainsi ($\overrightarrow{Pp}$) (figure 3) (action musculaire concentrique), si $\overrightarrow{Fm}$ est inférieur à ($\overrightarrow{Pp}$) alors le pratiquant descend et augmente son immersion réduisant ($\overrightarrow{Pp}$) (figure1) (action musculaire excentrique), et si $\overrightarrow{Fm}$ égale ($\overrightarrow{Pp}$), le pratiquant reste immobile, son ($\overrightarrow{Pp}$) reste constant (figure 2) (action musculaire isométrique dont l'intensité dépend du niveau d'immersion).

Lorsque le pratiquant descend, il peut arriver à une position limite où la poussée d'Archimède annule le poids réel, à ce niveau, le travail musculaire d'opposition au poids apparent n'existe plus de par son intensité devenue nulle ($\overrightarrow{Pp} = \overrightarrow{Préel} - \overrightarrow{Parchi} = 0$). Le pratiquant se trouve dans la position dite « portée ».

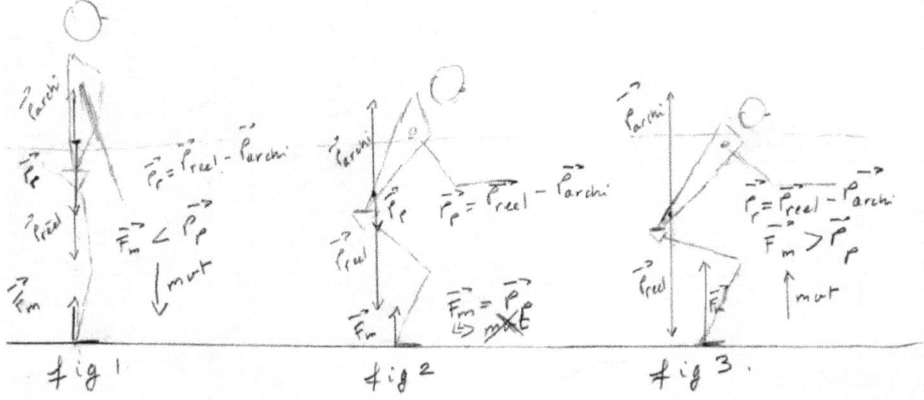

➢ L'aquagym, une activité de maintien, de mise, et remise en forme.

A ce titre, elle est soumise au respect des principes généraux donnant accès à l'amélioration de la forme et de la santé de ses pratiquants.

1. Elle doit proposer des formes d'expression répondant aux compétences, attentes et besoins de ses publics.
2. Concernant les publics particuliers comme les femmes en période pré et post natale, les personnes ayant des problèmes de santé ou atteintes de déficiences, elle propose une action conforme aux recommandations médicales.
3. Au travers de ces différentes formes d'expression, elle doit viser l'amélioration :
   ✓ du système cardio-vasculaire
   ✓ de la force, de l'équilibre, de la souplesse
   ✓ de la coordination
   ✓ du sens du rythme
   ✓ de la mémoire.

Et du plus important, peut-être,
   ✓ du plaisir de pratiquer une activité physique.

Le plaisir est, avec le conditionnement, l'octroi d'un statut social supérieur, la peur, le moteur essentiel de toute motivation pour réaliser une action. De par son lien exclusif et direct avec la pratique, le plaisir est certainement le moteur d'action le plus sain et durable. Il motive bien plus fortement la pérennité et la recherche de qualité de la pratique sportive. Sans plaisir, bien que les pratiquants aient conscience que leur activité physique réponde exactement à leurs besoins, ceux-ci arrêteront peut-être faute de motivation. Reformulons ce point très important, **très souvent, un pratiquant continuera sa pratique sportive parce que cela lui plait avant tout, pas parce que cela lui sert à être en meilleur santé**. Notre rôle en tant qu'éducateur sportif : dispenser une activité physique qui réponde aux deux, plaisir et santé. Petite difficulté pour cette alchimie, il peut y avoir autant de solutions qu'il y a de pratiquants (on peut quand même distinguer des grandes classes relativement homogènes d'individus), le sentiment de plaisir évolue dans le temps au grès des tendances et de la lassitude.

Propriétés et influence du milieu aquatique à mettre en évidence pour l'aquagym

Propriété du milieu aquatique

Un nombre important de facteurs relatifs à l'eau modifie profondément la perception et la capacité d'une personne à se mouvoir, à ressentir son corps et à se sentir à l'aise. Ces facteurs sont directement liés aux propriétés physiques et chimiques de l'eau.

Conduction thermique

La conduction thermique de l'eau est très largement supérieure à celle de l'air. En fonction de sa température, un corps immergé donnera ou recevra très facilement de l'énergie thermique. Si la température est inférieure à 28°C environ, le corps aura tendance à se refroidir plus vite. Aussi des exercices postés de type aquabuilding ou d'étirement ne développant pas beaucoup de chaleur, devront être réalisés avec une tenue adéquate ou entrecoupés d'exercices plus engageants cardio-vasculairement pour redonner un peu de chaleur. Si la température est supérieure à 32° environ, le corps aura tendance à se réchauffer très facilement. La réalisation d'exercices cardio-vasculaires à haute intensité pourrait donner une impression d'étouffement. Notons que la sensation d'eau chaude ou froide est très relative en fonction des personnes, de leur état de fatigue, de la température de l'air et des courants d'air.

Pression hydrostatique

La pression de l'eau induite par son poids est largement supérieure à celle de l'air. Cette pression pourra donc faciliter le retour veineux en améliorant la circulation veineuse particulièrement des membres inférieurs. Mais pour certaines personnes peu habituées au milieu aquatique, elles pourront aussi ressentir une sensation d'oppression au fur et à mesure qu'elles s'immergent.

Effet massant

Un corps en mouvement dans l'eau subit de la part de celle-ci un effet massant procurant bien-être et plaisir. <u>A haute vitesse et à longue durée</u>, elle permet une action bénéfique en termes de revascularisation locale, de mobilisation des masses adipeuses et celluliteuses sollicitées. Par cette action, elle peut donc participer à une perte de poids locale.

Inertie de l'eau

L'eau en mouvement met un temps relativement long pour retrouver son calme, son inertie est importante. Cette inertie génère des courants qui peuvent faciliter ou durcir le déplacement dans l'eau, induire des déplacements spontanés lorsque le pratiquant n'a pas d'appui au sol. Mais, ils provoquent aussi d'importants déséquilibres que des personnes inexpérimentées pourront avoir du mal à maîtriser.

Poussée d'Archimède

« Tout corps plongé dans un fluide subit de la part de celui-ci une poussée verticale dirigée de bas en haut égale au poids du volume de fluide déplacé ».

Le mot « corps » signifie tout objet matériel et bien sur tout ou partie du corps humain immergé.

Prenons l'eau comme fluide, la masse volumique de l'eau pure est d'1kg/litre, aussi tout corps immergé ayant une masse volumique supérieure à celle de l'eau, coule, et inversement. La densité d'un corps humain est proche de celle de l'eau. En fonction de la quantité de graisse, de muscle, de la densité osseuse, un humain aura tendance à flotter ou à couler.

En aquagym, la poussée d'Archimède permet aux pratiquants de ne ressentir que partiellement leur poids. Ils éprouvent une sensation de légèreté, les tensions articulaires liées au poids du corps sont largement réduites. En revanche, la réduction du poids de corps peut provoquer des pertes d'équilibre chez des personnes ayant particulièrement peu d'expérience aquatique et entrainer leur noyade bien qu'elles aient pieds.

Force verticale résultant de l'immersion d'un corps

La poussée d'Archimède est appliquée au corps considéré immergé totalement ou partiellement dans l'eau:

Tout corps plongé dans l'eau, même partiellement, subit de la part de celui-ci une poussée verticale dirigée de bas en haut égale au poids du volume d'eau déplacé.

Cette force verticale (R) est le résultat de la différence entre le poids réel hors de l'eau d'un corps et la poussée d'Archimède qui lui est appliquée quand il est immergé.

$$\vec{R} = \vec{P}_{archimède} - \vec{P}_{poids}$$

($\vec{R}$) est communément appelée poids partiel ($\overrightarrow{Pp}$) ou apparent. Si la poussée d'Archimède à une intensité supérieure à celle du poids réel, la force résultant de la différence des deux est positive, on parle de **<u>flottabilité positive</u>**, l'objet flotte. Dans le cas inverse, on parlera de flottabilité négative, l'objet coule.

La flottabilité positive est utilisée pour la musculation aquatique avec matériel, tandis que la flottabilité négative le sera pour une musculation en poids de corps.

Force résultant de la résistance de l'eau à un corps en mouvement

Cette force est le résultat de l'effet de résistance induit par l'eau sur un objet en mouvement. Plus l'objet est rapide, plus cette force est grande. Cette force s'oppose toujours au mouvement, et prend naissance en lui-même. Elle dépend du maître couple de l'objet (**s**), c'est-à-dire de la dimension de la surface en projection sur un plan orthogonal au mouvement (« l'ombre de l'objet dessinée par un faisceau de lumière parallèle à son déplacement »), du coefficient de forme de l'objet (**f**), (forme en cube, goutte d'eau, sphère, disque…), du coefficient de viscosité de l'eau (**a**), (eau douce, eau de mer, température…), de sa vitesse de déplacement. Cette force est couramment appelée force vitesse pour sa relation avec la vitesse ou **force d'hydrorésistance, ou encore force hydrorésistante**, à cause de la résistance, du freinage qu'elle génère sur l'objet en mouvement.

$$\vec{R} = - \text{a.s.f.} \vec{V}^2$$

a : coefficient de viscosité de l'eau.　　**f** : coefficient de forme de l'objet.

s : surface en projection.　　**V** : vitesse de déplacement de l'objet.

Le « - » montre l'opposition de l'orientation de **R** par rapport à **V**.

En aquagym, la vitesse de déplacement de l'objet est générée par la force musculaire. Plus le pratiquant force pour accélérer l'objet, plus cet objet, subit une force de résistance générée par l'eau en opposition à la force musculaire lui ayant donné naissance.

Cette force est utilisée pour augmenter l'intensité du travail cardio-vasculaire ou en renforcement musculaire.

Remarque : l'élastique

La force élastique F utilisable pour les exercices physiques résulte de son étirement :

$$\vec{F} = -k.\Delta\vec{L}$$

k est le coefficient d'élasticité de l'élastique.

$\Delta\vec{L} = \ell - \ell_0$ est la mesure de l'étirement de l'élastique

ℓ_0 est la longueur de l'élastique au repos.

ℓ et la longueur de l'élastique étiré.

F existe seulement si :

$$\Delta\vec{L} = \ell - \ell_0 > 0 \text{ avec } \ell > \ell_0$$

L'eau n'a aucun effet sur cette force. Aussi, les exercices en résistance aux étirements d'un élastique ne devraient donc pas être considérés comme des exercices d'aquagym bien qu'ils soient d'une très grande efficacité mais tout autant que s'ils avaient eu lieu hors de l'eau.

Modification du schéma moteur

La qualité d'un geste moteur dépend du schéma moteur de celui qui réalise ce geste. Ce schéma dépend de différents facteurs dont un certain nombre est relatif à la maîtrise du milieu dans lequel ce dernier est effectué. La précision d'un mouvement varie en fonction de la connaissance qu'a le pratiquant du milieu dans lequel il le réalise. Cette précision est, de plus, subordonnée à des considérations de placement, d'équilibre, voire de notions plus ou moins importantes de natation. Le milieu aquatique modifie la perception de l'intensité musculaire nécessaire à la réalisation d'un mouvement donné. La proprioception dans le milieu aquatique est différente de celle en milieu aérien. La résistance de l'eau, la perception de son propre poids de corps, l'influence permanente de l'eau, sont responsables de cette différence. L'intensité d'exercices basés sur un rythme « vite lent vite » a tendance à s'uniformiser pour donner un « moyen moyen moyen», la qualité gestuelle peut aussi souffrir. Sans attention particulière, un exercice de renforcement musculaire ou d'activation cardio-vasculaire peut perdre ses vertus pour d'autres de mobilisation musculaire. D'une certaine manière, on remarque que nombre de pratiquants une fois dans l'eau, ont tendance à se laisser porter, à suivre le mouvement de l'eau sans réellement agir sur elle. Ils subissent le milieu aquatique plus qu'ils ne l'utilisent. Seul l'action de l'éducateur sportif, corrigeant, motivant, influant les pratiques initiales, avec le temps, permettra de modifier les comportements.

Les différents lieux de pratique

L'aquagym peut se pratiquer partout où l'on peut trouver un plan d'eau calme conforme aux normes de sécurité et d'hygiène prévues par voies réglementaires. Les rivières, les lacs, la mer, l'océan en saison estivale. Les piscines en toutes saisons à l'exception peut-être des piscines découvertes.

Quelle influence ces différents milieux peuvent avoir sur la forme de la gymnastique aquatique ?

Le lieu de prédilection de la pratique aquagym est bien sûr, la piscine. Sa profondeur influe largement sur la forme des exercices proposés ainsi que sur leurs effets. Les conditions de pratique sont prévisibles aussi toutes les formes d'aquagym peuvent être proposées, elles dépendent du public visé, des moyens matériels, des compétences de l'intervenant.

Les activités aquagymniques en milieu naturel sont confrontées quant à elles à des conditions de pratiques plus difficiles et incertaines :

- difficultés d'observer, de contrôler la gestuelle des pratiquants,
- difficultés de démontrer physiquement un mouvement
- conditions climatiques changeantes, température de l'air, vent, pluie...
- état du milieu aquatique changeant, température de l'eau, nature du fond, vague, courant, turbidité de l'eau...

Tous ces éléments tendent à faire penser que les formes d'expression aquagymniques en milieu naturel seront de préférence simple techniquement, favorisant le déplacement et généralement non musicales.

Rôle et prérogatives de l'éducateur sportif aquagym

De par ses compétences développées tout au long de sa carrière, l'éducateur sportif permet la pratique d'une activité physique et sportive dans le respect du cadre sécuritaire prévu à l'avance par un POSS (établissement APS d'accès payant) ou par un plan similaire (associations, piscines d'hôtels, de campings, de résidences privées). Il active son public dans le respect des objectifs de séance prévus par son thème, ceci dans la limite des capacités de chacun. Il est le garant de l'intégrité physique et psychologique de ses pratiquants. Il maintient à jour ses compétences techniques, gestuelles, par la formation continue en participant à différentes conventions, formations professionnelles, en s'intéressant aux nouvelles tendances… Il regarde au-delà de ce qui est fait dans sa piscine !

Sa connaissance des techniques d'enseignement et d'aquagym, du cardio training, du renforcement musculaire, des caractéristiques des différents publics, ses compétences en sauvetage aquatique et en secourisme lui permettent d'atteindre les objectifs qu'il aura donnés à ses différents cours en toute sécurité.

Il doit être capable <u>**d'Informer, surveiller, assister**</u> son public pendant toute la durée où il en a la responsabilité.

D'un point de vue sécuritaire : Il fait respecter le règlement intérieur et toutes les règles techniques ou de bon sens visant le respect de l'intégrité physique des pratiquants. Il repère, prévient toute situation à risque et si nécessaire, intervient sans délai selon un plan prévu, soit par le POSS, soit par lui ou son supérieur hiérarchique, en mettant en œuvre tous les moyens matériels et humains nécessaires dont il dispose.

D'un point de vue de la conduite des contenus de cours : il prodigue les bonnes consignes, démontre physiquement et oralement l'exemple à suivre. Il motive et met à porter du public les exercices qu'il enseigne. Il respecte les règles de déontologie professionnelle (morale, devoirs minimums exigibles par les professionnels dans l'accomplissement de leur activité), œuvre vers l'atteinte des objectifs de cours, tout en respectant le thème prévu par ses caractéristiques d'effort, de gestuelle, d'environnement.

Son action sur son public est constante et exclusive, il ne peut en aucun cas assurer une quelconque autre activité distincte de la première ni même une surveillance de baignade d'un autre public évoluant dans le même bassin. Un manquement dans la conduite des contenus empêcherait l'atteinte des objectifs du cours et pourrait lui faire perdre sa crédibilité tandis qu'un manquement à la sécurité engagerait sa responsabilité civile, dans les cas graves, sa responsabilité pénale et pourrait le mener devant un juge.

L'éducateur vis-à-vis de l'organisation de son cours.

L'éducateur garantit la qualité de son cours, par son professionnalisme, par une complète connaissance de ses publics, de sa discipline, mais aussi en s'obligeant à une rigueur relative à l'organisation de son activité.

La qualité de sa prestation va dépendre de différentes actions qui s'échelonnent dans le temps.

Elles se situent avant, pendant et après le cours. Il conçoit, conduit et anime son cours.

La préparation du cours

L'éducateur doit :
➢ définir les objectifs du cours en fonction du public visé, du thème de la séance, et des moyens à disposition (ou les respecter s'ils sont déjà définis).
➢ construire les différents exercices en fonction du public visé, des objectifs, et des moyens à disposition.
➢ agencer les différents exercices les uns par rapport aux autres avec logique, progression et en prenant en compte l'aspect thermique de l'environnement aquatique.

AN : ceci ne concerne pas la présentation des concepts aquagymniques déposés lesquels sont appris par cœur via un support tel que DVD, script, ou téléchargement internet.

Avant le cours

L'éducateur doit :
➢ s'assurer du bon état du matériel
  o matériel aquagym (qualité, quantité).
  o qualité de l'eau, sa température.
  o présence ou non d'objets potentiellement dangereux sur le bord ou dans l'eau.
  o musique, s'il y a.

➢ présenter le cours (s'il n'est pas connu).
➢ placer les pratiquants dans le bassin (espacement, niveau d'immersion).
➢ vérifier leur tenue vestimentaire en regard du règlement intérieur.
➢ préciser l'existence ou non d'alternatives facilitant ou renforçant les exercices (il s'agit ici de signifier leur existence non pas de la description de celles-ci).

Durant le cours

L'éducateur doit :
➢ Animer, activer le public.
➢ Adopter une progressivité en cohérence avec le niveau général du groupe.
➢ Porter attention à la qualité d'exécution du groupe.
➢ Corriger les mauvais gestes, éduquer.
➢ Adapter l'exercice en proposant des alternatives de manière à éviter la mise en échec de manière générale ou individuelle (si cela semble nécessaire).
➢ Motiver.
➢ Respecter la durée du cours, la durée des différentes parties du cours.

- ➢ Respecter la relation musique-mouvement (uniquement les cours musicaux).
- ➢ Montrer physiquement via le modèle gestuel autant qu'il le doit ou le peut.
- ➢ Signifier oralement les points clefs du mouvement, de l'effort à fournir.
- ➢ Expliquer succinctement à quoi servent ses exercices.
- ➢ Surveiller.
- ➢ Prévenir toutes situations à risques.
- ➢ Porter assistance en cas de détresse.
- ➢ Arrêter le cours s'il ne peut pas en assurer la sécurité.
- ➢ Viser l'acquisition de l'autonomie en éveillant le ressenti (feedback) et stimulant la mémorisation des différents exercices.

Après le cours

L'éducateur doit :
- ➢ Saisir les impressions qu'a suscitées le cours.
- ➢ Ranger ou faire ranger le matériel.
- ➢ Aller à la rencontre de ceux ayant ressenti des difficultés.
- ➢ Remédier à ce qui aurait pu mal se passer en vue d'un prochain cours.

Note importante sur l'attitude de l'animateur

Il pourrait sembler naturel de croire que l'engouement du public soit proportionnel au niveau de compétences techniques et d'exigence de l'enseignant à faire atteindre les objectifs du cours. Que, parce qu'il donne le maximum de sa personne, qu'il obtiendra les meilleurs résultats et la reconnaissance du public. Ceci est malheureusement faux, agir en ce sens pourrait même avoir l'effet inverse et causer l'impopularité du moniteur à cause de l'inadéquation entre son attitude et une attente importante du groupe et souvent non avouée laquelle est ne pas être poussé au-delà de son consentement, d'être contraint à trop de rigueur, d'être trop souvent corrigé ou obligé. Il est indispensable de faire preuve de modération, de positivisme dans l'atteinte des objectifs fixés, de patience même lorsque le pratiquant semble travailler en dessous de ce qu'il pourrait faire. Si ces derniers ne sont pas atteints aujourd'hui, alors peut-être demain, ou un autre jour… Le rôle de l'encadrant doit être autant celui d'un enseignant que d'un animateur : sourire, savoir motiver et relativiser l'implication et l'application du groupe dans la limite de son intégrité physique, conserver une haute motivation bien que la gestuelle ne soit pas aussi exacte qu'elle le pourrait. Etre trop strict déplait. Gardons en tête que les pratiquants sont là pour prendre du plaisir et qu'il s'agit de sport de loisir et non de compétition ! Certains avec le temps, arriveront à un haut niveau de pratique mais leur nombre sera limité. Il est courant de voir des animateurs incompétents mais tellement agréables, être aimés par leur public, mais il est très rare de voir des enseignants très compétents mais froids, l'être. Un nombre conséquent de pratiquants veut croire qu'il obtiendra des résultats par un niveau de pratique défini par leur seul entendement et motivation lequel est pourtant très en-dessous de la dose réponse permettant une réelle progression. D'autres pourraient délibérément faire fi de cette notion, car présents juste pour, soit être avec leur ami, soit passer du temps en compagnie d'autres personnes, soit à bouger pour le plaisir et qu'il n'est en rien question de se faire mal ! Changer cet état de fait, ne peut passer par la contrainte ou le reproche mais, en premier lieu, en agissant sur leurs motivations, leur volonté à s'améliorer. Ils doivent adhérer au nouveau projet par leur propre chef. Notre rôle est donc aussi de mettre en place les facteurs qui sont la base de ces changements :

- ↓ Soyez un exemple par la qualité de vos démonstrations.

- Proposez des exercices accessibles à votre groupe.
- Connectez-vous à eux, faites partie du groupe, soyez-en son leader, ne fuyez pas leurs regards, faites-leur exprimer leur ressenti, leur approbation, leur motivation.
- Congratulez leurs actions même si elles ne sont pas couronnées de succès.
- Favorisez le plaisir d'essayer et non le stress de rater.
- Valorisez leur présence à votre cours.
- Justifiez succinctement l'intérêt de vos exercices, ce qu'ils ont à gagner, à s'y investir complétement.
- Invitez, persuadez à entrer dans l'action, n'exigez pas, ils doivent se sentir « volontairement contraints ».
- Soyez patient.
- Montrer du charisme.
- Soyez enthousiaste.

Structure d'une séance APS

Une séance d'entraînement ou plus simplement d'activités physiques, est composée nécessairement de trois parties :

> ➢ **phase d'échauffement**
> ➢ **phase d'exécution / corps de séance**
> ➢ **phase de récupération**

Trop souvent les phases d'échauffement et de récupération sont négligées. Pourtant elles ont une importance sur le bon déroulement de la séance et sur l'intégrité physique du pratiquant. Pour une séance de 45', un découpage du temps en 5' – 35' – 5' environ pour les différentes phases peut sembler adéquat.

Si le support musical est utilisé, il serait souhaitable que les cadences (BPM) des musiques utilisées soient en relation avec l'intensité de l'effort demandée.

Phase d'échauffement

La phase d'échauffement comporte de nombreux avantages. Elle a comme objectif de placer différents systèmes comme entre autres, le système cardio-vasculaire, respiratoire, hépatique, locomoteur dans un état faisant que le corps et d'une certaine manière, l'esprit, répondent le plus adéquatement aux types d'efforts à fournir lors du corps de séance. Il est conçu en adéquation avec l'état de santé du pratiquant, de son niveau de pratique, de la nature des exercices, de leurs objectifs techniques et physiologiques.

Une mise en mouvement progressive active le métabolisme. Un plus grand afflux de sang alimente de façon plus importante les muscles en glycogène et autres substances indispensables à leur bon fonctionnement. Cet afflux sanguin, ajouté aux phénomènes de friction au niveau des fibres musculaires, induit une élévation de leur température. Celle-ci permet une dilatation des petits vaisseaux sanguins venant favoriser encore plus cet apport en sang. L'augmentation de la chaleur musculaire améliore les qualités lubrifiantes du liquide synovial au niveau des articulations facilitant le mouvement. La résistance et la souplesse des tissus conjonctifs (ligaments, tendons, aponévroses) sont augmentées aussi avec la chaleur, le risque d'élongations et de claquages est réduit. Cette mise en mouvement a comme second objectif, le rappel technique. Pour ce fait, la gestuelle mise en œuvre est en lien avec celle du corps de séance, elle en rappelle les bases. A l'issue de l'échauffement, le système neuromoteur est stimulé et préparé à une pratique plus complexe, la coordination motrice intra et extra musculaire est affinée. Le métabolisme est hautement activé disposant d'une meilleure réserve d'oxygène et de glycogène avant un effort plus intense évitant le risque de sensation d'hypoxie, de malaise, de blessure.

L'échauffement permet aussi aux pratiquants de se mettre « à température » avec l'eau du bassin, de s'immerger, de se concentrer, de se « connecter » à l'animateur.

<u>L'échauffement comporte 3 parties :</u>

✓ *<u>1ère partie active</u>* : réalisation d'exercices en aérobie simples et progressifs permettant d'une part de capter l'attention des participants, de l'autre qu'ils se mouillent progressivement et s'accoutument à la température de l'eau. Quelle intensité cible cardio vasculaire (CV) ? Pour les publics asymptomatique, 65% de la FCmax (fréquence cardiaque maximale), seuil aérobie.

✓ <u>2ème partie semi active</u> : réalisation de mouvements en amplitude maximale des membres supérieurs et inférieurs, mobilisation du rachis. Le risque de refroidissement et l'inhabitude du public limitent en pratique cette partie, particulièrement pour les étirements modérés des muscles de la colonne vertébrale étant conduit généralement à vitesse lente ou en isométrie. Aussi, il est judicieux de procéder seulement par des étirements dynamiques (voir chapitre la souplesse) favorisant le mouvement en amplitude des différentes parties du corps et de mobiliser le rachis par le biais de rotation, d'inclinaison et d'enroulement du buste.

✓ *<u>3ème partie active</u>* : reprise d'exercices en aérobie à un rythme proche de la phase d'exécution et présentant une gestuelle en adéquation avec elle. Quelle intensité cible CV ? Pour les publics asymptomatiques, 70% de la FCmax (seuil aérobie dépassé) en fonction de l'intensité du 1er exercice du corps de séance.

Exemple de mise en activation

Exemple d'échauffement 1

Débuter l'échauffement par quelques minutes (environ 5-7 minutes) d'exercices aérobiques simples en déplacement tels que la marche, la course, les pas chassés, les flexions à différentes amplitudes et différents rythmes. Des mouvements de bras type crawl, brasse (ou de toute autre forme) peuvent être associés pour rendre l'effort plus global. Motiver progressivement l'augmentation de l'amplitude des pas et de la vitesse à laquelle ils sont faits. Jouer avec les déplacements en contre-courant pour augmenter la résistance de l'eau. Procéder à des pas en fentes avant pour étirer dynamiquement le bas du corps. En position assise, les pratiquants progressent par petits bonds en avant (ou en arrière) grâce aux mouvements de leurs bras (brasse, type pagaie, …) et effectuent, en parallèle, des rotations et rétroversions du bassin (ce mouvement est plus simple à l'arrêt, en position postée). En fonction du corps de séance, repartir en déplacement ou rester posté pour reprendre une mobilisation amenant les pratiquants à une fréquence cardiaque cible proche de $65\% \pm 5$ de leur FCmax correspondant à un état ressenti comme : « ça travaille mais ça va, ce n'est pas trop dur, je ne suis pas essoufflé, je n'ai plus froid ».

Exemple d'échauffement 2

Pour des cours dans le dynamisme de l'aquafitness, l'échauffement sera préféré dans une position postée ou en déplacement chorégraphié ou pré-chorégraphié, la cible, en termes de fréquence cardiaque est toujours 65% $\pm$ 5 de la FCmax des participants.

Un enchaînement basique ou bien connu du groupe peut être utilisé.

Pour les meilleurs groupes, une pré-chorégraphie d'échauffement marquant une pause pour procéder à la partie semi-active peut être proposée.

Rythmer vos mouvements en fonction de la cadence musicale.

Gestuelle en enchainement basique	Durée approximative (en seconde)
Partie active	
course postée,	30"
course postée, bras en mouvement alterné (= mvt alt)	30"
Course postée en montées de genoux, bras en mvt alt	30"
Kick (= coups de pieds) alt bras en mvt alt, petite amplitude	30"
kick alt, bras en mvt alt, gde amplitude.	30"
kick alt, bras en mvt gde amplitude, position assise (épaules dans l'eau)	30"
kick alt gde amplitude, bras en mvt de godille, position assise	30"
32 Battements rapides, bras en mvt de brasse inversée, dplt arrière en suspension + 16 pas de course, bras en mvt Crawl, dplt avant	30"
Partie semi-active : mobilisation en amplitude maximum du rachis (rotation, inclinaison du buste ou inversement rotation, inclinaison du bassin par rapport au buste, enroulé du dos, rétroversion du bassin)	
Ex : position assise genoux écartés:	
étirement plan frontal du rachis : inclinaison dynamique du buste D et G	30"
position assise genoux serrés:	
rotation du bassin, buste fixe, membres inférieurs en mouvement :	
[8tps D et 8tps G + 2*(4tps D + 4tps G) + 8*(2tps D +2tps G]	30"
Partie active	
Ciseaux alt, bras fixés à la taille, petite amplitude	30"
Ciseaux alt, bras en mvt alt, petite amplitude	30"
Ciseaux alt, bras en mvt alt, grande amplitude	30"
Fentes glissées alt (="ski de fond"), bras en mvt alt, grande amplitude	30"
ski de fond, bras en mvt de godille	30"

Phase d'exécution (corps de séance)

Cette partie est le corps de la séance, la plus longue, celle qui porte les objectifs de séance en :

- Renforcement musculaire,
- Entraînement cardio-vasculaire,
- Coordination,
- Mémorisation,
- Etirement,
- Relaxation,
- Mobilisation générale...

En général pour une séance de 45', cette phase dure environ 35 minutes.

Les exercices se succèdent en fonction des objectifs de séance. L'intensité, la sollicitation psychomotrice sont modulées en temps réel par l'observation des participants. Des variations, des options, voire des exercices différents de ceux programmés peuvent être proposés aux personnes semblant trop faibles ou trop fortes ou dont l'état de forme ne permet pas leur réalisation (femme enceinte lors d'exercices sur les abdominaux, personne blessée à l'épaule ou au coude pour des exercices de renforcement musculaire du haut du corps...).

Les transitions entre les différents exercices doivent être prévues à l'avance, de manière à ce qu'elles se déroulent le mieux possible et sans qu'elles soient sujettes à une trop grande perte de temps ou qu'elles obligent l'intervenant à quitter le bassin pour, par exemple, aller chercher du matériel ou changer de musique...

Planification du corps de séance

La planification du corps de séance suit des règles relatives aux objectifs physiques, psychomoteurs, psychologiques, fixées par **le thème du cours**. En fonction de ce dernier, le corps présentera un panel d'exercices exclusivement à caractère cardio-vasculaire, de renforcement musculaire, un mix des deux ou plus rarement de souplesse ou de relaxation.

Le thème de séance fixe aussi les formes gestuelles à prendre en compte pour atteindre ses objectifs. L'aquabiking oblige l'animateur à prévoir une séance mettant en œuvre un vélo aquatique, l'aquastep, un step, l'aquaboxing, une gestuelle en coups de poing coups de pieds, l'Aquazumba, une gestuelle majoritairement tirée de danses latines, plus généralement, une aquagym en cardiotraining, une gestuelle à objectif cardio-vasculaire, pareillement pour l'aquagym en renforcement musculaire.

Le thème de séance peut préciser l'intensité des efforts et/ou la complexité des gestuelles (plus ou moins élevée), réservant ce cours à une clientèle en adéquation avec ce niveau. L'avantage ou l'inconvénient, en fonction des points de vue (entre autres commerciaux), est que cela homogénéise le niveau de pratique au sein de la séance limitant d'autant l'étendue de sa cible clientèle.

Les thèmes de séance sont théoriquement fixés en fonction, d'une part, des publics visés (sénior, sédentaire, sportif, obèse, actif, retraité, homme, femme...), des activités physiques visant la santé, de l'autre. Une étude de marché préliminaire visant à détecter le profil des prospects en termes d'attentes, de besoins, et de compétences, peut être réalisée afin de proposer des cours qui leur correspondent au moment où ils sont disponibles. Il semble que la règle soit de prendre surtout en compte leur goût en reléguant au second plan tout le reste, l'intérêt étant de s'ouvrir toujours au plus grand nombre.

En général, de nos jours, les cours d'aquagym ne revêtent que peu souvent des thèmes prévus, ceci est vrai particulièrement dans le monde associatif et dans le secteur public. Dans ce cas, peut-être, il serait judicieux de proposer une séance en adéquation avec les recommandations internationales pour la santé lesquelles préconisent un entrainement en cardio-training, en musculation, en souplesse, en coordination (développant l'équilibre). Une telle séance doit alterner des exercices en cardio-training avec des exercices de renforcement musculaire sur les différentes parties du corps et favoriser au travers d'eux le développement de l'équilibre et de la souplesse. L'alternance permet de garantir un certain confort thermique, en utilisant la chaleur développée par le cardio-training pour réaliser les exercices de musculation particulièrement lorsqu'ils engagent peu de masse musculaire (exercices locaux, voir chapitre sur le renforcement musculaire). De plus, une telle séance peut sembler moins lassante, permettre une récupération partielle soit cardio-vasculaire, soit musculaire, tout en restant actif sur autre chose que sur quoi on récupère. Concernant le dosage des différentes parties, il doit au minimum permettre d'atteindre un niveau d'effort suffisant pour induire une modification du système travaillé : **la dose-réponse**. Pour déterminer la durée optimale de travail pour chaque exercice dans la limite de la durée du cours, il faut garder à l'esprit la très forte interaction entre le système cardio-vasculaire et musculaire : travailler l'un, travaille l'autre, au moins en partie. La difficulté est donc d'établir le paramétrage qui fait qu'un exercice améliore plus l'un que l'autre, lui donnant ainsi son caractère cardio-vasculaire ou musculaire ! Le travail en renforcement musculaire sollicite fortement le système cardio-vasculaire lorsque les exercices sont généraux c'est à dire engageant des chaines musculaires importantes en volume (quantité de muscles, en termes de volume, en mouvement). Aussi réaliser un tel exercice de musculation permet en même temps de travailler le système cardio-vasculaire. A l'inverse, un exercice local sollicite peu ce dernier, aussi il peut correspondre à un repos « actif » d'un point de vue du cardio-training. Par contre, les exercices cardio-vasculaires étendant leur action sur tout ou partie du corps sans notion de répétitions sur un même groupe musculaire en opposition à une charge (une résistance) ne garantissent pas un gain en termes de musculation. Sur ce dernier point, une exception peut être faite concernant les personnes en reprise d'activité ou très fragiles. En effet, le travail en cardio-training fait dans l'eau, donc toujours soumis à une hydro-résistance, peut être suffisant, au début tout au moins, pour atteindre la dose-réponse suffisante pour induire des changements au niveau du système neuromusculaire.

Le développement de la forme concrète et du paramétrage des exercices composant le corps de séance sont développés dans les différents chapitres de cet ouvrage.

Quelques idées non exhaustives pour organiser un corps de séance efficace

1- Chasser tous les gaspillages de temps liés à la gestion du matériel: limitez leur changement, 2 fois grand maximum, <u>si possible</u> distribuez les en début de cours, les pratiquants les placeront sur le bord près d'eux.

2- Pour les cours mix d'activation cardiovasculaire (CV) et de renforcement musculaire (RM), Pensez à utiliser des exercices de RM régionaux (engagement de l'ensemble des muscles d'une région, exemple : la région thoracique) ou généraux (engagement de plus d'une région en même temps) donc à forte incidence CV pour continuer à engager une sollicitation CV au travers de ces exercices pourtant de RM.

3- Opter pour l'organisation en circuit training, alterner le RM sur plusieurs groupes musculaires de manière à faire reposer le groupe précédent pendant qu'un autre travaille. A vous de choisir le nombre de tours !

4- Combiner les exercices RM entre le haut et le bas du corps. Si cette combinaison engage suffisamment de muscles, elle peut en plus activer le cardio-training.

5- Croiser les parties en cardio-training et en RM:
  - 1er partie CV – 1ère partie RM exercices généraux + un exercice RM local (mobilisant une seule articulation en même temps, exemple : le coude) éventuellement prenant un aspect RA (récupération active) pour le CV.
  - 2ème partie CV – 2ème partie RM exercices régionaux + un exercice local éventuellement prenant un aspect RA pour le CV.

6- Organiser l'utilisation du matériel :
  - Le matériel hydrorésistant peut servir pour le RM en opposition à la force hydrorésistante et pour le cardio-training en entrainement de la résistance/puissance (PMA).
  - Le matériel flottant peut servir pour le RM en opposition à la flottabilité positive (force de poussée verticale dirigée de bas en haut), ou comme support flottant pour des exercices en suspension (sans prendre appuis sur un support solide, fond ou bord du bassin).

7- Utiliser les temps nécessaires de repos passif pour expliquer le nouvel exercice de manière verbale et physique par une démonstration à vitesse réduite. Ce point concerne en priorité les débutants, les nouveaux exercices difficilement compréhensibles d'une autre manière ou trop nombreux, par exemple, lors d'une séance en circuit training comportant nécessairement plusieurs ateliers de travail.

Exemple de corps de séance :

Corps de séance mixte, cardio-training et musculation pour personnes asymptomatiques (36 minutes)

1ère partie cardio-vasculaire : travail en rythme cardiaque constant (sensation ressentie : ça travaille mais ça va, ce n'est pas trop dur, je ne suis pas essoufflé), **8 minutes à 70 à 80% de la FC max.**

2ème partie musculation : renforcement du bas du corps en opposition à la force d'hydro-résistance avec alternance d'exercices généraux et locaux, **7 minutes**

3ème partie cardio-vasculaire : travail en intervalle training ou en fartlek, **8 minutes à 80 à 90% de la FC max.** (sensation ressentie : c'est très fatigant)

4ème partie musculation : renforcement du haut du corps en opposition à la flottabilité d'un matériel flottant **7 minutes.**

5ème partie RM : renforcement des abdominaux en suspension (matériel flottant utilisé comme support), **8 minutes.**

A noter : les parties 4 et 5 peuvent alterner ou combiner leurs objectifs.

Phase de récupération

La phase d'exécution donne suite à une période dite de retour au calme ou de récupération (cool down). Elle va permettre au corps de revenir à un état cardio-vasculaire (CV) proche de celui du repos. Elle aide à une meilleure élimination des résidus acides (acides lactiques) accumulés lors des exercices précédents par le maintien de l'activité cardio vasculaire à rythme réduit.

Cette partie est composée d'exercices aérobiques à rythme réduit, pas nécessairement lent, incluant des mouvements ventilatoires amples en ouverture thoracique, entrecoupés d'exercices d'étirements plutôt passifs réalisés sans douleur. Si le temps est donné, un peu de natation souple peut achever cette phase de récupération.

Exercice de mobilisation et d'amplitude thoracique

Ces exercices cardio-respiratoires s'inspirent généralement de la forme de ceux ayant été réalisés pendant le corps de séance ou l'échauffement, ils visent un maintien de l'activité CV principalement sur les parties du corps travaillées mais à des rythmes modérés et/ou lents permettant la consommation des résidus lactiques intra musculaires et sanguins. Ils sont réalisés dans des amplitudes allant de normales à grandes, engageant de préférence l'ensemble du corps. Ils amènent le pratiquant vers les positions d'étirement. Au moins une partie d'entre eux doit favoriser l'ouverture de la cage thoracique par des mouvements amples d'ouverture vers le haut ou l'arrière des membres supérieurs.

Exercices d'étirement

Ces étirements seront réalisés doucement, de manière continue (sans à-coup) et maintenus environ 10'', qu'il faut relativiser en fonction de la température de l'eau. Ils concernent avant tout les muscles travaillés dans la séance. Le muscle est étiré jusqu'à ce qu'il soit tendu, sans plus. Toute douleur vive est signe d'un étirement excessif. La respiration doit être ample. Les exercices d'étirement doivent être réalisés en étant le plus relâché possible. L'objectif de ces étirements n'est évidemment pas le gain de souplesse mais vise seulement à éviter la rétractation musculaire inhérente à toutes activités cardio-vasculaires ou de renforcement musculaire. Suite à la sollicitation musculaire, les muscles ont tendance à ne pas recouvrir leur taille initiale : ils se rétractent (notons que l'absence d'activité physique induit aussi une perte de souplesse). En fin de séance des étirements passifs exercés sur les muscles ayant travaillés vont aider à prévenir ce phénomène. Des séances ultérieures d'assouplissement peuvent être nécessaires pour l'éviter complètement et ajouter un travail d'étirement sur les composantes élastiques des muscles (Voir chapitre sur les assouplissements).

Favoriser la mobilisation ample et lente des différents segments du rachis afin d'éliminer toute crispation à son niveau : des mouvements d'enroulés-déroulés du dos, d'inclinaison, de rotation, de rétroversion du bassin, d'enroulés des épaules accompagnés respectivement de flexions et d'extensions des cervicales non forcées permettent d'atteindre cet objectif (Voir le guide de mouvements d'étirement).

Structure générale d'un cours APS : éléments de conception

Au-delà des 3 parties composant le cours, ce sont les exercices qui le ponctuent, le caractérisent vraiment : un cours est donc une succession d'exercices dont les objectifs varient chronologiquement toujours en regard des objectifs des parties dans lesquels ils s'insèrent. Leurs formes gestuelles, les efforts qu'ils requièrent, l'investissement physique et intellectuel qu'ils suscitent, leur donnent leur place dans l'échauffement, le corps de séance ou la récupération. Ils caractérisent l'impact physiologique et intellectuel sur les élèves et bien sûr sont l'expression concrète des objectifs de séance définis par son thème. Sélectionner les bons exercices, leur ordre, leurs formes gestuelles, leur intensité, leur durée est donc primordiale et conditionne le bon déroulement du cours. Un exercice se compose toujours de 2 parties : la gestuelle appelée aussi technique caractérisant le mouvement développant la psychomotricité et l'effort associé développant pour sa part les qualités physiologiques. Des compétences mentales peuvent être aussi développées de manière transversale.

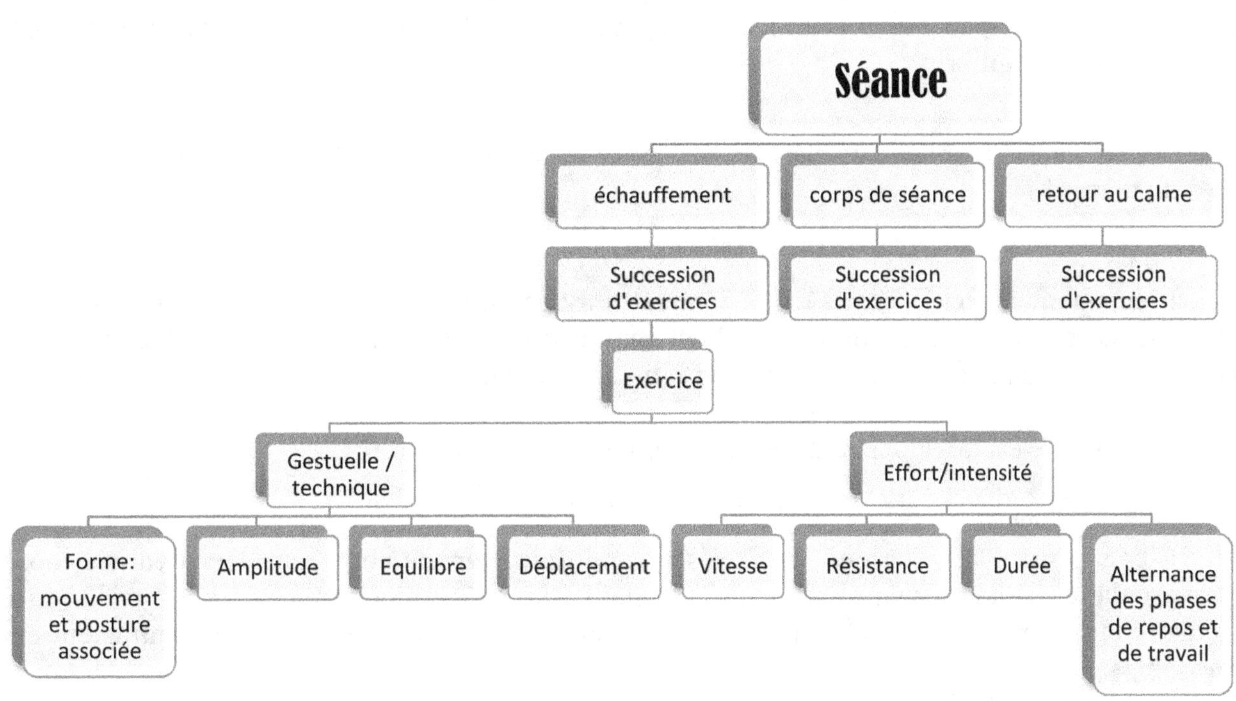

La gestuelle, comment bouger ?
Elle met en avant plusieurs paramètres :

La forme gestuelle
Les objectifs de l'exercice, son origine (latine, aérobique, art martiaux, musculation…) en donne la forme. Celle-ci prend toujours en compte 2 parties : ce qui bouge et ce qui ne bouge pas. Autrement dit, le mouvement et la posture associée. Elles s'organisent l'une par rapport à l'autre par le respect des alignements segmentaires. Ces derniers suivent des règles biomécaniques et permettent au pratiquant d'une part de ne pas se blesser et de l'autre, par le gain de stabilité,

d'être plus performant. Un bon alignement garantit la qualité du geste moteur, l'esthétisme. En musculation, il rend possible la contraction des masses musculaires prévues par l'entrainement.

L'amplitude

Elle permet l'engagement des muscles sur « toute leur longueur », la sollicitation des fibres musculaires est plus complète. L'amplitude maximale favorise la souplesse.

L'équilibre

La capacité a resté stable, dans un environnement donné.

La réduction du nombre d'appuis, les déplacements d'eau, la mise en mouvement, sont autant de facteurs déséquilibrants. Le maintien de l'équilibre implique la capacité à se placer, à réaliser d'autres mouvements d'opposition ayant comme objectifs le maintien fixe du centre de gravité.

Le déplacement

Un grand nombre de gestuelles peut être réalisé de manière postée ou en déplacement. Le déplacement peut prendre toutes les trajectoires, directions et sens possibles. Il développe l'orientation dans l'espace, augmente l'hydrorésistance donc la dépense énergétique et le travail de puissance et d'équilibre.

L'effort,

Il met en avant plusieurs paramètres, ceux-là sont vus en détails dans les différentes parties du manuel :

La vitesse

L'engagement en termes de vitesse influe directement sur les qualités soit cardiovasculaires, soit musculaires. L'aspect rapide d'un mouvement force la sélection intra musculaire en faisant qu'au sein d'un même muscle certaines fibres sont plus sollicitées que d'autres.

Cette partie est développée dans les chapitres correspondants.

La résistance

L'engagement en termes de résistance influe directement sur les qualités soit cardiovasculaires, soit musculaires. L'aspect résistant d'un mouvement force la coordination intra musculaire en faisant qu'au sein d'un même muscle plus de fibres musculaires se contractent en même temps.

Cette partie est développée dans les s chapitres correspondants.

La durée

L'engagement en termes de durée influe directement sur les qualités soit cardiovasculaires, soit musculaires. La durée d'un mouvement force la sélection intra musculaire en faisant qu'au sein d'un même muscle certaines fibres sont plus sollicitées que d'autres. Une durée trop courte ou trop longue peut nuire à l'atteinte des objectifs d'exercice.

Cette partie est développée dans les chapitres correspondants.

<u>*L'alternance des phases de travail et de repos*</u>

L'insertion de repos pendant des phases travail permet de poursuivre un effort d'une intensité donnée plus longtemps que cela aurait été possible de manière continue. Il s'agit ici des repos inter séries en musculation, de l'intervalle training en cardio training.

Cette partie est développée dans les chapitres correspondants.

Le profilage du public

La conception ne peut se faire sans le profilage du groupe de pratiquants. C'est en prenant en compte la connaissance de leurs compétences, attentes et besoins que les exercices sont conçus.

La conception d'un cours en termes de dosage de l'effort et de la technicité dépend du public visé, ce dernier est au centre du travail préparatoire, il en est la cible. Il est donc indispensable de le connaître. A cet effet, on réalise un profilage du public, il consiste à un paramétrage de ce qui le qualifie d'un point de vue de ce qu'il sait faire, veut faire et a besoin de faire pour améliorer son état de forme :

- Compétences : ce qu'il sait faire.
  -Qualités physiques (force, endurance, vitesse, souplesse, équilibre, problème de santé),
  -Qualités intellectuelles (motivé, concentré, réfléchi, intéressé, affection pour le challenge…),
  -Qualités psychomotrices (coordination intra et inter musculaire, expérience), savoir nager.

- Attentes : ce qu'il veut, ses intérêts, ce qu'il aime, ce qui lui donnent du plaisir, ce à quoi il voudrait ressembler, ceux avec qui il voudrait être.

- Besoins : ce dont il a besoin pour améliorer son état de forme (niveau de fitness), de santé/ bien être (niveau de wellness), et de plaisir.

L'hétérogénéité du groupe doit être prise en compte comme facteur limitant la précision des exercices ou obligeant de proposer une forme modulable et adaptable aux différents profils des publics présents dans le même cours.

La conception de séance peut prendre en compte des objectifs définis par une planification sur le long terme de l'activité physique. Ce point est réaliste particulièrement par rapport aux lieux où les adhérents sont très assidus. Un objectif à long terme est par exemple la conversion d'un cours d'aquagym classique en cours d'aquafitness chorégraphié sans que la plupart des participants n'abandonne à cause de la trop importante sollicitation psychomotrice et intellectuelle à laquelle ils ne sont pas habitués et qui risque de les choquer, de les démotiver à cause de leur situation d'échec ou de déplaisir. Du point de vue des pratiquants, l'objectif de cet exemple vise à améliorer leur coordination, leur mémorisation, leur latéralisation, leur sens du rythme.

La séance décrit des objectifs prioritaires définis par son thème, et d'autres secondaires. Concernant les premiers, ils représentent le travail visant la santé (activation CV, musculation…) et les seconds, le travail visant l'amélioration des habilités motrices (coordination, précision gestuelle…) ou intellectuelle (mémorisation, sens du rythme, motivation…).

Eléments de conception des exercices

Concevoir un exercice, c'est avant tout réfléchir sur les nombreuses facettes qui le composent. Les exercices sont conçus sur la base de la connaissance du public concerné, du thème du cours. La conception suit une série de questionnements :

- ✓ Pourquoi faire ? : Définition des objectifs :
- ✓ Comment faire ? : Description de la gestuelle et de l'effort associé
- ✓ Avec quoi faire ? : Nécessité ou non de matériel, si oui lequel ?
- ✓ Comment puis-je garantir l'atteinte des objectifs ?
- ✓ Comment puis-je savoir que les objectifs ont été atteints ?

GRILLE STANDARD POUR LA CONCEPTION D'EXERCICE

Cible clientèle: (compétences, attentes, besoins, antécédents traumatiques/médicaux, hétérogénéité...)

Objectifs à long terme: s'insèrent dans une planification de l'APS

Objectifs de séance: initiant les objectifs des exercices du corps de séance

Objectifs	Descriptif gestuel	Intensité	Moyens	Critères de réalisation	Critères de réussite
Ils peuvent être d'ordre CV RM Coordination Mémorisation Relaxation Echauffement Réchauffement Etirement Récupération Sensibilisation à la relation musique/mouvements ETC.	Mouvement simple binaire postée Mouvement simple en déplacement en petite ou grande profondeur (linéaire, rond, carré, ...) Mouvement simple avec coordination des bras et des jambes Mouvement simple avec coordination des bras et des jambes en déplacement Enchainement de plusieurs mouvements coordonnant les bras **ou** les jambes Enchainement de plusieurs mouvements coordonnant les bras **et** les jambes Enchainement de plusieurs mouvements coordonnant les bras et les jambes en déplacement simple Enchainement de plusieurs mouvements alliant des déplacements dans plusieurs directions (avant, côtés, arrière, diagonales, curviligne) et orientations (face, profil, dos)	Les différents paramètres : Résistance des mouvements Vitesse des mouvements Durée des phases de travail et de repos Alternance des phases repos et de travail Repos passif ou actif Repos complet ou incomplet	Moyen matériel (bassin, matériel hydrorésistant, flottant, stabilisateur, augmentant le poids partiel...) Moyen corporel (utilisation des différentes parties de son corps) Moyen humain (utilisation d'autres personnes)	Points clefs pour l'atteinte des objectifs fixés par l'exercice au niveau de la gestuelle et de l'effort Points clefs pour assurer une pratique sécuritaire	Eléments visuels, mesurés ou avoués permettant d'affirmer l'atteinte des objectifs Feedback

Objectifs d'exercices

Les exercices portent les objectifs de séance et ont, comme la séance, des objectifs primaires et secondaires. Par exemple le travail chorégraphique supporte le travail cardiovasculaire, celui-ci est atteint au travers de l'enseignement et de la répétition finalement apprise d'une chorégraphie. Une sollicitation gestuelle trop poussée, trop difficile risque d'entrainer un échec au niveau de l'objectif principal de par l'incapacité à se mettre en mouvement faute de savoir comment.

Les exercices revêtent donc un grand nombre d'objectifs :

✓ Cardiovasculaire avec dosage de l'effort (voir chapitre travail cardiovasculaire)
✓ Renforcement musculaire avec dosage de l'effort (voir chapitre sur le RM)
✓ L'amélioration de la coordination, de la latéralisation par le biais de gestuelle plus ou moins complexe (voir chapitre sur la relation musique mouvement, la chorégraphie, la pré-chorégraphie, le travail cadencé)
✓ L'amélioration de la mémorisation par le biais de gestuelle moyennement complexe à complexe (voir chapitre sur la relation musique mouvement, la chorégraphie)
✓ Relaxation par le biais d'exercices lents ou statiques plutôt en flottaison associant un travail respiratoire.
✓ L'amélioration de la souplesse, lutte contre la rétractation musculaire (voir chapitre sur la souplesse)
✓ Etc…

Descriptif gestuel

Les formes gestuelles répondent en premier lieu à des règles biomécaniques qui leur confèrent leur caractère cardiovasculaire, de musculation, de souplesse ou d'équilibre. Elles peuvent être simples comprenant peu de mouvements, deux au minimum ou à l'inverse complexes nécessitant de la progressivité pour l'enseigner. Dans tous les cas, on commence toujours par un mouvement connu, facilement compréhensible, mémorisable, afin que le groupe puisse « entrer » tout de suite dans l'entrainement physique prévu. A partir de lui, plusieurs choix sont possibles, du plus difficile à plus simple :

- A partir d'un mouvement initial simple, on complique progressivement la gestuelle pour qu'elle puisse à la fin devenir une chorégraphie plus ou moins difficile en fonction du niveau du groupe. Des méthodes systémiques d'enseignement chorégraphique existent à cet effet (voir le chapitre « chorégraphie »). La musique est indispensable pour mener à bien cette construction.
- La gestuelle évolue en parallèle des changements musicaux. A chaque partie musicale correspond un enchaînement ou un mouvement plus ou moins simple (voir chapitre travail pré-chorégraphique)

+ Sur la base d'un mouvement, on le fait évoluer via des variations rythmiques (plus vite, plus lent) ou gestuelles. Celles-ci sont démontrées les unes après les autres, par ordre croissant de complexité. Il peut s'agir du/de :

> même mouvement réalisé dans d'autres ou plusieurs plans,

> même mouvement réalisé en déplacement

> mouvement amené en suspension

> même mouvement plus ample

> coordination entre les bras et les jambes plus compliquée : rythme différents entre les deux parties du corps : travail en 4 séquences gestuelles sur les bras et en deux sur les jambes.

> travail plus intense : modification des appuis générant une plus grande résistance, accroissement de l'amplitude de travail, accélération du rythme de travail (vitesse).

Ce type de construction n'a pas comme objectif d'aboutir à une chorégraphie mais de construire une gestuelle au mieux un plus complexe mais surtout varié sans qu'elle ne soit plus longue. Elle permet aussi de passer naturellement d'une gestuelle à une autre sans pour autant devoir répéter la somme des deux, ce qui est la base de la conception chorégraphique. Dans certains cas, il est possible que ces variations soient présentées sous forme d'options que les pratiquants choisissent à leur convenance en fonction de leur niveau de pratique. Cette méthode est surtout utile dans les cours hétérogènes.

Intensité de l'exercice

La vitesse du mouvement, sa résistance, influent largement sur l'intensité de l'effort à fournir. Sa durée totale composée de phases de travail plus ou moins intenses alternées avec d'autres de repos passif ou/et actif complètent le paramétrage de l'effort. Celui-ci fait l'objet des chapitres sur le travail Cardio-vasculaire, musculaire et de souplesse.

Moyens

L'atteinte des objectifs d'exercices peut nécessiter l'usage de différents moyens.

✓ Moyen matériel :

Par leur propriété de flottabilité, d'hydrorésistance, stabilisatrice (voir chapitre sur les matériels en aquagym), un matériel peut rendre possible un exercice, le rendre plus dur ou à l'inverse plus facile. Le bassin par ses dimensions (surface et profondeur) est certainement le 1er matériel de par son importance.

✓ Moyen corporel :

Le placement des mains, des pieds, du buste, leur déplacement à vitesse plus ou moins élevée permettent d'atteindre des intensités importantes de travail sans avoir recours à des moyens matériels.

✓ Moyen humain :

Les exercices d'opposition, certains de relaxation, d'autres à visées sociales (peut-être pour les personnes âgées, voir chapitre sur les séniors), d'assistance (personne handicapée) nécessitent une coopération entre les différents membres du groupe. Par exemple, pour la relaxation, une personne saisit la nuque d'une autre allongée sur le dos, les yeux fermés et la déplace doucement…

Critères de réalisation

Il s'agit d'éléments clefs qui conditionnent l'atteinte des objectifs fixés par l'exercice au niveau de la gestuelle et de l'effort, d'une part, et assurant une pratique sécuritaire, de l'autre. Ce sont les points sur lesquels l'éducateur insiste lors de sa démonstration et reformulation. Ils sont, soit exprimés oralement, soit montrés avec insistance, soit fait ressentis (niveau d'effort).

Critères de réussite

Il s'agit des éléments visuels, mesurés ou avoués permettant d'affirmer l'atteinte des objectifs. D'une certaine manière ils répondent aux questions : « dans quel état visible ou ressenti les élèves doivent-ils être pendant et à la fin de l'exercice ? », y-a-t-il correspondance avec l'état attendu ? Leur gestuelle correspond-elle au modèle enseigné ?

✓ Eléments visuels : respect du modèle gestuel (voir chapitre sur le modèle gestuel) et des critères de réalisation, état de fatigue apparent.

✓ Eléments mesurés : l'usage d'un cardio-fréquencemètre, la mesure du pouls, le nombre de répétitions d'un mouvement à un niveau connu de résistance, permet de mesurer l'effort fourni en adéquation avec les objectifs physiques de l'exercice.

✓ Eléments avoués : les pratiquants expriment de manière spontanée ou suite au questionnement du moniteur, leur ressenti pendant et à la fin de l'exercice. Y-a-t-il adéquation avec l'état de forme (état physique, état psychologique) recherché ?

Un élément important à prendre en compte est lié à la réflexion faite à partir de l'évaluation des séances passées qui permet une remédiation des séances suivantes.

Aussi bonne qu'elle puisse être, une conception peut se révéler inadéquate, aussi une remédiation immédiate de l'exercice en cours doit être faite lorsque celui-ci, d'évidence, ne correspond pas au profil du groupe réellement observé. Il s'agit ici de corriger en temps réel (à la volée) une inadéquation entre conception d'exercices et cible pratiquant. Réussir cette correction sans que le public ne s'en aperçoive, nécessite une grande capacité d'adaptation et d'observation de la part de l'animateur de manière à pouvoir l'anticiper. La discussion avec les pratiquants en début de cours, la qualité de la réalisation des exercices de l'échauffement permettent d'avoir une certaine idée préliminaire des attentes et compétences du groupe.

La planification des séances

Toute compétence, qualité physique, psychomotrice, intellectuelle pour être améliorée doit être stimulée progressivement. Aussi les progrès sont soumis à une planification, une programmation du travail permettant à partir du constat d'un état de forme initial, de progresser à un rythme donné vers un état de forme supérieur dont la limite maximale est définie par de nombreux facteurs comme la génétique, la motivation, l'alimentation, la durée de la période d'entrainement, la fréquence et durée des séances.

La planification est la programmation dans le temps de l'augmentation de l'intensité et de la technicité des exercices. Celle-ci est constituée de périodes de durées données en relation avec des objectifs intermédiaires, fractions des objectifs finaux. La plus petite période est la séance, un ensemble de séances partageant les mêmes buts, un microcycle, puis un cycle, un macrocycle, un mésocycle, une saison, une carrière. En cours collectif, cette planification en 3 périodes, la séance, le cycle et la saison est bien suffisante. La validation des objectifs du cycle précédents via une évaluation formative informelle donne accès au cycle suivant.

Une planification ne peut être programmée qu'après avoir profilé le groupe à qui elle est destinée, défini les moyens matériels à disposition et sa durée. Ces éléments permettent d'établir des objectifs réalistes en termes de renforcement musculaire, de cardio training, de coordination, de mémorisation (capacité à proposer des gestuelles plus longues et compliquées). La programmation en cours collectif est surtout indicative.

- ➢ Elle définit les grands axes de travail
- ➢ Elle repose sur le niveau moyen estimé du groupe.
- ➢ Elle est très souvent soumise à modification

La planification suit des règles fondamentales qui fixent ses différentes étapes :

La spécificité

L'amélioration des qualités physiques n'est possible que par leur entrainement. La force pour être améliorée doit être travaillée au travers d'exercices qui lui sont dédiés, il en va de même pour les autres compétences, souplesse, endurance, vitesse, coordination, etc.

La surcharge et adaptation

En réalisant des exercices dont la dose est supérieure à ce que le corps humain a l'habitude de faire, celui-ci est capable dans une certaine limite de s'adapter. Cette adaptation n'est pas immédiate et prend du temps. Augmenter la charge de travail sans prendre ce temps risque de conduire à la blessure ou à la démotivation. Une fois l'adaptation atteinte, une nouvelle surcharge peut être proposée.

L'individualité

Les pratiquants ne réagissent pas de la même manière et à la même vitesse à la charge de travail.

Elle dépend de :
- De la génétique (morphotype, aptitudes physiques, sexe)
- De l'âge
- Du sommeil
- De l'alimentation
- Des antécédents de pratiques
- Des antécédents physiques (anciennes blessures, maladies)
- De la motivation et de la concentration mentale.

Concernant la technique, certains pratiquants sont dits à assimilation lente ou rapide, en fonction de la vitesse avec laquelle ils arrivent à maitriser et à apprendre une gestuelle.

L'individualité en cours collectif est prise en compte par la proposition d'options modulant le niveau technique et d'effort proposé.

Le maintien

Toute amélioration de qualités physiques et techniques pour être conservée doit être entretenue.

Exemple de planification (trame)

Ce tableau fait la synthèse des caractéristiques du cours en termes de temps (nombre de séances et durée), de moyens et du public concerné. Il répond aux questions : Pour qui ? , Pourquoi ?, Avec quoi ? Combien de temps ?

Profilage du cours (ex, aquafitness du lundi 18h00)				
Thème et objectifs généraux de séance	**Profilage du groupe**			
	Compétences initiales observées	CV	Gestuelle	Ce que les pratiquants savent faire
Période de prise en charge du groupe			Effort	à quelle intensité le font-ils
		RM	Gestuelle	Ce que les pratiquants savent faire
Nombre de séances			Effort	à quelle intensité le font-ils
	Attentes exprimées	CV	Gestuelle	Ce que les pratiquants veulent faire
Moyens matériels utiles au thème de la séance			Effort	à quelle intensité veulent-ils le faire
		RM	Gestuelle	Ce que les pratiquants veulent faire
			Effort	à quelle intensité veulent-ils le faire
Effectif — Effectif initial ou maximum	Besoins déduits	CV	Gestuelle	Ce que les pratiquants devraient savoir faire
Effectif — Effectif de roulement			Effort	à quelle intensité devraient-ils le faire
Âge — âges limites (pratiquant le plus jeune, le plus vieux)		RM	Gestuelle	Ce que les pratiquants devraient savoir faire
Âge — âge moyen			Effort	à quelle intensité devraient-ils le faire
Particularités (hétérogénéité, densité de pratiquants…)				

Ce tableau fait l'inventaire des objectifs à atteindre en de planification.

Objectifs de la planification, durée, Nombre de séances, de cycles ;	
Objectifs en Cardio-training	
Gestuelle	Effort
Objectifs en Renforcement musculaire	
Gestuelle	Effort
autres: à définir (souplesse, motivations, relation musique mouvement…)	

Ce tableau précise les objectifs intermédiaires du cycle numéro n

n^{ème} cycle, Nombre de séances ; durée du cycle	
Objectifs en Cardio-training	
Gestuelle	Effort
Objectifs en Renforcement musculaire	
Gestuelle	Effort
autres: à définir (souplesse, motivations, relation musique mouvement…)	

RÉFÉRENTIEL FORMATIF pour l'aquagym

Ce référentiel met en avant les éléments essentiels qu'un éducateur aquagym doit être capable de de mettre en œuvre. Il s'exprime en termes d'EC (être capable de) pour la conception, l'encadrement, la conduite d'une séance. Il est tiré du premier référentiel du Brevet Professionnel aux Activités Aquatique et de la Natation adapté à l'activité aquagymnique.

Que faut-il être capable de faire (EC) pour être un éducateur d'aquagym ?

La conception d'une séance
EC de concevoir la séance
1 Analyser le contexte, le public et les spécificités des activités aquatiques
✓ EC de profiler le groupe (niveau de pratique, besoins et attentes, homogénéité)
✓ EC de prendre en compte l'espace aquatique (profondeur, densité de pratiquants) et les différents moyens matériels utiles (fonction, quantité, qualité)
✓ EC de comprendre les thèmes de séance imposés par la structure
✓ EC d'établir les objectifs de séance à partir d'une planification
2 Fixer les objectifs de la séance
✓ EC de définir les objectifs en lien avec le thème de séance (cardio-training, musculation…) ou l'amélioration de la forme et de la santé
✓ EC de définir la complexité gestuelle par rapport au niveau de pratique
✓ EC de définir le niveau d'effort par rapport au niveau de pratique
3 Planifier l'organisation de la séance
✓ EC d'agencer la succession des différents exercices en fonction de leurs spécificités (durée, impact, utilisation de matériel, hauteur d'eau…) et de la durée totale du cours.
✓ EC de prévoir la circulation du groupe au travers du milieu aquatique, des postes de travail (adaptation du niveau d'eau…), ou le positionnement des différents matériels utiles
✓ EC de prévoir le matériel en qualité et en nombre suffisant
4 Définir le contenu de la séance
✓ EC d'établir les exercices d'échauffement et de retour au calme en lien avec les objectifs de séance
✓ EC d'établir les exercices en cardio-training en lien avec 1, 2, 3
✓ EC d'établir les exercices en musculation en lien avec 1, 2, 3
✓ EC d'établir les exercices optionnels ou des étapes en solution à l'hétérogénéité du groupe
✓ EC de préciser les objectifs, les moyens, les critères de réalisation, les critères de réussite de chaque exercice
5 Prévoir les moyens nécessaires à la sécurité
✓ EC de vérifier la capacité de mise en œuvre du plan de sécurité en vigueur dans l'établissement (POSS, ou assimilé)
✓ EC d'individualiser l'intensité d'effort par le biais de matériel ou de positionnement
✓ EC d'individualiser le niveau de technicité par le biais de matériel ou de positionnement
EC de concevoir les modes d'évaluation de sa pratique
✓ Concevoir les modes d'évaluation de sa pratique professionnelle
✓ Expliciter les objectifs de l'évaluation
✓ Définir les critères de l'évaluation
✓ Concevoir les outils de l'évaluation

Animer, encadrer une séance aquagymnique
EC de favoriser l'autonomie des pratiquants
1 Créer des situations favorisant la participation individuelle et collective
✓ EC de démontrer physiquement les exercices proposés
✓ EC de démontrer verbalement les exercices proposés
✓ EC d'énoncer succinctement l'intérêt des exercices proposés
✓ EC de corriger une mauvaise pratique pour le groupe
✓ EC de corriger une mauvaise pratique pour un individu
✓ EC d'individualiser la pratique par la proposition d'alternatives
✓ EC d'énoncer les modalités de pratique et d'atteintes des objectifs des exercices
✓ EC de donner des éléments de feed back aux pratiquants
EC de faire respecter les règles individuelles et collectives
1 Favoriser l'écoute réciproque
✓ EC de se positionner et de positionner le groupe pour être vu et entendu de tous (scénographie)
✓ EC d'écouter et de prendre en compte les remarques des pratiquants
✓ EC de parler suffisamment fort pour être entendu
2 Expliciter les règles de fonctionnement de la séance
✓ EC de donner des consignes précises et succinctes compréhensibles par tous
✓ EC de rappeler et de faire respecter le règlement intérieur
✓ EC de garantir les règles de respect mutuel et de bonne pratique
EC de gérer la dynamique de groupe
1 Créer un climat relationnel favorable au développement de l'action
✓ EC d'accueillir les pratiquants(es)
✓ EC de présenter la séance aux pratiquants(es) quand elles ne la connaissent pas
✓ EC d'être attentif, attentionner, à l'écoute
✓ EC d'encourager, de valoriser l'effort
✓ EC de féliciter l'effort accompli
2 Prévenir les situations conflictuelles au sein du groupe
✓ EC de faire respecter les distances de sécurité entre pratiquants
✓ EC d'intervenir lors de comportements dangereux ou inadaptés

<u>EC de mobiliser les connaissances nécessaires à la conduite de l'activité professionnelle en aquagymnique</u>
EC de mobiliser les connaissances liées à l'environnement professionnel dans les activités aquagymniques
1 Mobiliser les connaissances liées aux différents types de lieux de pratique
✓ EC d'énoncer l'influence des différents types de plan d'eau sur la pratique aquagymnique
2 EC de mobiliser les connaissances liées au traitement de l'air et de l'eau
3 EC d'expliciter le cadre réglementaire des activités aquagymniques (pratique en accès payant, piscine privée, zone de baignade libre)
4 Mobiliser les connaissances liées aux droits de travail et à la responsabilité professionnelle
✓ EC d'expliquer les principaux statuts juridiques du travail en France (CDD, CDI, TI, Bénévolat)
✓ EC d'expliquer les règlements de l'encadrement des APS
✓ EC d'expliquer la notion de responsabilité professionnelle (RCivile, RPénale, Déontologie)
EC de mobiliser les connaissances liées aux caractéristiques principales du pratiquant
1 Mobiliser les connaissances liées aux processus d'apprentissage du pratiquant adulte
✓ EC d'expliciter les modes d'apprentissage du pratiquant adulte
✓ EC d'expliciter les méthodes pédagogiques d'enseignement de la technique (méthode globale, méthode analytique, la systémique)
2 EC d'expliciter les caractéristiques psychoaffectives du pratiquant adulte (sportif, sédentaire, sénior, obèse, homme, femme, la relation avec l'eau)
3 Expliciter les caractéristiques biomécaniques er physiologiques du pratiquant
✓ EC de mobiliser des connaissances anatomiques et biomécaniques en relation avec les activités aquagymniques (connaissance des principaux os et muscles, connaissances sur le geste sportif adapté au cardio training, à la musculation, à l'étirement)
✓ EC de mobiliser les principales connaissances sur la physiologie de l'adulte (les filières énergétiques, leur fonctionnement en cardio training et musculation)
EC de mobiliser les connaissances techniques liées à l'activité aquagymnique
4 les connaissances spécifiques de l'activité aquagymnique
✓ EC de définir l'activité aquagymnique, ses objectifs, ses modes opératoires (quoi, pourquoi, comment)
✓ EC de mobiliser les connaissances sur les propriétés de l'eau, l'influence du milieu aquatique sur le geste moteur, l'intérêt de l'eau pour le travail en cardio training et en musculation
✓ EC de justifier l'intérêt de l'échauffement, du corps de séance et du retour au calme
✓ EC de définir le travail en cardio-training en cours collectif adapté au milieu aquatique, ses objectifs généraux, physiques et psychomoteurs
✓ EC de définir le travail en renforcement musculaire en cours collectif adapté au milieu aquatique, ses objectifs généraux, physiques et psychomoteurs
✓ EC de définir la relation musique mouvement

<u>EC de conduire une action éducative dans le champ de l'activité aquagymnique</u>
EC de mettre en œuvre une séance / un cycle en aqua-gymnastique
3 Conduire des séances en aqua-gymnastique
✓ EC de donner les informations utiles à la mise en action des pratiquants
✓ EC de soutenir physiquement le déroulement de l'action (modèle gestuel)
✓ EC de s'adapter aux réponses des pratiquants
✓ EC d'utiliser le cueing (langage gestuel et verbal spécifique)
✓ EC de créer une ambiance stimulante
EC de d'aménager l'organisation de sa pratique en fonction des objectifs et des publics
1 Aménager l'espace de pratique en fonction des objectifs de la situation et des publics
✓ EC de mettre en œuvre le matériel adéquat pour l'atteinte des objectifs
2 EC de justifier le choix d'une démarche pédagogique adaptée en fonction des objectifs et des caractéristiques du public
3 Réaliser une situation pédagogique pratique en toute sécurité face à un public
✓ EC de garantir les conditions d'hygiène et de sécurité prévues par le code de la santé public
✓ EC de voire l'ensemble du groupe pendant toute la durée du cours
✓ EC d'informer, surveiller et assister les pratiquants concernant leur intégrité physique
EC d'adapter une séance ou un cycle en aqua-gymnastique
1 Porter un diagnostic sur le comportement du pratiquant
✓ EC d'apprécier le degré de motivation et d'intérêt du pratiquant
✓ EC d'apprécier l'adéquation entre le paramétrage de l'exercice et les capacités du pratiquant
2 EC de proposer des remédiations générales ou individuelles
3 Evaluer une séance ou un cycle en aqua-gymnastique
✓ EC d'évaluer sa prestation au regard du projet de la structure
✓ EC de vérifier la réalisation des objectifs
✓ EC d'apprécier le degré de satisfaction des pratiquants en fin de séance
✓ EC d'expliciter ses choix

Musique et aquafitness

Il est de plus en plus fréquent d'entendre parler d'aquafitness. Il est intéressant de s'arrêter quelques minutes pour prendre le temps de comprendre ce que devrait être l'aquafitness. D'un point de vue étymologique : c'est de la gymnastique aquatique inspirée du monde du fitness. Le fitness, c'est autant de cours à caractère de renforcement musculaire (RM) que cardio-vasculaire (CV). Concernant les cours d'activation CV, leur intensité est variée : il existe des cours débutants, intermédiaires, confirmées et avancés, ils sont plus ou moins rapides et complexes (Low Impact Aerobic, Zumba, Step, Body attack...). Pour ce qu'il en est des cours RM, ils concernent tout ou partie du corps, l'intensité des exercices est donnée par le choix d'appliquer des charges plus ou moins importantes et par un nombre de répétitions plus ou moins grand. Il existe aussi des cours mixtes CV et RM (Cross Fit, Total Body Conditionning...). Donc l'aquafitness ne peut pas être un cours défini uniquement par une notion de plus grand dynamisme dans un travail CV ou RM !! Rappelons-nous par exemple des cours Pilâtes, de « stretching » ou de « Bodybalance » de Les Mills lesquels revêtent un caractère plutôt « Zen », pourtant ils font partie du fitness, lequel dit en passant se traduit en français par l'expression « état de forme ».

Peut-être, l'aquafitness devrait être une catégorie d'aquagym partageant avec le fitness l'usage de la musique pour structurer, motiver l'implication des participants et celle des intervenants dans la qualité de leurs prestations de remise en forme ?

Faisons un petit aparté : beaucoup d'animateurs mettent de la musique, mais leur cours reste néanmoins de l'aquagym classique car celle-ci n'est pas utilisée, elle sert d'accompagnement, de fond sonore, de la même manière que certains étudiants écoutent de la musique en révisant leur examen, à priori elle n'a aucun lien avec le sujet révisé. L'aquafitness utilise la musique comme un outil structurant le mouvement. La musique a un lien direct sur l'effort demandé, elle guide le pratiquant, elle l'invite à entrer dans l'action, elle participe à l'exécution du mouvement. Enfin, elle contribue selon sa structure rythmique, harmonique, selon le timbre qui la caractérise, à stimuler, à soutenir l'effort des pratiquants. **Aussi, il ne faut pas confondre aquafitness ou dit simplement, cours d'aquagym musical, avec cours à ambiance musicale.** Dans ce deuxième cas, la musique n'a comme but unique que celui de créer une ambiance sonore en rien en lien avec l'action des pratiquants.

La musique pour les cours fitness et aquafitness est un outil essentiel. Il y a une forte connexion entre le dynamisme de la musique écoutée et l'intensité demandée de l'effort. La musique crée une ambiance motivant les pratiquants à effectuer leurs mouvements au rythme, à l'intensité prévue. Pour comprendre cette idée il suffit de se tourner vers l'industrie cinématographique et voir comment elle utilise la musique dans ses films... Son choix est donc essentiel pour stimuler les pratiquants à atteindre le niveau d'effort prévu. Parallèlement, l'animateur va utiliser la structure musicale comme support pédagogique pour l'enseignement de la gestuelle en lien avec les différents exercices. Pour atteindre ces deux objectifs, motiver l'effort et enseigner la gestuelle, l'éducateur apporte un grand soin à la sélection de ses musiques car elles doivent aussi correspondre à la fois aux goûts des pratiquants en plus d'être en adéquation avec le thème de séance. Pour arriver à ses fins, il doit connaître par avance la structure, la durée, le rythme des musiques prévues. Il construit par avance la gestuelle qui lui correspond et qui est en accord avec le thème de séance et son public.

Pour cela, **Il respecte la relation musique – mouvements** : il met en relation la structure musicale avec la structure gestuelle de ses exercices.

Une remarque concernant l'utilisation de la musique

L'emploi de musique est soumis à des règles de protection des auteurs et interprètes. Les Cd ou les musiques téléchargées sur internet sont liés à un usage strictement privé. En France, dans le cadre d'une exploitation professionnelle, des droits supplémentaires doivent être payés à la SACEM (Société des Auteurs Compositeurs et Editeurs de Musique). Les droits SACEM, incluant les droits d'un 2ème établissement, la SPRE (société pour la perception de la rémunération équitable), sont définis en fonction de l'usage de la musique, de la surface sonorisée, du nombre moyen de pratiquants et de la durée annuelle de la sonorisation. Ces frais sont à la charge de l'exploitant de l'établissement, de l'organisateur (pouvant être ou non l'animateur) et payés annuellement sous forme d'un forfait. Concernant les événementiels sonorisés ayant un caractère ponctuel, ces droits sont payés en une fois.

En cas de non-respect de l'obligation de déclaration, l'utilisateur en infraction encourt des poursuites judiciaires, le fait de diffuser de la musique protégée sans autorisation constituant un délit de contrefaçon, puni de 3 ans d'emprisonnement et 300.000 € d'amende (http://vosdroits.service-public.fr/professionnels-entreprises/F3094.xhtml).

Un animateur sportif utilisant de la musique ne s'acquitte de ces droits que s'il est lui-même le prestataire de l'animation sonorisée. Dans le cas contraire, cette obligation revient au bénéficiaire de l'événement ou à l'exploitant du lieu de la prestation.

La Structure gestuelle

Une gestuelle est un ensemble plus ou moins long de gestes, de mouvements identiques ou non. Le mouvement peut concerner soit l'ensemble du corps, soit uniquement une mobilisation du bas du corps, appelé un pas, soit que le tronc appelé un mouvement de corps, soit que les bras, appelé mouvement de bras. Au plus simple, une gestuelle répète un seul mouvement. Toute gestuelle aussi complexe qu'elle soit se décompose en une succession de mouvements, eux-mêmes décomposables en segments distincts, en séquences gestuelles. Une gestuelle est donc une somme de séquences gestuelles qui se produisent les unes après les autres chronologiquement, on peut les compter, leur donner un numéro. Implicitement, chaque mouvement, chaque gestuelle, peut donc aussi être comptée de par le compte de leurs séquences.

L'avantage qu'a une gestuelle à être comptable est de lui apporter de la rigueur, de la précision de par l'identification de toutes ses parties élémentaires. Elle est décomposable, recomposable et répétable en partie ou en entier. Cette caractéristique est fondamentale en remise en forme car nous bougeons en répétant tout ou partie d'une gestuelle pendant un temps donné, celui nécessaire pour s'activer en CV ou en RM ou juste pour l'apprendre.

La structure gestuelle étant ainsi, normalisée, il devient aisé de l'enseigner à un groupe de telle manière à ce que tous ses participants soient mis en mouvement de la même manière, au même moment. Un mouvement d'ensemble apparaît. Les pratiquants repèrent clairement les différents mouvements demandés au travers de leurs différentes phases, il devient aisé pour eux d'apprendre la bonne gestuelle.

Une expression gestuelle se construit sur un ou plusieurs pas ou/et mouvements de corps eux-mêmes construits sur un nombre plus ou moins important de séquences gestuelles. Différentes publications sous forme de lexique les répertorient. L'exercice physique atteint ses objectifs par sa répétition soit de face, soit de profil, soit de dos, soit de manière postée ou en déplacement, à une intensité et durée donnée. Les expressions gestuelles ou tout simplement dit, les gestuelles, peuvent prendre 3 formes générales :

- Forme linéaire avec ou sans variations
- Forme pré-chorégraphiée
- Forme chorégraphiée

Concernant les deux dernières formes, des chapitres leur sont dédiés, aussi voyons la forme linéaire avec ou sans variations. Il s'agit de la forme la plus courante car la plus simple : la gestuelle est limitée à un mouvement répété. Elle est efficace, limite la coordination et surtout la mémorisation. Il s'agit de montrer en une fois le mouvement et de le faire répéter le nombre de fois nécessaire. Le mouvement doit être suffisamment simple pour qu'il puisse être compris et répéter sans délai, très généralement, au maximum celui-ci comporte 4 séquences mais très souvent il s'agit de gestes binaires. La méthode qui permet d'amener le mouvement en une fois s'appelle la méthode linéaire. Elle repose sur la présentation successive de mouvements directement tels qu'ils sont dans leur forme finale. Le mouvement est répété pendant un temps donné puis un autre suit et ainsi de suite. Il n'y a pas de construction gestuelle. Néanmoins, des variations peuvent venir le modifier, l'étoffer, mais ne l'allonge pas en termes de nombre de séquences. Exemple : courir sur place puis courir en déplacement. Donner des coups de poing puis donner des coups de poing et des coups de pied.

Quelques exemples de pas communs :

Pas communs	1ère séquence	2ème séquence
Pas de marche	Avancée du pied droit ou gauche	
Pas de course	Avancée du pied droit ou gauche et décollement du sol du pied opposé	
Levée de genou	Montée du genou	Descente du genou
Squat	Flexion des membres inférieurs	Extension des membres inférieurs
Saut	Phase d'envol	Phase de réception
Talon fesse	Flexion du genou vers la fesse	Extension du genou
Jumping jack	Flexion et abduction simultanées des membres inférieurs	Extension et adduction simultanées des membres inférieurs
Ciseau	Avancée de la jambe droite et recul de la jambe gauche simultané.	

La plupart des pas en aquagym sont très simples et dépassent rarement 2 séquences, seuls l'aquastep, l'aquazumba proposent nécessairement dans leur répertoire des pas plus complexes comme le mambo (pas en 4 séquences), le Vstep (pas en 4 séquences). Bien évidemment, il existe des mouvements dédiés plus particulièrement à la musculation, d'autres au cardio-training puis d'autres à la souplesse (voir les différents lexiques).

Un exemple de structure gestuelle linéaire avec variations

Pas	Mouvement des bras	Répétition (minute)
Course postée	Bras immobiles, mains aux hanches	1'
Course postée	Bras balancés d'avant en arrière	1'
Course en déplacement	Bras balancés d'avant en arrière	1'
Course en montée de genoux en déplacement	Bras balancés d'avant en arrière	1'
Ciseaux alternés en petite amplitude posté	Bras en coordination inversé par rapport aux jambes (coordination de la marche)	1'
Ciseaux alternés en grande amplitude postés	Bras en coordination inversé par rapport aux jambes	1'
Fentes alternées sautées	Bras en coordination inversé par rapport aux jambes	0.5'
Fentes obliques	idem	1'
etc.	etc.	

Structure musicale

Lorsqu'un compositeur écrit une musique, une chanson, il se livre à un exercice à la fois de création et à un exercice de structuration très rigoureux. En effet, la musique suit des règles très strictes définies par le solfège. Simplement décrit, une musique est une succession de parties égales dans le temps : les mesures. Ces dernières sont composées d'un nombre constant de temps musicaux (2, 3 ou 4 …) marqués par un type de note choisi : une note dite ronde, blanche, noire, croche, double croche... Les durées de ces notes sont, par définition, proportionnelles entre elles, elles n'ont pas de durée propre. Une note ronde dure 2 fois plus longtemps qu'une note blanche, quatre fois plus qu'une noire, 8 fois plus qu'une croche… Une note c'est aussi une hauteur de son : la, si, do, ré mi, fa, sol.

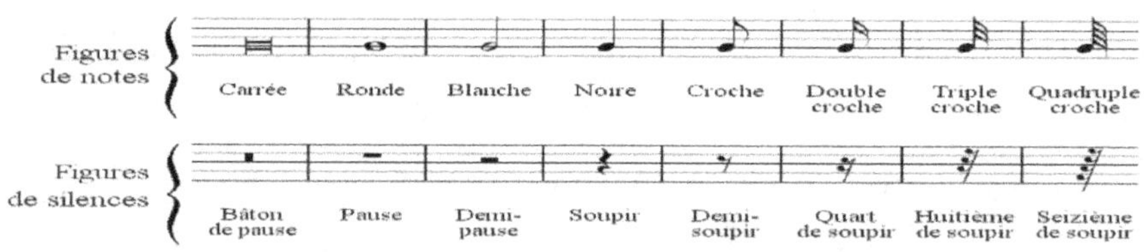

Le compositeur fixe lui-même la structure de la mesure et ceci, généralement pour l'ensemble de son œuvre. Elle se compose de différentes parties très reconnaissables, comme l'introduction, les refrains, les couplets, les parties dites instrumentales (sans paroles), les ponts musicaux, une conclusion… Ces parties ont des durées (un nombre) en termes de mesure qui leur sont propres. Un refrain est une partie de la chanson qui revient régulièrement, joué et chanté de la même manière. Les couplets sont joués de la même manière par les instruments musicaux, leur durée est égale, seuls changent les paroles. Un pont permet de marquer une transition plus ou moins forte entre les couplets et le refrain, il permet d'ajouter de l'émotion. L'introduction introduit le thème de la chanson, la conclusion le finalise. Les parties instrumentales ajoutent de la durée et temporisent la succession des autres parties (les solos en guitare ou autres sont des parties instrumentales). Seuls les couplets et le refrain sont obligatoirement présents dans toutes les chansons, c'est qui les caractérisent. D'un point de vue général, on parle de morceaux musicaux qui peuvent être des chansons s'ils sont chantés ou juste des musiques s'ils ne le sont pas.

Exemple :
Chanson A moderne

Nature des parties	Durée des parties
Introduction	1X8 mesures + 2 mesures
Refrain	2X8 mesure
Couplet 1	3X8 mesure
Refrain	2X8 mesure
Couplet 2	3X8 mesure
Pont,	1X8 mesure + 1 mesure
Refrain	2X8 mesure

ETC… Selon la création de l'auteur, ceci est un exemple, cela aurait pu être tout autre chose !

Dans les morceaux musicaux modernes, on remarque, à leur écoute attentive, souvent (pas toujours) un regroupement de 8 mesures semblant aller par paire. Ce point va beaucoup nous intéresser pour la suite.

Le papier sur lequel une musique est écrite s'appelle une partition. Les notes sont écrites sur une portée. En plus des notes, la partition comporte des informations importantes précisant comment la musique doit être jouée. Ces informations sont le tempo, la nature du temps musical note noire, blanche, croche…), le nombre de temps musicaux inclus dans une mesure. Sur l'exemple ci-dessous, représente une partition de 2 portées, elle indique que la musique est jouée à un tempo de 100 battements par minute, que le temps musical est une note noire (le 1er 4 mentionné au début de la portée) et qu'il y en a 4 par mesure (le 2ème 4).

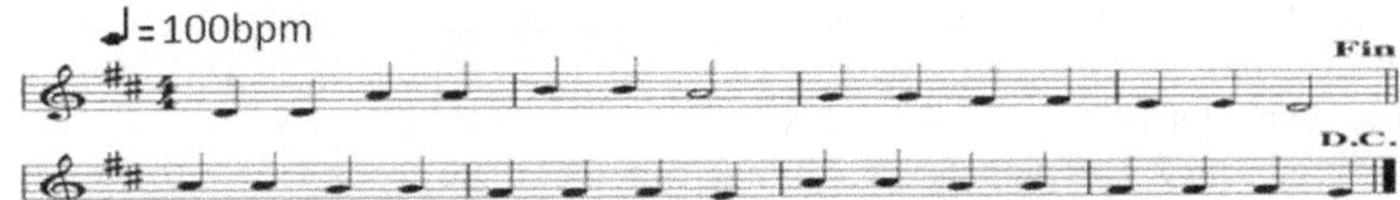

La Mesure

La mesure caractérise la manière dont le compositeur a décidé de s'exprimer, selon des phrases plus ou moins longues. Chaque mesure a une durée constante. Elle contient un nombre de temps musicaux indiqué en début de portée constant tout au long de la musique (en tout cas pour celles qui nous concernent). La somme des durées des notes par mesure jouée (ou non) par chaque musicien jouant ensemble un même morceau est égale. Une mesure est caractérisée par l'espace situé entre 2 lignes verticales (voir la portée ci-dessus).

En général, les mesures utilisées en remise en forme sont des mesures à quatre temps (musicaux) marqués par des notes noires. La 1ère note du 1er temps musical de la mesure est appelée temps fort, il ne se distingue pas toujours des autres notes.

Le tempo

Le tempo d'une musique détermine le temps nécessaire pour jouer chaque mesure, plus précisément, la durée de chaque temps musical. Si une mesure à 4 temps musicaux (dit mesure à 4 temps) se compose de notes noires, ces notes seront jouées à la cadence du tempo. Mais si cette mesure se compose de croches, elle en comptera 8, chaque temps musical sera composé de 2 notes croches. Seulement une note sur deux marquera le tempo. Il est facile de comprendre que, lorsque les mesures comportent une multitude de notes de durées différentes, que sans l'aide d'un instrument de musique permettant de repérer le début des temps musicaux, il est très difficile de trouver à quel tempo une musique est jouée (c'est le cas de la musique classique). Heureusement, ceci est très différent pour les musiques modernes nous intéressant. Il y a quasiment toujours un instrument comme une batterie ou une boite à rythme qui le tape.

Le tempo se mesure en nombre de pulsations ou battements par minute (BPM). En général, les musiques utilisées pour les exercices cardiovasculaires ou de musculation ont un tempo proche de 130 BPM, avec une tendance à la hausse pour les 1ers et à la baisse pour les 2èmes. Le tempo des musiques utilisées pour les fins de séance (étirements, retour au calme) est inférieur à 100 BPM. En ce qui concerne les échauffements de début de séance, le tempo est légèrement plus bas que celui des exercices qui le suivent dans le corps de séance.

Un tempo à 128 BPM signifie que 128 temps musicaux sont joués par minute, 32 temps musicaux en 15 secondes. Un temps musical dure un peu moins d'une demi-seconde (0,47 seconde).

Pour les musiques utilisées en remise en forme, le tempo est facilement repérable, c'est une partie du jeu de la batterie (boite à rythme) qui l'exprime, les temps sont clairement frappés de manière régulière tel un métronome. Lorsque des personnes écoutent une musique et tapent des mains ou du pied en l'écoutant, ils tapent les temps musicaux caractérisant le tempo du morceau.

L'éducateur sportif utilise ce repère pour rythmer son travail. Il peut décider de travailler « à la noire » c'est à dire sur un temps, chaque séquence gestuelle est réalisée en un temps musical. Il peut aussi décider de travailler en 2 temps dit « à la blanche », voire à l'inverse sur un demi-temps dit « à la croche » ou plus souvent en contre temps. Travailler à la blanche divise par 2 la cadence de travail, chaque séquence gestuelle est réalisée en 2 temps musicaux, « comme si on travaillait à la blanche », (comprenons qu'il n'y a pas de blanche, c'est juste une façon de parler), les mouvements sont 2 fois plus lents qu'à la noire. Travailler à la croche, la multiplie par 2, les mouvements sont 2 fois plus rapides qu'à la noire, chaque séquence gestuelle est réalisée en un demi-temps musical, autrement dit, 2 séquences sont réalisées en 1 temps. La cadence de travail sélectionné en cours d'aquafitness dépend concrètement de l'amplitude des mouvements, des déplacements demandés, d'un point de vue général, de la résistance de l'eau exercée sur les parties du corps en mouvement, de l'état de forme des pratiquants, des objectifs des exercices. Elle est très variée, elle peut être plus lente qu'en salle de fitness à cause de l'hydrorésistance du milieu aquatique, mais aussi plus rapide aux vues des charges souvent « légères » mise en œuvre. L'entrainement en force vitesse nécessite d'accélérer une séquence gestuelle et d'en ralentir une autre, pour ce faire, des cadences des travail différentiées dite en 1-3, en 2-6, 1-7 ou l'inverse 3-1, 6-2, 7-1 sont utilisées. Le 1er chiffre concerne la 1ère séquence effectuée, le 2ème concerne la 2ème séquence.

En ce qui concerne les musiques « sophistiquées » donc ne concernant pas les musiques employées en remise en forme, surtout lorsqu'il n'y a pas de batterie, très souvent pour le néophyte, le tempo est soit introuvable, soit confondu avec *le rythme musical*.

Le rythme musical

Il est relatif au nombre de notes jouées dans une mesure (donc effectivement entendues !). Plus il y a de notes dans un même intervalle de temps donné, plus le rythme s'accélère, la mélodie évolue, les notes entendues sont jouées plus vite, par contre, le tempo et la durée de la mesure restent constants. Le rythme évolue par rapport au jeu pas tant de la batterie, mais plutôt des autres instruments mélodiques comme la guitare, le synthétiseur. La batterie conserve un jeu (une partie au moins) au rythme du tempo tandis que les autres instruments accélèrent leur jeu (ils jouent plus de notes de durée plus courte mais dont la somme est égale à la durée de la mesure). L'accélération du rythme musicale dégage une sensation d'énergie, de puissance, d'explosivité, tandis que sa réduction, une sensation de calme relatif. Souvent les couplets des chansons sont marqués par un rythme plus lent que les refrains souvent plus énergiques. Toutes les chansons ne dégagent pas la même énergie, d'où l'importance de leur sélection par l'éducateur. De ses choix musicaux dépendra le caractère calme ou explosif de ses cours. Les phases rapides de ses exercices sont calées sur les parties rapides de la musique de manière à pousser le pratiquant dans l'action. Il y a adéquation entre le rythme de la musique et l'engagement physique du pratiquant. Souvent l'accélération rythmique est associée à une augmentation de l'amplitude sonore. Le travail pré-chorégraphique joue très largement sur ce fait, c'est d'ailleurs sa plus-value par rapport au travail chorégraphique.

L'amplitude sonore

L'amplitude sonore est le volume de son avec lequel la chanson est jouée. Bien que l'éducateur ait fixé le volume de sortie de ses enceintes, le volume de la chanson va quand même varié en fonction de l'amplitude sonore réglée en studio de mixage lors de sa conception. L'intérêt est de renforcer l'impression de puissance lorsque le rythme accélère.

La Phrase rythmique, phrase musicale ou phrasé

La phrase rythmique, aussi dénommée phrase musicale ou simplement phrasé, est l'association de 2 mesures successives qui à l'écoute forment un ensemble. En remise en forme, les musiques utilisées comptent des phrasés à 8 temps musicaux, c'est à dire l'association de 2 mesures à 4 temps, (une paire de mesures). Ces phrases sont perceptibles à l'oreille entrainée, elles constituent des ensembles harmoniques cohérents. Généralement, la précédente se distingue de la suivante par une variation de cette harmonie. Ces variations se répètent toutes les deux phrases. On parle d'alternance de phrases ascendantes et descendantes : une phrase sur deux donne une sensation identifiée comme une montée et une sur deux comme une descente. L'explication de ce phénomène demande de bonnes connaissances en solfège (modulation entre accords majeurs et mineurs, harmonie), il est plus facile d'apprendre à les ressentir qu'à les comprendre !

La Phrase mélodique, carrure ou M musical

Les phrases mélodiques, sont des fractions d'un morceau musical lesquelles forment à leur écoute des ensembles cohérents donc, ayant un début et une fin, initialement leur durée en termes de mesures leur est propre. Elles peuvent être de durée différente en fonction des parties qu'elles représentent. Chaque partie musicale, comme les couplets, les refrains et autres est constituée d'un nombre de phrases musicales qui lui est propre, rarement plus de 3. Elles sont nécessairement construites sur la base des phrases rythmiques vues ci-dessus.

En fitness, pour le travail chorégraphique, très généralement, les musiques originales sont modifiées de manière à ce que les phrases mélodiques soient toujours un regroupement de 4 phrases rythmiques, et prennent ainsi aussi le nom de carrure ou M musical. Concernant les phrases rythmiques, la 1ère et la 4ème sont dites « ascendantes », la 2ème et la 3ème sont dites

« descendantes » (comprenons encore que rien ne monte et rien ne descend, il s'agit d'une cohérence entre la 1ère et 3ème phrase puis entre la 2ème et 4ème phrase ; comme une sensation identique). La durée d'une carrure est de 32 temps musicaux obtenus par le regroupement de 4 phrases musicales comptant 8 temps. Les refrains, les couplets, les ponts musicaux, les introductions, les parties instrumentales sont modifiées (remixées) pour n'avoir uniquement qu'une succession de structure en M. La durée totale d'une chanson correspond à un multiple de la durée d'une carrure. La chanson commence au début de la 1ère carrure et finit à la fin de la dernière, à son 32ème temps musical, (4 X 8 temps). **Le passage d'une carrure à une autre marque un changement notable et très audible (même pour une oreille peu entrainée) dans le rythme de la chanson. On sent que quelque chose finit puis commence lors de cette transition. Par exemple, elle marque entre autres, l'arrivée des couplets et refrains !**

Phrase mélodique à 32 temps /Carrure/ M musical								
Quatre phrases musicales	1° Phrase ascendante		2° Phrase descendante		3° Phrase ascendante		4° Phrase descendante	
8 Mesures de 4tps	1° Mesure	2° Mesure	3° Mesure	4° Mesure	5° Mesure	6° Mesure	7° Mesure	8° Mesure
32 Pulsations	1.2.3.4.5.6.7.8.		1.2.3.4.5.6.7.8.		1.2.3.4.5.6.7.8.		1.2.3.4.5.6.7.8.	

Remarque : Seules les musiques prévues pour les cours de remise en forme présentent cette rigueur dans leur structure musicale. Les CD mixés à cet effet, organisent la succession des morceaux avec une logique rythmique permettant tout au long du cours une progression cohérente dans l'intensité des efforts demandés. Les chansons se succèdent sans coupure sonore permettant une continuité dans le développement de l'exercice physique toujours lié à l'enchainement régulier des carrures. Les morceaux musicaux sont fondus les uns dans les autres pour permettre d'avoir de la musique sans aucunes coupures pendant la durée complète du cours. On parle ici de mixs en 32 temps (32 count mixs en anglais).

La Relation Musique - Mouvements

Mettre en relation la musique et le mouvement ?

<u>C'est mettre en phase la structure gestuelle avec la structure musicale !</u>

On a vu dans les deux parties précédentes que les structures gestuelles et musicales peuvent être divisées en une succession ordonnée et répétitive de séquences élémentaires, le temps musical pour la musique et la séquence gestuelle pour le mouvement. Les pas et mouvements du corps vont donc être « déroulés » à la cadence de la musique ou en proportion (rappel : travail en 2 tps…), et en relation avec ses phrases rythmiques et mélodiques :

Il y a adéquation entre les deux structures

Tempo et Mouvement

La musique a pour rôle de dicter grâce au tempo, la cadence à laquelle les mouvements vont être faits. Les temps musicaux sont synchronisés avec le mouvement : chaque séquence gestuelle est exécutée en même temps qu'un temps musical. Il est possible d'exécuter ces séquences sur des durées plus ou moins longues mais toujours en proportion de la durée du temps musical donc du tempo : c'est le travail à la noire (séquence gestuelle durant un temps musical), à la blanche (séquence gestuelle durant 2 temps musicaux), à la ronde (séquence gestuelle durant 4 temps musicaux) ou à la croche (séquence gestuelle durant un demi-temps musical).

Phrase musicale et mouvement

Les ensembles gestuels se construisent sur la base d'une succession de pas ou mouvements du corps plus ou moins répétée (en aquagym, ces structures sont très répétitives voire constituées d'un seul pas répété un très grand nombre de fois subissant quelques fois une variation changeant un peu sa forme sans pour autant l'allonger). Ces ensembles doivent avoir un nombre de séquences donc une durée en proportion à celle d'une phrase musicale (8temps). Si chaque séquence gestuelle dure un temps, alors il y aura 8 séquences gestuelles, si chaque pas comporte deux séquences gestuelles alors il y aura 4 pas dans la phrase. Si les séquences sont faites en deux temps, « à la blanche », il n'y aura que 2 pas. Si la phrase comporte des pas dont le nombre de séquences diffère, c'est la somme de toutes les séquences associées à leur durée d'exécution qui doit être égale à 8.

Exemple : 2 levers de genou à la noire (2x2 séquences gestuelles faite en 1 tps = 4 temps) + 2 pas de course à la blanche (2x1 séquence gestuelle faite en 2 tps = 4 temps) = 8 temps musicaux.

Carrure et mouvement (cette partie concerne seulement le travail chorégraphique)

On a vu qu'une carrure définit un ensemble musical cohérent de 32 temps. On a vu pour le mouvement, que l'on peut créer des ensembles gestuels comptés en nombre de séquences gestuelles. Ces ensembles sont des enchainements de mouvements que l'on peut répéter. Lorsque ces derniers atteignent une taille équivalente à 16 ou 32 temps musicaux, en fonction de la littérature à laquelle on fait référence, on parle alors de bloc gestuel ou routine. Il s'agit d'un point de vue du travail chorégraphique, d'une chorégraphie, la plus petite !

Le bloc se construit étape par étape, à la cadence musicale. On commence par un pas (un mouvement) puis progressivement par le biais des méthodes pédagogiques, la gestuelle s'allonge, se transforme pour acquérir sa forme et longueur finale.

Il est à noter que ce type de travail chorégraphié est rare en aquagym.

Thème musical et mouvement

Un thème musical est une forme, un type d'œuvre musicale. Il se caractérise par un type de mélodie, d'harmonie. Le disco, le rock'n'roll, la salsa, la musique pop, (etc.), sont des thèmes musicaux.

Certains thèmes musicaux s'orientent préférentiellement vers un effort physique dont le profil est plutôt :

- ❖ Le renforcement Musculaire
- ❖ L'activation Cardiovasculaire
- ❖ Une Intensité plus ou moins élevée
- ❖ La relaxation...

Lorsque les thèmes sont très caractérisés, il est bien de conserver si ce n'est le répertoire gestuel traditionnel qui lui est relatif, mais au moins son esprit et quelques pas authentiques ! Zumba illustre bien ce point, les pas enseignés conservent leur lien avec les musiques latines jouées et prennent une forme plus ou moins « fitness » (cardio) ou « toning » (renforcement) en fonction de l'impact physique recherché.

Le travail cadencé, pré-chorégraphique et chorégraphique

On remarque qu'il y a plusieurs façons de mettre en lien la musique et le mouvement. La relation musique – mouvements s'exprime donc de plusieurs façons. Les différences se retrouvent autant sur les éléments qui structurent la gestuelle elle-même mais aussi sur les méthodes utilisées pour la développer, pour atteindre les objectifs physiques en lien avec elle.

On distingue donc la relation musique-mouvements pour :

- ✓ le travail cadencé
- ✓ le travail pré-chorégraphique
- ✓ le travail chorégraphique

Le travail cadencé

Ce type de relation musique mouvements a comme finalité d'utiliser la musique comme métronome et comme « compteur » de mouvements. Les différentes séquences gestuelles sont réalisées à la vitesse du tempo (à la noire) ou en proportion, souvent à la blanche, plus rarement à la ronde. Les pratiquants travaillent ainsi plus précisément grâce à un rythme imposé et régulier. Il possible d'individualiser le travail par une modulation de l'amplitude gestuelle.

L'aspect « compteur » est quant à lui, plus difficile à appréhender car il demande une écoute entraînée de la musique. En effet, si un mouvement est calé sur un nombre de temps musicaux défini (ce qui est toujours le cas des gestuelles construites avec rigueur : un même mouvement a toujours évidemment le même nombre de séquences), il est facile en comptabilisant le nombre de carrures passé à répéter ce mouvement, de savoir combien en ont été fait. Il suffit de multiplier ce nombre (de carrures) par 32 et de le diviser par le nombre de temps musicaux que dure le mouvement.

Nbe de mvts= (Nombre de carrure X 32)/nbe tps musicaux du mvt

Un exemple, prenons un mouvement de squat lequel dure 2 temps pour la flexion et 2 temps pour l'extension donc 4 temps au total, le mouvement est répété pendant 2 carrures
On a :

Nbe de mvts= (2 X 32)/4=16 squats

Cet aspect du travail cadencé est intéressant car il permet de ne pas avoir à compter et donc de se libérer pour faire autre chose comme corriger, annoncer différentes consignes, animer.... Initialement, La méthode pédagogique de construction gestuelle associée à ce type de travail est la méthode linéaire avec ou sans variation comme vue plus tôt. Les mouvements sont passés en revue et modifiés progressivement à partir d'un premier pas et jusqu'à un certain point puis on recommence sur la base d'un autre. Dans un deuxième temps, cette modification progressive peut amener vers non pas une chorégraphie mais vers un petit enchainement répétitif, pour ce faire c'est bien sur les méthodes chorégraphiques qui seront utilisées mais à des fins plus modestes !

Adaptation du tempo en fonction du mouvement.
Un tempo « normal » pour une musique moderne est compris entre 100 et 140 BPM ce qui peut être trop rapide pour la réalisation d'un mouvement ample ou hydrorésistant ou pour son apprentissage, aussi, ne pas hésiter à réaliser les séquences gestuelles en multiple du tempo :

> ➢ travail à la blanche (2 temps)
> ➢ travail à la ronde (4 temps)
> …au lieu de 1tps (travail à la noire, au tempo)

En musculation, il est courant de différencier la durée des différentes séquences gestuelles permettant de faire varier leur vitesse d'exécution respective : « je pousse vite, je tire lentement » ou inversement. En termes de temps musicaux : « je pousse en 1 temps, je tire en 3 temps »

Le travail pré-chorégraphique
Le travail pré-chorégraphique met en relation une gestuelle avec les différentes parties qui composent un morceau musical : couplets, refrain, pont, variation, parties instrumentales : A chaque partie sa gestuelle !

La pré-chorégraphie est donc une succession de gestuelles courtes, appelées enchainements gestuels, qui se répète à l'appel de leur partie musicale correspondante. Une pré-chorégraphie est aussi appelée chorégraphie.

La durée d'une pré-chorégraphie est celle de la chanson, la gestuelle est en complète adéquation avec elle.

Prenons un exemple fictif :
Chanson: Run kick punch and go, Compositeur: Jo Hatesyou

Nature des parties	Introduction	Couplet1	Refrain	Couplet2	Variation Longue	Refrain	Variation courte	Conclusion
Durée	3X8 tps	4X8 tps	4X8 tps	4X8 tps	8X8 tps	4X8 tps	2X8 tps	3X8 tps
Gestuelle	Course	Coups de pieds de face	Coups de poing	Coups de pieds de côté	Coups de poing et pieds de côté et face	Coups de poing en croché	Sauts	Course en monter de genoux

L'exemple montre la forme de la chorégraphie développée par le travail pré-chorégraphique. La chorégraphie est une somme d'enchainements gestuels amenée de manière linéaire. Des variations peuvent être amenées à des moments propices qui sont soit dans la partie musicale elle-même lorsque celle-ci est longue c'est-à-dire comportant plusieurs phrases mélodiques, aussi la variation sera amenée au changement de phrase, soit plus tard lorsque la partie sera jouée à nouveau.

Lors de la conception, il est essentiel que les mouvements « aillent bien » avec la musique, qu'ils servent les objectifs d'exercice et que leur technicité soit en relation avec le niveau des pratiquants. La durée des parties musicale étant courte, il n'est pas possible de mettre en œuvre des méthodes pédagogiques « lourdes » qui prennent du temps, pourquoi ? Parce que on en n'a pas. La seule méthode utilisable est celle mentionnée plus haut, elle nécessite que les pratiquants puissent comprendre immédiatement ce qu'il faut faire pour répéter sans s'arrêter. Donc attention aux enchainements très sophistiqués, longs (comportant de nombreux mouvements), ils requièrent de la part des pratiquants de grandes compétences techniques et de la mémoire.

Une pré-chorégraphie représente la gestuelle mise en œuvre pour un exercice, il dure le temps de la chanson. Par raccourci, on entend souvent dire qu'une chanson est un exercice. Le lien fort entre le morceau musical et la pré-chorégraphie fait que cette dernière ne peut aller qu'avec elle, cela signifie un long travail en prévision lors de la conception du cours entier, car il y a autant de pré-chorégraphies qu'il y a de chansons ! C'est un travail qui peut être fastidieux, long mais pas forcément compliqué, il suffit de savoir reconnaître les différentes parties qui composent la musique et savoir quoi en faire...

D'un point de vue pédagogique, les mouvements sont enseignés linéairement, il n'y pas de méthodes de construction particulières. Aussi le modèle gestuel, la scénographie, la capacité d'annonce avec anticipation, les cueings sont cruciaux ! (Tous ces éléments sont vus dans les chapitres suivants).

Les musiques utilisées peuvent être les musiques originelles telles qu'elles sont écoutées à la radio. Elles ne sont pas nécessairement constituées de phrases mélodiques de 32 temps. La gestuelle mise en place doit « aller » avec la musique. La plupart des nouveaux cours d'aquafitness sont des cours pré-chorégraphiés : Aquazumba, les cours aquatiques de Planet-fitness (aquadynamic, aquabodybike…).

La conception en travail pré-chorégraphié

Le thème du cours oriente nos choix sur la sélection des morceaux musicaux. La durée totale du morceau, la durée des différentes parties, le tempo, le rythme, le thème musical sont autant d'éléments à prendre en compte. Certains concepteurs n'hésitent pas à les modifier en les remixant pour que ces derniers correspondent exactement à leurs besoins. Il faut autant de morceaux que nécessaire pour couvrir la durée totale du cours réduit de quelques minutes prenant en compte les pauses inter-exercices. Puis, pour chaque morceau, on procède à l'identification de leurs parties, la durée, le nombre en temps musicaux souvent en « fois 8, x 8 », la nature de la partie (couplet, refrain…), la répétition de ces parties (leur redondance), on repère leur caractère plus ou moins fort (rythmé). Ce travail correspond aux deux premières lignes du tableau ci-dessus. Ensuite, on associe des gestuelles à chaque partie, elles doivent correspondre au thème du cours et « aller » avec la partie considérée. « Aller » signifie qu'à une partie très énergique, rythmée, un mouvement d'intensité équivalente sera associé, l'inverse est vérifié. L'expérience, la connaissance de lexiques gestuels, l'imagination sont autant de facteurs qui permettent de mener à bien cette tâche. Il est important pour ne pas se décourager, que cela met beaucoup du temps, particulièrement au début. Concevoir un cours pré-chorégraphique met toujours du temps, c'est probablement une des raisons qui poussent les professeurs à ne pas changer trop souvent les chorégraphies et à utiliser des cours conçus par d'autres.

Le travail chorégraphique

Le travail chorégraphique a comme objectif de mettre en adéquation structures gestuelles longues de 16 ou 32 temps (un bloc) et structures musicales. La pédagogie pour développer un bloc utilise la carrure musicale, elle y prend appui. Ce travail requiert une formation initiale importante autant en pédagogie qu'en maitrise musicale. Il est adaptable à toutes les musiques tant qu'elles sont « carrées ». Il n'a de réel intérêt que pour les entrainements engageant des gestuelles longues donc cardiovasculaire. Les cours terrestres typiques sont le step et le LIA (Low Impact Aerobic). Le travail chorégraphique réside donc dans la mise en œuvre des méthodes pédagogiques, ce sujet est développé dans le chapitre la chorégraphie.

La relation musique-mouvements, un avantage ?

La relation musique-mouvements ne devient une aide de première importance que lorsque la musique, ses variations, ses composantes sont ressenties. Il s'agit de développer une sensibilité musicale. L'apprentissage théorique de ce concept ne peut que pointer les éléments remarquables nécessaires, seule la pratique régulière permet d'accéder à cet état. Celle-ci développe une sensibilité, des automatismes permettant de ne plus avoir à penser à la musique, on sait quasiment instinctivement où on en est par rapport à la structure musicale. Les durées, les variations rythmiques, harmoniques sont ressenties en temps réel, elles correspondent à ces éléments remarquables signifiés ci-dessus. Si le mouvement a été pensé, structuré en prenant en compte la structure musicale d'un point de vue de l'organisation des temps musicaux, alors, la musique va naturellement donner des repères par rapport à lui.

Comment faire pour maitriser la musique ?

En premier lieu, il est indispensable d'utiliser un mix long en 32 temps. La structure carrée des chansons n'est pas systématique lorsque celles-ci n'ont pas été retravaillées en vue de leur exploitation pour la relation musique mouvements en cours collectifs chorégraphiques. Il existe différents sites Internet proposant un large choix de CD que ce soit en rythme, ou en style de musique. Move-Ya, interactive-music, Fitnesstools, Multitrax, Eurothémix et bien d'autres, proposent une large gamme de produits pouvant contenter un public très divers. Il suffit de taper « 32 count music » sur un moteur de recherche pour avoir d'innombrables propositions.

En deuxième lieu, il faut écouter ce mix aussi souvent que possible, tous les jours, repérer le début des carrures (le début des chansons, des refrains, couplets et autres parties commence évidemment sur le 1er temps d'une carrure) et compter sur toutes les phrases de un à huit. En même temps, on essaie de repérer ces variations « montantes et descendantes » caractérisant les phrases musicales, on cherche les petits indices sonores rythmiques qui structurent la chanson. L'objectif de cette deuxième partie de travail est de parvenir à ressentir ces variations, puis à apprendre inconsciemment à ressentir la durée d'une carrure toujours aux alentours d'une quinzaine de secondes pour les musiques allant de 120 à 140 BPM. Ensuite, on essaie de fixer l'attention sur autre chose, puis à retrouver où en est la musique. Il peut être intéressant de savoir décompter la quatrième phrase en ne décomptant qu'un temps sur deux : 4 (8ème temps), 3 (6ème temps), 2 (4ème temps), 1 (2ème temps). Le décompte est dit à la blanche. Ce travail supplémentaire permet de s'entraîner à donner un départ en début de carrure aux pratiquants quand cela sera nécessaire ou de manière plus générale de pouvoir anticiper.

En troisième lieu, on va bouger à la cadence de la musique, en changeant la forme du pas à chaque phrase musicale (c'est à dire tous les 8 temps).

On peut utiliser par exemple :
1ère phrase : 8 ciseaux
2ème phrase : 4 levers de genoux alternés (un lever de genou vaut 2 temps)
3ème phrase : 8 pas de course
4ème phrase : 8 pas de marche

Toute autre chose aurait pu être choisi mais bien sûr compatible avec la structure musicale. Quoiqu'il ait été fait sur 32 temps, au 1 de la nouvelle carrure, ça recommence à l'identique !

En quatrième lieu, tout en continuant à bouger tel qu'on l'a vu précédemment on annonce verbalement ce qui va suivre. Passé ce niveau, votre réussite marque déjà une très bonne perception de la musique, il ne vous faut que très peu de temps pour savoir où en est la musique au niveau de la carrure. Vous n'avez plus à penser à ce que votre corps doit faire, vous avez tellement répété que tout est naturel. Le compte est inconscient, le passage de la musique d'une phrase à une autre vous fait, sans vous en rendre compte, passer d'une gestuelle à une autre car c'est comme ça que vous l'avez construite. Vous pouvez maintenant engager votre attention non plus sur elle mais sur le plus important : vos pratiquants. Il restera à prendre en compte la surveillance, le contrôle de la qualité des pratiques puis créer une ambiance dynamique, motivante et chaleureuse à votre cours, en un mot à animer !

Il est indispensable de savoir se donner le temps d'assimiler petit à petit, très progressivement les différentes notions décrites ci-dessus. Ce n'est qu'une question de pratique régulière, quotidienne, il faut laisser le temps au cerveau de mettre en place cette sensibilité musicale sans laquelle rien ne peut être fait en ce qui concerne la relation musique mouvements. Certains mélomanes, y arriveront très rapidement d'autres devront s'armer de patience et ne pas se décourager. Tous ceux qui ont su se donner le temps, avec du travail, y sont parvenus. Sachez qu'il vous faudra plusieurs mois de travail régulier.

<u>Remarque importante</u> : l'exemple de gestuelle en 4X8 temps donné ci-dessus ne prend pas en compte le changement de pied leader à sa répétition (à sa reprise, le bloc ne commence pas spontanément à partir d'un pied en appui puis la fois suivante sur l'autre, mais toujours à partir du même pied). En effet tous les pas sont faits autant à partir du pied droit que de celui de gauche : 8 ciseaux donc 4 à droite et 4 à gauche, pareillement pour la marche et les pas de course, puis 4 levers de genoux alternés donc 2 à droite et 2 à gauche. Cette particularité donne un aspect dit asymétrique à la chorégraphie, pour notre exemple, ceci ne pose aucun problème car elle n'est constituée que de pas alternés donc impactant autant les muscles de la jambe droite que de la gauche, cela aurait été différent avec des pas dit simples (n'alternant pas, un mambo par exemple). En aquagym (hormis en Aquazumba), les pas simples sont rares car surtout construits sur la base de la marche alors que la majorité des pas d'aquagym utilisés sont construits à partir de la course, aussi il convient de relativiser cette asymétrie.

Pour construire un bloc symétrique, il suffit de créer un déséquilibre dans le nombre d'appuis à droite par rapport à la gauche. Pour y parvenir, il est possible par exemple de substituer dans la phrase composée de 4 levers de genoux alternés, un autre pas tel que le « 4 levers de genoux répétition ». Ce dernier consiste à réaliser sur un seul et même appui, 4 levers de genoux avec la jambe du côté opposé, ce pas dure 8 temps. La 1ère phrase (les ciseaux) commence à droite alterne et finit à gauche, la 2ème (les genoux répétition) commence à droite, ne change pas d'appuis et finit à droite, la 3ème (la course) commence donc à gauche, alterne et finit à droite, la 4ème (la marche) commence à gauche, alterne et finit à droite faisant donc recommencer la 1ère phrase à gauche.

Bien évidemment, il existe d'innombrables façons d'atteindre cet objectif, il suffit de générer un déséquilibre dans le nombre d'appuis à droite par rapport à ceux à gauche. Il est nécessaire de bien comprendre la notion de pas pour pouvoir appréhender le travail chorégraphique. Ceci est vu ci-après.

La chorégraphie

De manière à bien appréhender cette partie, il est fortement conseillé de bien maîtriser le chapitre « relation musique-mouvements ». Bien que la musique ne soit pas obligatoire pour composer une chorégraphie, elle en donne néanmoins des repères et tout son sens. De par la structure et la taille des enchainements gestuels qui la compose, les musiques utilisées sont nécessairement organisées en carrures (musiques en 32 temps musicaux) liées les unes aux autres. La structure gestuelle est construite en relation avec la structure musicale, leur organisation présente donc de grandes similitudes, comprendre comment est structurée la musique permet de comprendre la construction gestuelle. L'apprentissage très progressif de la chorégraphie par des méthodes pédagogiques adaptées, représente l'essentiel du temps du cours. C'est le travail de construction de la chorégraphie qui occupe la très grande majorité de ce temps, sa répétition finale n'en représente qu'une part minime. L'utilisation de méthodes permettant d'engager le cardiotraining dès le début de l'apprentissage via la répétition de la chorégraphie en cours de construction marque une différence fondamentale avec le travail en pré-chorégraphie.

Qu'est-ce qu'une chorégraphie en remise en forme ?

La chorégraphie est l'art de composer une danse (chorê= danse, graphie= écriture). La chorégraphie en remise en forme est donc l'art de composer un enchaînement de pas et de mouvements du corps effectué en cadence sur une musique ayant pour objectif l'amélioration de la forme.

Justification et intérêts du travail chorégraphique

L'exercice physique, pour qu'il soit bénéfique pour la santé, doit être réalisé plusieurs fois par semaine et doit durer au minimum 30 minutes, surtout s'il est la seule source d'activités physiques. Pour certains, la pratique d'exercices présentant une gestuelle répétitive telle que la course, la natation, la musculation, est lassante et peu plaisante. Peu motivés, ils ne sont pas réguliers et n'atteignent pas la dose réponse suffisante pour leur santé. Ces personnes, pourtant désireuses de bouger, cherchent une activité physique de qualité qui soit plus originale, changeante, divertissante. L'exercice physique présenté sous une forme chorégraphiée répond à l'attente de ce public. Tout en respectant les objectifs visant l'amélioration de la santé (activation cardio-vasculaire, renforcement musculaire...), la chorégraphie a pour ambition de casser la monotonie en apportant une gestuelle variée issue de multiples disciplines sportives et artistiques telles que la danse, les arts martiaux, la boxe, la musculation… Par sa rigueur, sa précision, sa plus ou moins grande complexité et longueur, elle améliore les compétences psychomotrices (précision gestuelle, coordination, latéralisation), de mémorisation, le sens du rythme, l'esthétisme gestuel, l'attention des pratiquants. La composante d'effort associé à son enseignement engage quant à lui l'amélioration de leurs qualités physiques.

Pas et mouvements du corps

Les pas et mouvements du corps sont la base de l'expression corporelle, techniquement, c'est un ensemble identifié de séquences gestuelles successives. (Voir chapitre relation musique-mouvements, § structure gestuelle). Pour un grand nombre, ils sont répertoriés dans des lexiques gestuels, de nouveaux sont continuellement inventés à des fins esthétiques et de renouveau, mais ils sont souvent construits sur la base des anciens, ils en sont des variations. Un lexique les regroupe par rapport à leur thème gestuel, leur origine, mais aussi par rapport à leur aptitude à développer des compétences physiques. Ces lexiques, appelés aussi répertoires ou registres, regroupent des gestuelles issues de l'aérobic sportive, des arts de combat, des danses contemporaines ou latines, de la musculation, de l'athlétisme, mais aussi pour leur qualité à développer le système cardiovasculaire, musculaire, la souplesse, l'équilibre. Il est évident que certains pas sont communs à tout ou partie de ceux-là.

Les pas

Les pas sont toutes mobilisations du bas du corps, pouvant entraîner ou non un déplacement. Ils se composent tous à partir d'appuis au sol pris par le pied droit, gauche ou les deux en même temps. Le plus grand nombre d'entre eux alternent les appuis à droite et à gauche, d'autres, les pas sautés, prennent et perdent leurs appuis simultanément. En chorégraphie, le pied avec lequel la 1ère séquence d'un pas est réalisée s'appelle « <u>pied leader</u> ». <u>Un pas prend son caractère droit ou gauche en fonction du côté sur lequel le premier appui est pris</u>. Un pas commencé sur un appui droit, sera dit pas en pied leader droit, pareillement pour la gauche. Tous les pas sont, soit issus de pas de marche, soit de pas de course :

Marche postée

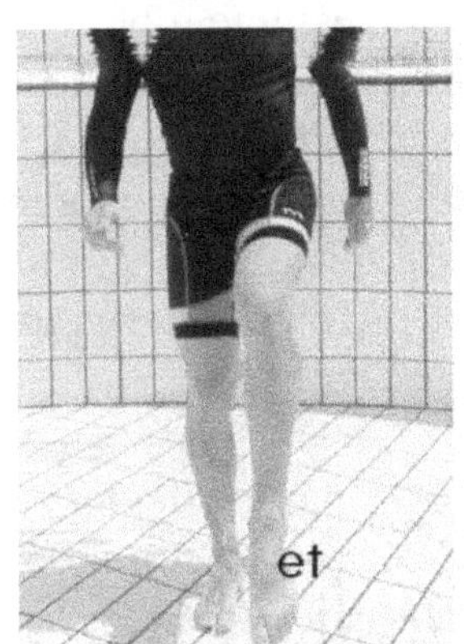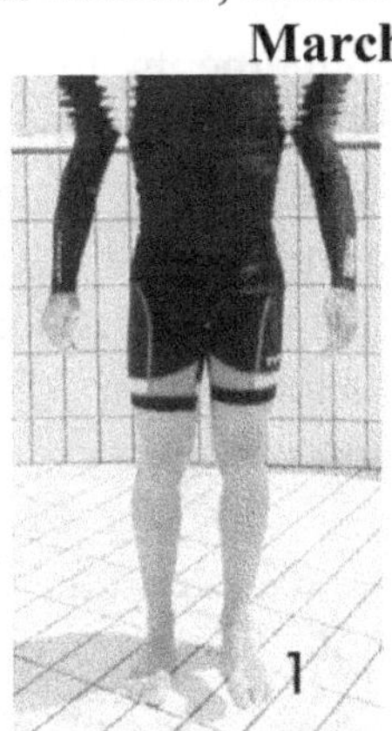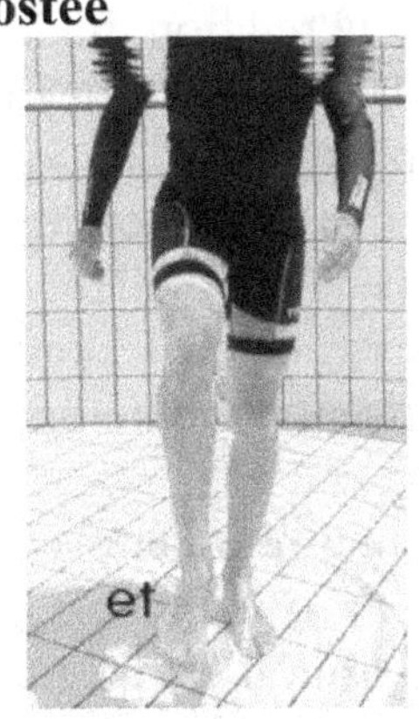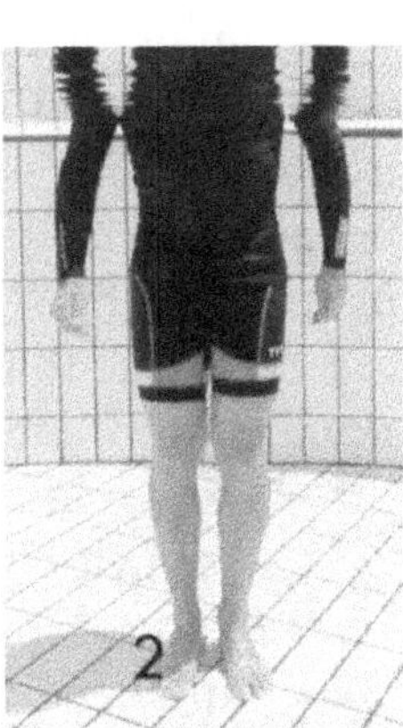

La marche est composée de 4 étapes gestuelles : 1 levé suivi d'1 posé d'un même côté (un pas de marche) puis 1 levé et 1 posé de l'autre (un 2ème pas de marche). Il y a toujours au moins 1 appui au sol, l'alternance droite gauche se fait par le posé simultané des 2 pieds au sol. D'un point de vue musical, le pas de marche est compté en 1 séquence.

Course postée

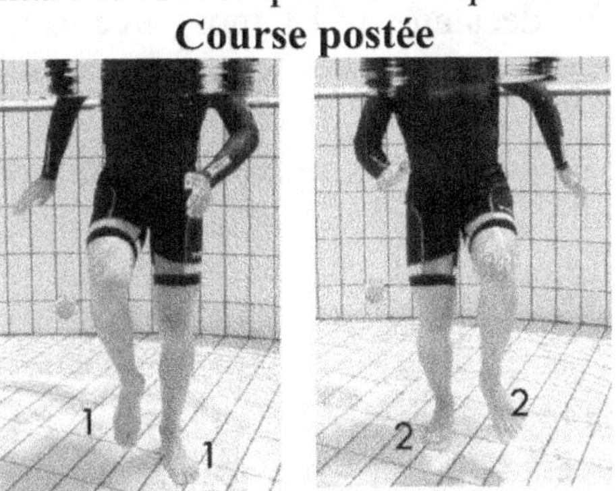

La course (alternée) s'inscrit dans un mouvement en 2 étapes gestuelles : 1 posé d'un côté combiné d'1 levé de l'autre côté (un pas de course) puis de la même chose du 2ème côté (un 2ème pas de course). Elle compte au maximum 1 appui au sol. L'alternance droite gauche se fait par un petit soubresaut marquant le changement d'appui pendant lequel le pratiquant perd tout contact avec le sol. Il est plus difficile de construire des gestuelles sophistiquées sur la base de course faute de stabilité et d'un nombre suffisant d'appuis au sol. Tout ce qui est construit sur cette base est nécessairement sautillé. Le pas de course se compose d'une seule séquence : 1 levé (de jambe) d'un côté réalisé simultanément avec un posé de l'autre côté. D'un point de vue musical, le pas de course est compté en 1 séquence. Ce dernier est le pas de base traditionnel de l'aquagym tandis qu'en fitness, c'est le pas de marche offrant beaucoup plus de possibilités en termes de variations gestuelles.

Les pas alternés

Les pas alternés sont des pas qui permettent d'alterner naturellement les pieds leaders des pas, d'où leur nom. Pour une personne n'ayant pas pratiqué de danse, de fitness chorégraphié comme par exemple du step, ce concept risque de lui poser un problème car à première vue tous les pas alternent les appuis à droite et à gauche, et cela est tout à fait vrai !

Un pas alterné voit lors de ses répétitions une alternance du caractère droit ou gauche de son 1er appui (l'appui leader), les autres appuis alternent bien évidemment. Cette caractéristique est liée à sa conception.

D'un point de vue de la relation musique mouvements, un pas alterné est une mobilisation qui va permettre d'introduire un décalage dans l'alternance des appuis droits et gauches par rapport aux temps musicaux. En effet lorsque l'on marche à la cadence d'une musique, si l'on commence par un pas (de marche) droit en même temps qu'elle, c'est-à-dire sur son premier temps musical, on s'aperçoit qu'à l'évidence tous les pas droits sont posés sur les temps impairs (1, 3, 5, 7) et que tous les pas gauches le sont sur les temps pairs (2, 4, 6, 8). Un pas alterné est un pas qui a la propriété d'inverser cette alternance à son issu.

Les pas les plus connus de cette catégorie sont les pas nommés « pas de levier » (en anglais Leg Lift Change, LLC), les levers de genou (à ne pas confondre avec la course ou la marche en montée de genoux qui n'est qu'une course ou une marche durant laquelle on lève juste plus le pied induisant une montée du genou plus marquée qu'à la normale), les talons fesse, les coups de pieds, les élévations latérales (side lift) … Ces pas ont tous la même caractéristique d'avoir une séquence gestuelle qui plutôt que de prendre un appui va être fait « en l'air » pendant un temps puis seulement ensuite prendra appui au sol. Pour ce faire, le pied qui était au sol l'est resté 2 temps introduisant donc un décalage de 1 temps, inversant donc l'alternance droite gauche <u>par rapport</u> à la musique.

Ces pas peuvent être réalisés en répétition, c'est à dire tout en gardant le même appui, répétant autant de fois que voulu la montée et descente d'une jambe, à leur issu le décalage s'opérera néanmoins à cause du nombre (de temps musicaux) obligatoirement pair qu'aura duré ce pas. On parle par exemple de lever de genou répétition 2, 3 ou 4…

<u>Prenons un exemple avec le lever de genou (LG), pas en 2 séquences gestuelles :</u>
Le pied droit prend appui en 1 temps musical en avançant, puis la jambe et la hanche gauche se fléchissent dans un 2ème temps. Il s'agit donc d'un lever de genou droit. Le pas se finit genou levé, l'intérêt est que le pratiquant n'a pas de doute sur comment débuter son prochain mouvement vu qu'il n'a pas le choix, il doit poser son pied actuellement en l'air donc ici le

gauche pour commencer un autre pas. Cette dépose du pied fait partie du pas suivant, c'est son 1er appui, il est à gauche, il y a bien alternance. On aurait tout aussi bien pu commencer par monter le genou gauche (pas commencé à gauche mais avec un appui à droite) puis dans un 2ème temps le baisser, avoir les pieds au sol et recommencer un 2ème pas sur ce même pied gauche marquant bien 2 temps sur le même appui droit. Cette alternance est moins instinctive. Les musiques latines sont adeptes de cette 2ème méthode. L'intérêt est de placer les temps forts musicaux (temps impairs particulièrement le 1 et le 5 correspondant aux 1ers temps des mesures) en coïncidence avec les montées de genoux.

2 possibilités pour réaliser un lever de genou :

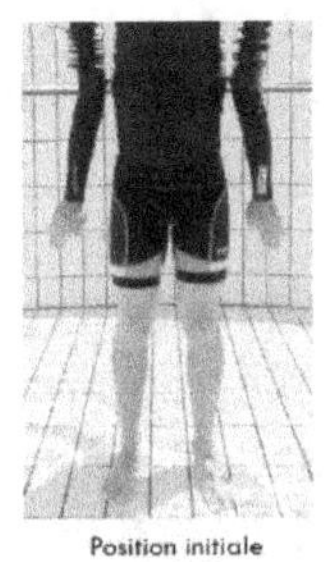
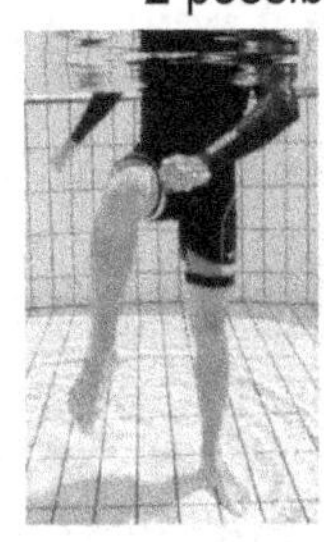
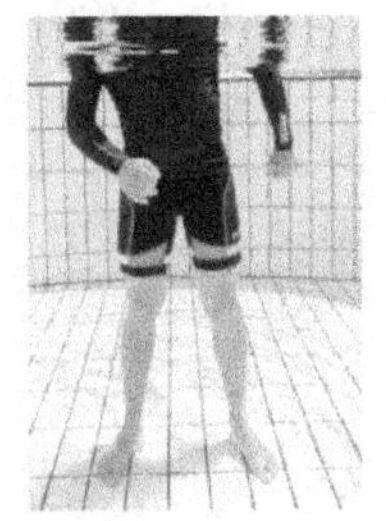
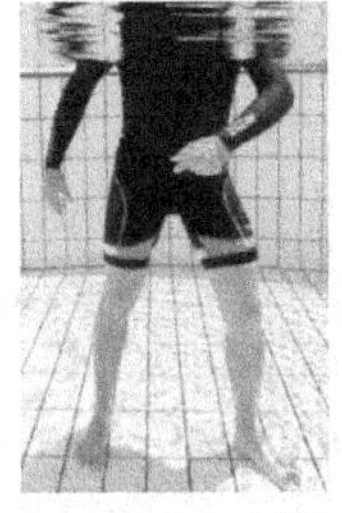
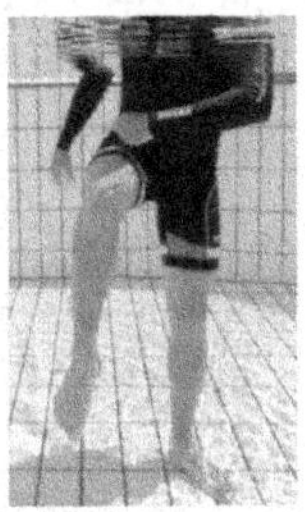

Le lever de genou répétition 4 en pied leader gauche (4LG répétition à gauche), pas en 8 séquences gestuelles

A partir de la position initiale, le pied gauche prend appui au sol (1er temps) c'est le pied leader du pas. Le membre droit plie (2ème temps) et se tend jusqu'à toucher le sol sans pour autant prendre un appui (3ème temps). Cette flexion – extension se réalise encore 2 fois complétement (4ème, 5ème, 6ème et 7ème temps). Puis le membre droit fléchit encore une fois (8ème temps). Il y a bien 4 flexions côté droit sur un pied leader gauche **C'est l'appui qui donne le caractère droit ou gauche du pas et non la jambe qui fait le mouvement ! C'est une convention.** A l'issu de ce pas n'importe quel autre pas sera initié sur un appui gauche.

2LG répétition

L'alternance des 2 LG droits dure 4 temps , elle commence ici à gauche et finis sur l'appui gauche pour commencer le pas suivant sur un appui droite.

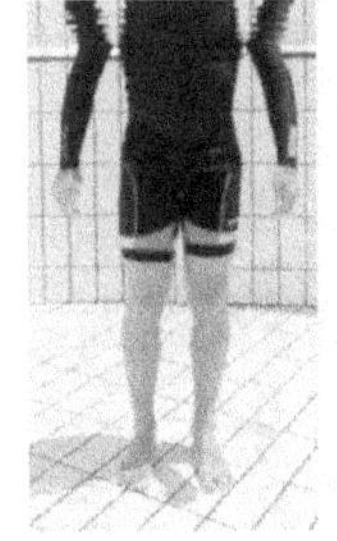
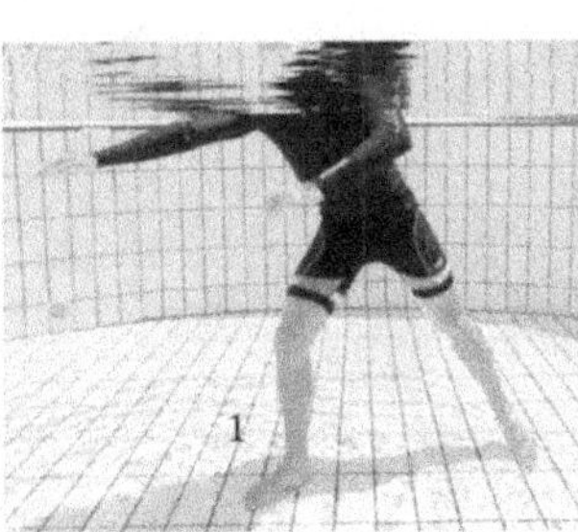
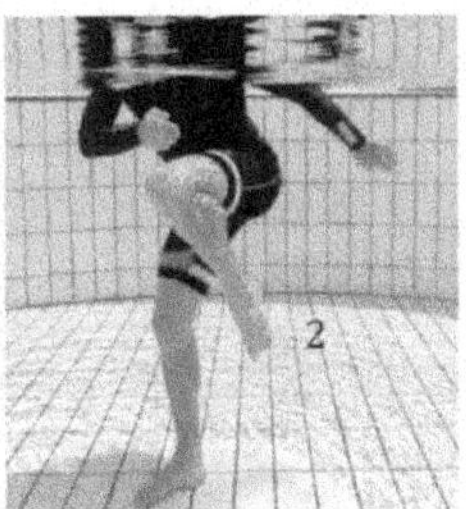
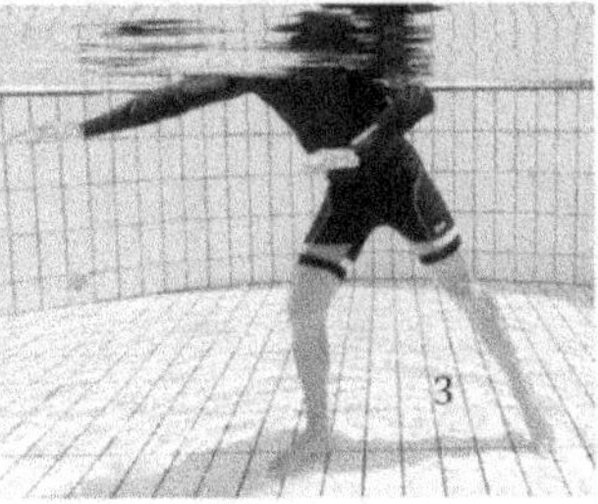
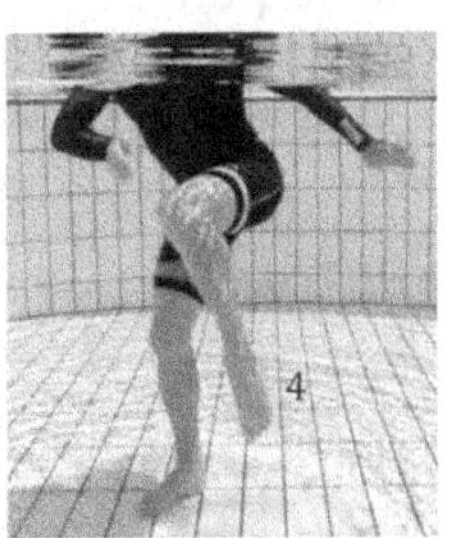

Le tap :

Le « tap » est comme le pas de marche et de course, un mouvement élémentaire, Certains professeurs de fitness aiment dire que tout se fait à partir de marche et de « tap ». Le « pas tap » n'est que le fait de « taper » le sol du pied, autrement dit de poser au sol un appui et de repartir sur ce même appui : l'alternance droite gauche est artificiellement rompue. Le tap est généralement placé sur le dernier appui des pas inversant ainsi ce qui fait leur caractère simple ou alterné au niveau de leur pied leader. Certain pas sont difficilement compatibles avec le tap comme le Mambo, par exemple. L'aquagym ne prend pas en compte cette particularité, pas de souci !

Les pas simples

Les pas simples, sont des mobilisations qui ne changent pas les pieds leaders. Un grand nombre d'entre eux sont donc composés d'un nombre pair d'appuis alternés, très fréquemment 4. A l'issu d'un pas simple en pied leader droit, le pas suivant est commencé sur le même pied droit. Leur qualificatif simple ne signifie en rien qu'ils soient faciles. Le pas le plus élémentaire de cette catégorie est le pas de marche, une succession de ce pas est la marche. Le pas de marche comporte une seule séquence gestuelle : un des pieds décolle à peine du sol et se replace soit un peu plus loin, il y a déplacement, soit reprend sa place initiale, c'est la marche postée (sur place). Un autre pas de base est le pas de course, il comporte pareillement une seule séquence gestuelle, mais à la différence de la marche, il ne pose à la fois au maximum qu'un seul appui au sol (donc un ou zéro) alors qu'elle, ne pose qu'au minimum un seul appui au sol (donc un ou deux). Sur ces bases, d'innombrables pas se construisent de façon plus au moins complexe, comportant un nombre de séquences gestuelles plus ou moins grand mettant en évidence des déplacements latéraux, arrières, avants, diagonales, des tours, des entrecroisements de jambes… Bien que dans le monde du fitness, le nombre de pas simples n'a quasiment comme limite, que l'imagination de ses chorégraphes, il semble qu'en aquagym leur nombre soit très limité hormis en aquastep ou en aquazumba car très inspirés de leur forme terrestre. La raison à ce fait pourrait être, d'une part, que le pas de base généralement employé en aquagym soit la course, de l'autre, que la conception en aquagym dépasse très rarement les pas composés de plus de 2 séquences.

Quelques exemples de pas simples en aquagym : (voir le lexique gestuel cardio vasculaire pour les illustrations)

Bascule avant arrière (2 séquences gestuelles)

Mambo course (4 séquences gestuelles)

Tous ces pas peuvent être répétés soit de manière postée soit en de divers déplacements.

Description détaillée d'un pas simple : Le Vstep,

Précisons la jambe leader qui va commencer le mouvement, par choix : la droite (modèle participant).

Pas en V (V-step) base marche

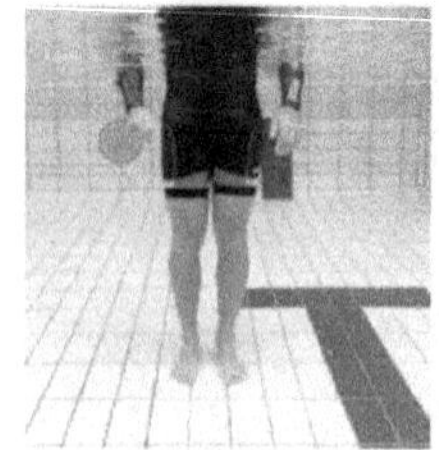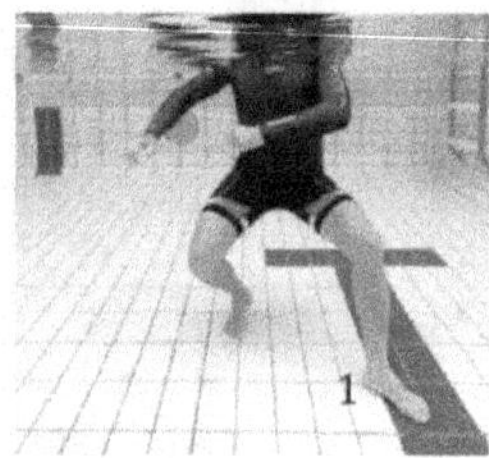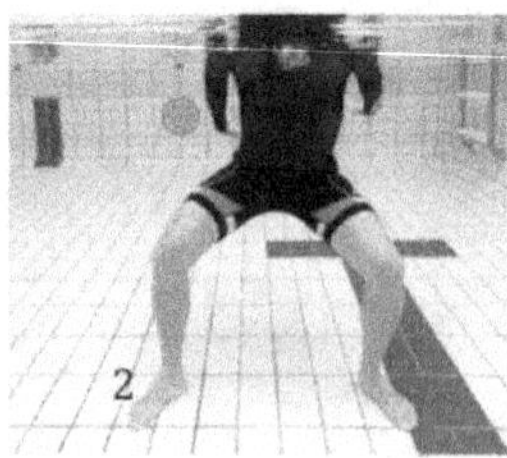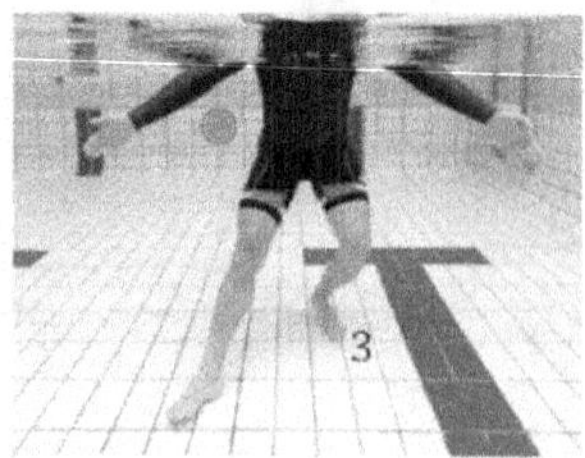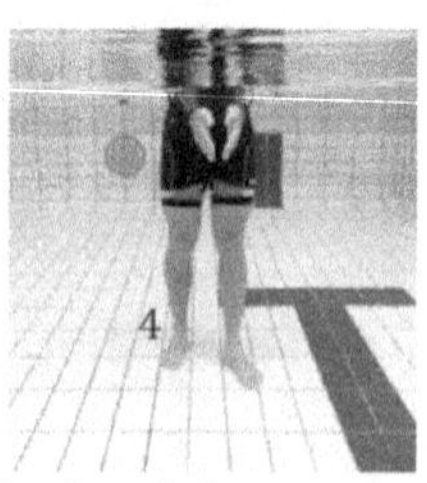

Un Vstep (pas en V) est un pas en quatre séquences gestuelles : la jambe droite fait un pas en avant dans sa diagonale et marque un appui (1), puis la jambe gauche fait la même chose (2) ensuite à nouveau, la jambe droite se déplace en arrière pour reprendre sa position initiale et son 2ème appui (3), finalement la gauche fait de même (4). A la fin du pas, c'est la jambe gauche qui est en appui ne permettant qu'au pied droit de se mobiliser pour recommencer ce même pas ou tout autre pas. Le pas qui suit un tel pas simple est forcément un pas initié par la même jambe leader que celle qui a commencé le pas précédant.

Les pas en variation rythmique

Cette notion concerne uniquement la relation entre la musique et le mouvement d'un point de vue de l'adéquation de leur cadence. La nature simple ou alternée des pas n'est pas en cause. En général, les séquences gestuelles des pas sont faites à la cadence musicale, le tempo : chaque séquence dure un temps musical. Mais il est tout à fait possible par choix de ne pas respecter cette règle et de les réaliser toutes ou parties, à des cadences différentes de celle du tempo comme au double (à la blanche, c'est-à-dire 2 fois plus lentement), au quadruple (à la ronde, 4 fois plus lentement), ou encore surtout en « fitness terrestre » à la moitié (à la croche dit en contre-temps), c'est à dire deux fois plus vite que la cadence musicale exprimée par son BPM. Il est facilement compréhensible que le fait de travailler à des cadences différentes de celle de la musique décale l'ordre entre les séquences gestuelles et les temps musicaux, ils ne sont plus en correspondance directe. Si la 1ère séquence gestuelle est réalisée en 1 temps alors la 2ème séquence sera bien initialisée à partir du temps 2, mais si elle est réalisée en 2 temps, cette 2ème séquence sera initiée sur le temps 3 !

Rappel : en musique l'origine des temps est 1 et non 0 ! Une musique commence par sa 1ère note et non lors de son absence. Le 1er appui « a lieu sur » le 1, pour ça, le mouvement (séquence gestuelle) l'induisant commence donc nécessairement avant. Le schéma ci-après illustre ce point.

Le travail à la cadence 2 (dit « à la blanche », en 2 temps) fait correspondre 2 temps musicaux à chaque séquence gestuelle. L'enchainement des pas donné du schéma ci-après (mambo, lever de genou, 2 pas de marche) à cette nouvelle cadence, aurait duré 16 temps au lieu de 8. Concernant l'aquagym chorégraphiée, il est tout à fait possible d'utiliser une telle cadence mais peut être le faudrait-il seulement pour une durée limitée, à des fins pédagogiques ou bien seulement sur une partie des pas qui compose l'ensemble gestuel. Travailler à la blanche sur l'ensemble de l'exercice cardiovasculaire peut donner une sensation de lenteur, d'inadéquation par rapport à la musique. Par contre pour le travail en renforcement musculaire ou juste musicalement cadencé ou en pré-chorégraphie, dans les parties musicales laissant entendre une rythmique lente (ne confondez pas avec le tempo inchangé), cela ira à l'inverse très bien.

Le travail à la cadence 4 dit « à la blanche » fait correspondre 4 temps musicaux à chaque séquence gestuelle. L'enchainement de pas ci-après aurait duré 32 temps, ce qui est particulièrement très lent aux tempos normalement utilisés. Cette cadence est surtout utilisée pour faire comprendre un mouvement car plus lisible car plus lent, ou en renforcement musculaire pour engager un travail de musculation isométrique court ou excentrique. En chorégraphie, on pourrait l'utiliser à des fins de démonstration d'une gestuelle très difficile ou pour placer un mouvement d'une séquence complexe et longue par exemple un genre de spirale, pourquoi pas, mais on est très loin de l'aquagym et des cours de fitness basiques ! Tenir un mouvement en rotation pendant 4 temps n'est pas très facile, son usage est esthétique et permet de marquer une variation rythmique gestuelle par rapport à la musique. Des cadences plus lentes encore peuvent être utilisées mais uniquement à des fins de renforcement musculaire pour favoriser un travail isométrique.

Le travail à la cadence ½ ou dit « en contre temps » fait correspondre ½ temps musical à chaque séquence gestuelle. Aussi pour notre exemple, à cette cadence, l'enchainement de pas aurait duré 4 temps au lieu de 8, ce qui est infaisable au regard des tempos des musiques actuelles. L'utilisation de manière prolongée de cette cadence n'a de sens que pour un exercice de renforcement musculaire en hydrorésistance pseudo-isométrique pour lequel l'intérêt est d'appliquer une méthode d'efforts dynamiques à vitesse maximale (vitesse de la musique X 2) à des mouvements d'amplitude minimale sous forme d'impulsions permettant de conserver une force hydrorésistante non nulle s'opposant à la force musculaire. Dit plus simplement, à l'image des simulateurs de vol à sensations fortes dans les parcs d'attractions : on ressent une sensation de déplacement par une variation très rapide d'impulsions données dans la même direction et le même sens sous forme d'à-coups à la cabine par des vérins.

Les mouvements du corps

Les mouvements du corps sont toutes mobilisations du corps n'engageant pas de mobilisation des appuis au sol. C'est donc à partir des mouvements des bras ou du corps que s'opère le compte des temps musicaux. Ce compte est en relation avec les séquences gestuelles de ces mouvements. Lorsque la mise en mouvement somme des pas et des mouvements de corps, ce sont les pas qui « prennent le compte », ils sont prioritaires.

La mise en mouvement du corps a comme objectifs d'augmenter l'engagement cardio-vasculaire, d'augmenter le travail de coordination, d'apporter de l'équilibre et de la stabilité aux mouvements, d'accroitre l'esthétisme. En aquagym, ce dernier point est peu vérifié, par contre la capacité de se déplacer, de s'équilibrer, est en grande partie liée au travail des bras poussant dans le sens inverse du déplacement ou du déséquilibre. Aussi, si en fitness terrestre il est tout à fait possible de très largement réduire leurs engagements au profit du bas du corps, cela est impossible pour le milieu aquatique lorsqu'il s'agit de mettre en œuvre des déplacements du centre de gravité du pratiquant (courses, changement de posture…). Leur engagement est proportionnel à la vitesse recherchée.

Travail à différentes cadences

Structure musicale

	N-1	N	N+1	N+2	N+3	N+4	N+5	N+6	N+7	N+8	N+8	
Carrures	Fin d'une carrure	Début d'une nouvelle carrure (*4 phrases musicales* composées d'un groupement de 2 mesures contiguës de 4 temps musicaux faisant 8 temps)										
Phrases musicales	Fin de la 4ème phrase musicale	*1ère phrase musicale*									Début *2ème phrase musicale*	
Mesures	Fin de la mesure précédente	1ère mesure de la *1ère phrase musicale*				2ème mesure de la *1ère phrase musicale*				Début 1ère mesure		
Temps musicaux	8ème tps	1er tps	2ème tps	3ème tps	4ème tps	5ème tps	6ème tps	7ème tps	8ème tps	1er tps		
Battements / pulsations	N-1	N	N+1	N+2	N+3	N+4	N+5	N+6	N+7	N+8	N+8	
	8	1	2	3	4	5	6	7	8	1	2	

Relation musique mouvements

Structure gestuelle

												Cadence
Appuis au sol		1er	2ème	3ème	4ème	5ème	6ème	7ème	8ème	...	...	Travail à la noire
Séquences gestuelles		1ère séq.	2ème séq.	3ème séq.	4ème séq.	5ère séq.	6ème séq.	7ème séq.	8ème séq.	... séq.	... séq.	
Appuis au sol		1er		2ème		3ème		4ème		5ème		Travail à la blanche
Séquences gestuelles		1ère séq.		2ème séq.		3ème séq.		4ème séq.		5ème séq.		
Appuis au sol		1er				2ème						travail à la ronde
Séquences gestuelles		1ère séq.				2ème séq.				Début de la 3ème séq.		

Exemple												
		1er	2ème	3ème	4ème	1er	2ème	1	1	1er		
à partir du pied leader droit {mouvement commencé à droite}		jambe droite avance et prend l'appui	jambe gauche marche sur place et prend l'appui	jambe droite recule et prend l'appui	jambe gauche marche sur place et prend l'appui	jambe droite avance et prend l'appui	jambe gauche se lève, la jambe droite reste en appui	jambe gauche prend l'appui	jambe droite avance et prend l'appui	jambe gauche prend l'appui et réalise la 1ère séquence du nouveau pas		Travail à la noire
1 mambo + 1 lever de genou+ 2 pas de marche		Mambo; 4 séquences (1er pas)				Lever de genou		pas de marche	pas de marche	Nouveau pas appartenant à la 2ème phrase musicale		

Structure d'une chorégraphie, méthode de liaison des blocs

La relation musique-mouvements impose à la chorégraphie d'être composée de blocs (ensemble gestuel) appelés aussi routine, durant 16 ou 32 temps musicaux. Le bloc est à la chorégraphie ce que la carrure est à la musique. Le bloc est la plus petite unité chorégraphique qui au maximum est au nombre de trois. Il se compose d'un nombre fini de pas et de mouvements du corps répartis en deux ou quatre parties d'une durée de huit temps (musicaux) chacune en fonction de s'il dure 16 ou 32 temps. Continuons notre réflexion pour un bloc de 32 temps : Si chaque séquence gestuelle dure un temps musical (travail à la noire), le bloc en comptera 32 réparties parmi les différents pas. Par contre, si ces différentes séquences durent plus d'un temps musical, par exemple une durée de deux temps par séquence gestuelle, leur nombre en sera réduit d'autant, réduisant ainsi le nombre de pas dans le bloc (voir schéma ci-dessus). Les pas s'enchainent sur le principe naturel de l'alternance droite gauche des appuis à moins que le chorégraphe décide de la casser en y insérant à leur fin un « tap » faisant repartir le pratiquant sur le même pied avec lequel il a fini le pas précédant (voir le paragraphe sur les pas alternés). Les chorégraphies insérant de nombreux « tap » sont compliquées à apprendre de par le simple fait que l'alternance des pas n'est pas naturelle et qu'il faille se rappeler de leur emplacement complétement arbitraire et ainsi repartir sur le bon pied prévu par son concepteur. Il existe des pas connus incluant par construction cette particularité, ils ne posent pas de problème, le « Step touch » et sa variante le « Double Step touch » initiant le « Grape vine » ou le « Déboulé » en sont des exemples. Pas de problème, l'aquagym ne nécessite pas de s'occuper de ce genre de considération, hormis pour l'aquastep.

Exemple de chorégraphie d'un bloc de 32 temps :

Bloc répété à la noire (♩) :

8 pas de course alternés en avançant (8*1=8tps) + 4 levers de genou répétés à droite (4*2=8tps) + 8 pas de course alterné en reculant (8*1=8tps) + 4 jumping jack (4*2=8tps) = 32temps et 32 séquences gestuelles

Même bloc avec division par 2 de la quantité de pas, mais séquences à la « blanche » :

4 pas de course alternés en avançant (4*2=8tps) + 2 levers de genou à droite (2*4=8tps) + 4 pas de course alternés en reculant (4*2=8tps) + 2 jumping jack (2*4=8tps) = 32 temps et 16 séquences gestuelles

Un bloc est dit à droite parce qu'il est initié à droite par un pas commencé en pied leader droit, il contient ensuite des pas fait à droite et à gauche. Il doit contenir un nombre impair de pas alternés pour lui garantir de pouvoir changer de manière naturelle le pied leader lors de sa reprise sans avoir à s'arrêter ou à faire un « tap ». Dans ces 32 temps ou 16 (peu judicieux en aquagym de par le nombre important de répétition d'un même pas) nous avons la seule obligation d'avoir à changer à l'issu, le pied leader qui a commencé le bloc. Ce qui est fait lors de ces temps peut revêtir les formes les plus diverses. Aussi, parce qu'il insère dès le début un nombre impair de pas alternés, sa répétition, autant lors de sa construction qu'au final, alterne naturellement à droite et à gauche. Cette méthode peut avoir pour objectif d'équilibrer la sollicitation musculaire entre les muscles du côté droit et du côté gauche : tout ce qui a été fait d'un côté sera refait de l'autre grâce au recommencement symétrique du bloc. De plus, un apprentissage fait en symétrie permet d'améliorer la latéralisation.

Il est à noter qu'il existe des chorégraphies dites asymétriques : elles ne répètent pas leurs différents blocs à gauche (ou droite). Les blocs « ne tournent pas », l'intérêt d'une telle méthode est d'échapper à l'obligation de travailler symétriquement. Cette conception peut être très utile en aquagym pour initier le travail chorégraphique sans trop bouleverser les pratiquants n'ayant que peu d'idée sur ce qu'est un exercice latéralisé, les obligeant à réfléchir sur quel pied poser au sol et quelle jambe bouger. A leur décharge, peut-être n'y arrivent-ils pas parce que l'on ne leur a jamais montré…

Les différentes parties de la chorégraphie sont enseignées progressivement, c'est l'apprentissage progressif des blocs qui demande le plus d'habileté autant de la part des pratiquants que de l'instructeur. Les uns après les autres, ils sont enseignés puis répétés à droite et à gauche plusieurs fois afin d'être mémorisé. Ici c'est la mémoire qui est sollicitée. A l'issu de l'apprentissage d'un nouveau bloc, celui-ci est lié aux précédents et on répète maintenant l'ensemble des blocs. Pour une chorégraphie comptant au maximum trois blocs, à la fin de l'apprentissage, on obtient :

Bloc 1 à droite + Bloc 1 à gauche + Bloc 2 à droite + Bloc 2 à gauche + Bloc 3 à droite + Bloc 3 à gauche

Remarquons l'alternance droite gauche des blocs !

Il reste une étape pour finaliser le travail chorégraphique : le croisement des blocs droits et gauche, donnant une chorégraphie à 3 blocs à droite et sa symétrie à gauche. Son caractère droit ou gauche est donné comme ceux des blocs, par son premier pas d'appui. La chorégraphie à droite commençant par le premier bloc à droite, c'est la première jambe d'appui de ce bloc qui lui donne son orientation, on a finalement :

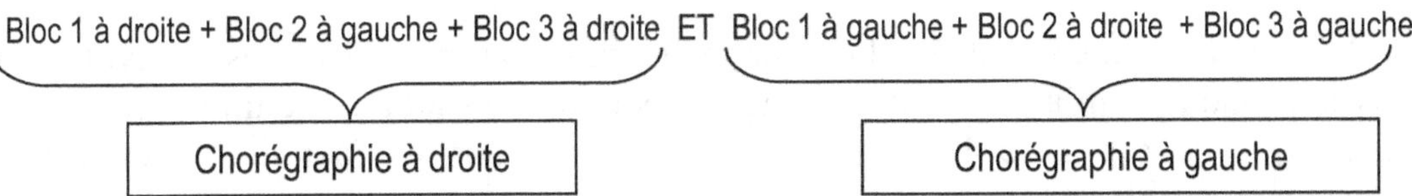

Bloc 1 à droite + Bloc 2 à gauche + Bloc 3 à droite ET Bloc 1 à gauche + Bloc 2 à droite + Bloc 3 à gauche

Chorégraphie à droite

Chorégraphie à gauche

Une chorégraphie à 2 blocs tels que décrits ci-dessus ne permet pas cette alternance.

Une chorégraphie à 1 bloc a naturellement cette alternance vue qu'elle alterne avec elle-même !

Remarquons l'alternance droite et gauche des blocs, la chorégraphie à gauche s'enchaine naturellement dans la première et l'ensemble peut être tourné en boucle. Les chorégraphies à droite et à gauche sont les mêmes en symétrie, elles déroulent les mêmes pas et mouvement du corps au même moment mais sur des jambes d'appuis inversées. L'une est le miroir de l'autre. D'un point de vue de la scénographie, l'instructeur va utiliser cette caractéristique pour, lorsqu'il est face à son public, en miroir (on parle de miroir gestuel), réaliser la chorégraphie à gauche pour l'enseigner à droite aux pratiquants et lorsqu'il est de dos (on parle de miroir participant), il démontre la chorégraphie telle qu'elle est effectivement répétée par les élèves. Il est tout à fait possible de passer de l'une à l'autre par l'enseignant, pour des raisons pédagogiques. Il est évident qu'il n'y arrivera qu'à condition qu'il connaisse par cœur sa chorégraphie et la relation qu'elle a avec la musique (rappelons-nous que nous pourrions donner des numéros à chaque pas réalisé et que ces derniers ont une place précise dans les blocs et dans les carrures qui, elles, ne s'arrêtent jamais donnant donc des repères fiables).

Il n'y a pas de limite théorique à la complexité de la chorégraphie finale hormis certainement celle liée à la tolérance des pratiquants ! En aquagym, cette méthode de travail est très rare, peu d'éducateurs sont formés à son usage, aussi les pratiquants ne le sont pas et donc ne s'y attendent pas. Se lancer dans l'enseignement d'un travail d'une telle ampleur a toutes les chances d'être mal perçu, car trop difficile et les élèves non préparés Réussir dans cette pratique nécessite une formation complète en cours chorégraphié.

Posons-nous une question, quelle forme une chorégraphie en aquafitness devrait-elle avoir ?

Le bloc est le plus petit ensemble chorégraphique, 1 bloc est une petite chorégraphie. Il est tout à fait possible d'enseigner plusieurs petites chorégraphies à la suite sans jamais les lier les unes aux autres limitant ainsi l'effort de mémorisation.

En aquagym il est rare que les chorégraphies comportent plus de deux blocs. De plus chaque bloc comporte une certaine répétition à la suite de chaque pas utilisé.

Exemple :

1er bloc

4 levers de genou répétition (répétés sur le même appui) +8 pas de course alternés en avançant + 8 pas de course alternés en reculant + 4 jumping jack

Les pas sont exécutés à la noire, les 4 levers de genou répétition « est » le pas alterné.

2ème bloc

4 talons fesses répétition (répétés sur le même appui) + 8 ciseaux alternés+ 4 sauts

Le 3ème pas, le saut, est réalisé à la blanche pendant 16 temps (2 temps d'envol, 2 temps de réception avec flexion jusqu'à mettre les épaules dans l'eau, le saut a donc une durée de 4 temps : 4x4 =16), il n'y a donc pas de 4ème pas. Les pas 1 et 2 sont « à la noire », les talons fesses répétition « est » le pas alterné.

<u>On a donc comme structure général de bloc pour l'aquagym:</u>

Pas1 pendant 8temps + Pas2 pendant 8temps + Pas3 pendant 8temps + Pas4 pendant 8temps ; avec un pas alterné placé au début pour des fins de facilité pédagogique (les pas suivants sont d'une certaine manière, empilés à la suite des premiers).

A la cadence 1 de travail (à la noire), en fonction de son nombre de séquences, les pas sont répétés au maximum 8 fois (8 fois pour les pas en 1 séquence comme la marche ou la course, 4 fois pour les pas en 2 séquences, 2 fois pour un pas en 4 séquences). Le bloc est symétrisé par l'insertion d'un nombre impair de pas alterné donc au minimum 1, au maximum 3 sur les 4 prévus. Les pas 1, 2, 3, 4 peuvent être les mêmes augmentant donc leur répétition, ceci est d'ailleurs la base de la construction chorégraphique : on enseigne un pas au début par sa répétition unique puis 2, 3 et au final 4. Pour les enseigner à droite et à gauche en même temps, on commence obligatoirement par le pas alterné.

Nous sommes loin des chorégraphies enseignées en salle lors de cours dit « freestyle » (step, LIA), la chorégraphie en aquagym <u>doit rester</u> simple et répétitive. D'expérience, aller plus en avant dans la complexité, a beaucoup de chance de poser des problèmes. Si cela est néanmoins tenté, ça doit l'être uniquement avec des pratiquants préparés cherchant le challenge dans la chorégraphie. Ces derniers existent mais sont rares parce qu'issus de rares cours où l'instructeur est capable de les emmener à ce niveau d'exigence.

La mémorisation, la latéralisation, le fait de passer rapidement d'un pas à un autre, sont ce qui fait le plus défaut dans cette discipline, il faut donc être prudent dans leur usage… Encore il n'est peut-être pas judicieux de ne proposer que des exercices chorégraphiques lors d'un cours, le travail dit, pré-chorégraphié, peut-être une alternative au travail chorégraphique. Un cours peut de manière intéressante proposer des exercices organisés selon les différentes relations musique-mouvements. Mais si mélange le travail cadencé ou chorégraphié avec le travail pré-chorégraphié il sera nécessaire de gérer la musique en conséquence. Les 2 premières utilisant des mixs long en 32 temps et le 3ème des musiques non liées.

Mise en garde concernant les cours chorégraphiés en AQG

La clientèle pour ce genre de cours existe mais est très minoritaire. Elle est issue du milieu aquagymnique classique mais surtout de l'arrivée de nouveaux adhérents venus pour cette forme d'activité. L'exercice physique chorégraphié demande un investissement intellectuel supplémentaire (coordination précise, concentration accrue, mémorisation), certaines personnes y sont très réticentes. Aussi les établissements d'activités physiques et sportives proposant des cours en travail chorégraphiés devraient aussi proposer des cours plus classiques, cadencés, pré-chorégraphiés, voire non musicaux. L'intérêt est de toujours satisfaire un large public en proposant une large gamme de cours.

Il est plus judicieux d'introduire la forme chorégraphique par l'ouverture de nouveaux cours pour de nouveaux pratiquants, venant compléter les anciens cours, surtout si ces derniers plaisent sous leur forme classique.

Convertir un cours d'aquagym classique en cours chorégraphié peut étonner positivement mais aussi choquer et entraîner des protestations. Ceci sera très probable pour les cours d'aquagym de mobilisation générale à cause du fait qu'ils n'ont développé aucune coordination ni mémorisation, même basique. Les habitués seront les plus gênés car ayant été entraînés, voire conditionnés à une gestuelle globale et mis dans un état d'esprit incompatible avec la forme chorégraphique. Ils peuvent n'être que peu disposés à fournir l'effort intellectuel nécessaire à recouvrir une psychomotricité maîtrisée car simplement pleinement satisfait par leur activité aquagymnique : elle répond complètement à leurs attentes.

La conversion d'un cours classique en un cours chorégraphié, si elle est désirée, doit être très progressive et peut durer plusieurs mois. Il est important d'avoir l'adhésion des pratiquants. Rappelons encore que le 1er objectif de ce type de cours reste l'activation cardio-vasculaire et le maintien d'une atmosphère conviviale.

<u>Quelques conseils pour achever ce travail :</u>

- ✓ S'informer sur l'ancienne organisation du cours : travail en déplacement, posté, utilisation du bord du bassin, intervenant unique ou multiple (habitude du changement ou non)
- ✓ S'informer de la forme des exercices proposés (formes de la gestuelle, intensité des exercices, exercices changeants ou toujours les mêmes…)
- ✓ S'informer du niveau de compétence et des attentes des pratiquants
- ✓ S'informer sur l'hétérogénéité du groupe
- ✓ Proposer l'usage de la musique,
- ✓ Apporter des changements en partant de ce qu'aiment faire les pratiquants (attentes, compétences).
- ✓ Communiquer, justifier les changements par le bénéfice qu'ils engendrent.
- ✓ Influencer leurs attentes, préciser leurs besoins
- ✓ Structurer une gestuelle simple mais précise, (améliorer leurs compétences gestuelles)
- ✓ Modérer l'investissement intellectuel,
- ✓ Associer des coordinations binaires bras / jambes favorisant l'équilibre partant de la gestuelle nouvellement acquise (améliorer leurs compétences en coordination).
- ✓ Répéter les pas de base pour favoriser l'apprentissage d'un référentiel technique (maitrise d'un répertoire de pas et mouvements du corps dans lequel la chorégraphie puisera ses pas)
- ✓ Initialement, utiliser seulement la méthode d'apprentissage linéaire, pyramidale et par étapes en incluant les pas de base appris
- ✓ Favoriser la répétition et réduisez-la au fur et à mesure (améliorer la mémorisation)

N'enchainer les différents mouvements par le biais des autres méthodes d'apprentissage que s'ils maîtrisent une base gestuelle suffisante et l'envie d'avoir à mémoriser une gestuelle devenue conséquente (plus difficile).

La pré-chorégraphie

(Cette partie a déjà été très abordée dans le chapitre relation musique-mouvements §travail pré-chorégraphié)

La pré-chorégraphie semble être une alternative au travail chorégraphique rigoureux, voire pour certains, trop astreignant et compliqué. La construction de pré-chorégraphies repose sur la mise en adéquation d'un ensemble de pas et mouvements du corps calé sur la structure musicale de la chanson sélectionnée. Les rythmes musicaux, le nombre de temps musicaux des différentes parties (couplets, refrain…) qui la composent définissent le dosage, l'intensité des pas. Sur chacune des parties, est associé un pas ou une combinaison de pas librement choisi, lequel pourra ou non subir des variations soit au cours de la même partie (par exemple, s'il y a, lors de la 2ème carrure la composant) soit lors de sa reprise plus tard dans la chanson.

Exemple :

Chanson moderne

Nature des parties	Durée des parties	Gestuelle	Gestuelle, exemple
Introduction	5X8 tps	Pas A répété puis pas A modifié répété	32 pas de course (4x8tps) puis 8 pas de course avec bras en mouvement (1x8tps)
Refrain	8X8 tps	Pas B répété	64 Coups de pied alternés petite amplitude rapide
Couplet 1	12X8 tps	Pas C répété puis pas C modifié répété	64 Ciseaux alternés (8X8tps), puis 16 ski de fond (2 temps) amplitude alternés, bras en mouvement avant arrière (4X8tps)
Refrain	8X8 tps	Pas B répété	64 Coups de pied alternés en petite amplitude
Couplet 2	12X8 tps	Pas C modifié répété puis pas C modifié 2 fois	32 ski de fond (2 temps) amplitude alternés, bras en mouvement avant arrière (8X8tps) puis 8 ski de fond (2 temps) en amplitude en suspension, bras en godille (4X8tps)
Refrain	8X8 tps	Pas B répété accéléré	64 Coups de pied en moyenne amplitude rapide
Instrumentale	4X8 tps	Pas D répété	16 Skating alternés (2 temps)
Conclusion	2X8 tps	Pas D amplifié répété	8 Skating amplitude alternés

Les musiques utilisées peuvent être les musiques originelles telles qu'elles sont écoutées à la radio. Il y a autant de pré-chorégraphies dans un cours qu'il y a de chansons. Celles-ci ne sont pas nécessairement mixées les unes avec les autres. La symétrie entre le travail fait à « gauche » et à « droite » est assurée de manière arbitraire lors de la conception de la pré-chorégraphie. La gestuelle mise en place doit juste « aller » avec la musique. La plupart des nouveaux cours de fitness sont des cours pré-chorégraphiés : Zumba, Les Mills pour les plus connus.

Si pour le travail chorégraphié, le temps pédagogique dédié à l'apprentissage de la gestuelle est important et fait partie du temps de travail cardio-vasculaire, il n'en est rien, ici. Par le fait que les parties gestuelles dédiées à chaque partie musicale se composent d'un seul pas ou d'une combinaison plutôt simple et répétée, elles sont directement assimilables en regardant l'instructeur. La pédagogie pour ce genre de cours est très simple et est souvent limitée au modèle gestuel appuyé par un cueing et / ou d'indications données de manière anticipée.

Activation en aquagym en relation musique mouvements, particularités

Adaptation de l'utilisation du tempo au travail aquatique

En aquafitness (RM ou Cardio-vasculaire), vues les résistances imposées par l'eau et la difficulté de trouver des mixs entrainants avec un tempo (BPM) suffisamment lent, il est régulier de travailler sur deux temps (à la blanche). L'apprentissage d'un geste peut être sur deux temps puis répété sur un temps lorsque celui-ci est acquis. Les déplacements, une gestuelle en amplitude, un déplacement particulièrement résistant, peuvent nécessiter un travail à la blanche, voire à la ronde (4 temps musicaux). Le renforcement musculaire peut être réalisé sur un, deux, quatre, huit temps de manière à moduler la vitesse des contractions musculaires. Lors d'un exercice dédié à la force vitesse ou à un travail axé sur les contractions musculaires excentriques, il est intéressant de différentier la vitesse avec laquelle les différentes séquences gestuelles sont réalisées. Aussi un rythme 1tps-3tps, 1tps-7tps ou encore 2tps-6tps peuvent être utilisé : 1 tps ou 2 pour la séquence gestuelle rapide et 3, 6 ou 7 tps pour la séquence de retour en position initiale, associé à un travail excentrique lorsque celui-ci est possible. Cette méthode de travail est communément appelée le « vite lent vite ».

En général, ne pas hésiter à dédoubler les temps musicaux pour :

➢ Rendre l'exercice aquatique réalisable !
➢ Enseigner un mouvement, un enchainement, une chorégraphie.
➢ En RM, pour accentuer, orienter un effort musculaire.

Individualisation de la pratique aquafitness

En aquafitness, la cadence de travail est imposée par la musique. Néanmoins, la pratique peut s'individualiser en modifiant l'amplitude de travail et le niveau de résistance. En RM, les pratiquants choisissent le niveau de charge (taille des flotteurs, taille des surfaces hydrorésistantes, plus ou moins grande émersion du corps pour le travail en poids partiel). En activation CV, ils modulent l'amplitude de leurs mouvements et la résistance induite par les placements des différentes parties de leur corps mises en mouvement (voir chapitre sur l'activation CV).

Encore, il n'est peut-être pas judicieux de ne proposer que des exercices chorégraphiques lors d'un cours, le travail dit pré-chorégraphié est une alternative intéressante car plus simple donc, plus à la portée des pratiquants et peut être aussi des animateurs maitres-nageurs… De nos jours, l'engouement pour cette forme de travail est conséquent, quasiment toutes les nouvelles formes d'aquagym sont sur cette base : c'est simple et a la capacité de toujours « coller » au rythme musical donc très entrainant car en adéquation avec la musique particulièrement en termes d'efforts.

La chorégraphie à un bloc avec une certaine répétition à la suite du même pas, mais particulièrement la pré-chorégraphie et le travail cadencé, sont pour le moment, les formes gestuelles les plus appropriées pour l'aquagym en relation musique mouvements.

Méthodologie d'enseignement des cours d'aquagym

Au travers de sa voix, de son corps, d'étapes successives, l'instructeur AQG amène ses pratiquants à la réalisation d'exercices physiques garantissant les objectifs du cours. **Ces exercices revêtent 2 composantes, une composante caractérisant la gestuelle et l'autre l'effort.** Autrement dit : bouger de la bonne manière, à la bonne intensité !

La gestuelle exprime le mouvement lui-même. Celui-ci peut être simple, binaire ou bien complexe mettant en jeu une succession de mouvements plus ou moins compliqués.

Elle s'exprime en termes de :
- Forme (posture et mouvements des membres supérieurs et inférieurs)
- Amplitude des mouvements
- Equilibre.
- Déplacement ou travail posté (et non statique)

Une gestuelle d'aquastep aura une forme différente de celle de l'aquaboxing ou d'une autre forme visant un public plus fragile. Elle peut être complexe, ou simple et très répétitive Des aquagyms en suspension mettront en avant des déséquilibres plus importants qu'une autre pratiquée crampée à une barre fixe.

L'effort exprime l'intensité et la durée avec laquelle la gestuelle va être répétée.

Elle s'exprime en termes de :
- Vitesse
- Résistance de l'eau au mouvement.
- Durée
- Alternance des phases de travail et de repos.

L'importance des moyens pédagogiques mis en œuvre dépend directement de la complexité des exercices enseignés. Il existe quatre types de moyens, les « cueings », le modèle gestuel, la scénographie et les méthodes d'enseignement des cours chorégraphiés. Les cueings sont exprimés par la voix, le corps de l'instructeur, par son comportement. Le modèle gestuel montre l'exemple à suivre. La scénographie caractérise principalement le placement de l'instructeur face à son public. Les étapes successives mises en place pour enseigner plus facilement une gestuelle complexe ou trop longue pour être démontrée en une fois, font appel quant à elles, aux méthodes d'enseignement des cours chorégraphiés.

« Un bon pédagogue rend les choses à priori compliquées, simples et plaisantes ».

Les cueings

Définition

« Ensemble des consignes transmises sous forme de signaux utilisées par l'enseignant pour transmettre un savoir, un contenu, une méthode ».

C'est par le cueing que l'on met en activation les pratiquants. Un cueing adéquate permet la bonne réalisation de l'activité physique et garantit l'intégrité physique et psychologique des pratiquants. Il permet la bonne synchronisation de l'ensemble du groupe. Il diffère en fonction des pratiquants, de leur âge, de leur niveau de compétence, de leur ancienneté aux cours (les vieux couples n'ont plus besoin que de se parler à mi- mots pour se comprendre...)

Ils permettent la connexion entre les pratiquants et l'animateur. Ils sont une aide qui vient renforcer le modèle gestuel, ils sont des indices donnés **avec anticipation** pour la bonne conduite du cours.

Mais, tout le monde le sait : ***Trop d'informations tuent l'information !***

En dire ou en faire trop ou au moment non opportun, ne vaut pas mieux que de ne rien dire. Informer communiquer, c'est avant tout se faire comprendre ! Trop d'information a tendance à parasiter l'essentiel. Une chose bien faite vaut mieux que 2 ratées !

Le bruit de l'eau, de la ventilation, la résonnance, la fatigue, la signification des mots quelquefois très relative, une mauvaise vue, peuvent nuire très fortement à la compréhension d'un exercice physique autant du point de vue de la gestuelle que de l'effort à fournir.

On communique de façon :
- verbale (les consignes, motivations)
- gestuelle (la démonstration)
- tactile (correction personnalisée, motivations)
- visuelle (ambiance, motivations)

Le cueing permet d'améliorer la compréhension de :
- ce que l'on fait, (gestuelle)
- où on le fait, (placement)
- comment on le fait, (effort, posture)
- quand on le fait, (respect de la relation musique – mouvements, des moments d'observation du modèle)

Les différents cueings

Cueing verbal

Le cueing verbal correspond aux indications, aux consignes exprimées oralement par l'animateur. Il s'agit d'informations dites relatives à la réalisation de l'exercice.

La consigne verbale vient renforcer la démonstration pratique, elle s'exprime au travers de mots clefs.

La voix doit être placée, le ton choisi, les phrases courtes et claires, les mots sélectionnés compris par tous.

<u>Le cueing verbal met en avant des mots clés entendus et compris par tous.</u>

Il concerne tout le groupe, quelquefois seulement une personne pour une prise en charge individualisée répondant à un besoin particulier.

Il permet aussi de motiver, d'encourager, de complimenter.

Cueing tactile

Il s'agit par le biais de sensations tactiles de corriger, d'influer sur le comportement, sur la gestuelle des pratiquants. Certaines personnes peuvent se trouver réticentes à être touchées. Aussi, celui-ci est à utiliser avec précaution.

Cueing visuel

Son rôle est avant tout de motiver le groupe de le placer dans un certain état d'esprit, de transmettre au groupe une énergie positive, de lui donner envie d'aller plus loin. Regarder avec insistance, faire des mimiques, des grimaces pour simuler la dureté d'un effort. Il s'agit donc d'un jeu qui montre l'émotion que devrait ressentir le groupe.

Le cueing visuel lorsqu'il n'est pas maîtrisé, reflète l'état d'esprit dans lequel se trouve l'animateur. La qualité de l'ambiance est donc soumise aux variations d'humeur de ce dernier. Lorsque son humeur est bonne, l'ambiance sera bonne, la réciproque sera malheureusement aussi vérifiée !

<u>L'animateur est un créateur d'ambiance.</u>

Il doit générer une atmosphère chaleureuse et motivante, il doit contribuer à ce que les pratiquants passent un bon moment voire à ce qu'ils oublient leurs problèmes au moins pendant le temps de la séance, même si pour lui, tout ne va pas pour le mieux…

Cueing gestuel

Il correspond à un ensemble de gestes effectué par les mains placées en hauteur à la vue du groupe. Celles-ci, amenées à la tête de certaines façons, ou par la position des doigts, émettent des actions, des commandes, par des signaux (cue en anglais), ici, gestuel. Ils expriment des choses simples mais indispensables au bon déroulement de la séance : attends, regarde, répète 3 fois, tourne vers la droite ou la gauche, baisse-toi, on commence dans 4, 3, 2, 1 (souvent compté à la blanche), … D'une certaine manière, l'animateur imite avec ses mains, le chef d'orchestre avec sa baguette face à ses musiciens. Ces cueings sont normés en fitness, rien n'est moins vrai en aquagym. Un point important, ils doivent rester simples, montrés avec anticipation et tout de suite compris par le groupe.

Tous ces cueings viennent appuyer le principal moteur du cours, sans lui, aucun cours ne peut prendre de forme rigoureuse, précise, complexe, sans lui, aucun mouvement d'ensemble n'est possible, aucune chorégraphie, aucun entrain à se dépasser. Il s'agit du modèle gestuel.

Le modèle gestuel

Il représente l'exemple à suivre, l'objectif gestuel à atteindre, ce à quoi il faut ressembler. Il utilise en plus des cueings pour pousser ses pratiquants à se surpasser et à apprendre la gestuelle le plus simplement possible. Ce modèle, c'est l'animateur sportif en mouvement qui montre ce qu'il faut faire avec qualité. Les pratiquants l'observent et reproduisent ce qu'il fait. C'est le moteur principal de leur mise en action. L'instructeur AQG montre l'exemple ; quand ce dernier est hors de l'eau, il mime l'exercice. Il utilise tous les moyens possibles pour être au plus près de la réalité aquatique (utilisation de tabouret pour les positions en suspension, l'échelle du bassin…). Il n'hésite pas à décomposer le mouvement enseigné, à le démontrer au ralenti si cela est nécessaire. Il fait comprendre que l'interruption de sa démonstration ne signifie pas l'arrêt de l'exercice par le groupe. Le dynamisme avec lequel l'animateur montre la bonne gestuelle a un impact direct sur le dynamisme du groupe. Une démonstration approximative sans énergie ne pourra pas porter les pratiquants vers un dépassement personnel. Un dicton : « on récolte ce que l'on sème », rien n'est plus vrai quant à l'interaction avec un public ! Si arrêt de la démonstration il y a, il ne devrait pas avoir lieu avant l'acquisition de la gestuelle par le groupe. Dans cette condition, l'arrêt est même positif, il permet de pousser les pratiquants vers l'autonomie, il permet de vérifier la mémorisation. D'un point de vue de l'animation, l'éducateur sort du mouvement, de l'effort, ne partageant plus avec le groupe la même expérience, mais étant la plupart du temps hors de l'eau, il ne la vivait pas vraiment de toute façon. Arrêter la démonstration physiquement ne signifie pas arrêter d'animer, d'indiquer verbalement ce qui doit être fait. Se taire de temps en temps n'est pas une mauvaise chose, tout dépend du groupe et de l'ambiance créée.

Quelques fois, il arrive que bien que le modèle soit idéal, certains pratiquants n'arrivent pas à le reproduire. Le mouvement d'ensemble, s'il est recherché, n'est pas respecté (pas de synchronisation des mouvements entre les différents participants).

Plusieurs raisons peuvent expliquer ces phénomènes :

1. mauvaise maitrise du milieu aquatique, perte d'équilibre
2. mauvaise maitrise des mouvements de base, schéma moteur peu développé
3. mauvaise compréhension des enchainements ou des chorégraphies
4. mauvaise mémorisation des enchainements, voire des chorégraphies
5. rythme imposé trop élevé

Quelles solutions apportées ?

- 1 et 2 : revenir à une gestuelle simple permettant une adaptation au milieu aquatique et un meilleur apprentissage des mouvements de base. Favoriser la répétition, montrer le bon mouvement plus longtemps. Ajouter progressivement, par couches successives, des mouvements favorisant l'équilibre. Par exemple, opposer le mouvement des membres inférieurs à ceux des membres supérieurs (voir les lexiques gestuels).

- 3 et 4 : maitriser les méthodes d'enseignement des cours chorégraphiés, favoriser la répétition des différentes étapes relatives à ces méthodes. Simplifier les enchainements, la chorégraphie, insérer des pauses composées de mouvements simples répétitifs dans l'apprentissage gestuel (voir méthodes d'enseignement des cours chorégraphiés) permettant aux « retardataires » de recoller au groupe. Apporter des options de simplification, proposer une alternative à la réalisation d'un même exercice, mais sans que ceci n'affecte le mouvement d'ensemble. Montrer plus longtemps.

- 5 : ralentir le tempo, vérifier la bonne utilisation des bras comme accélérateur du mouvement et/ou fixateur des leviers (en général, la jambe d'appui). Opter pour un travail sur 2 temps (voir chapitre sur la relation musique mouvements).

Les principales erreurs du modèle gestuel en aquagym

Certains animateurs d'aquagym en démontrant les exercices hors de l'eau oublient qu'ils doivent se comporter comme s'ils étaient dans l'eau. Le modèle qu'ils mettent en évidence hors de l'eau doit correspondre au plus près à l'exercice réalisé <u>dans l'eau</u>. Les sensations qu'ils ressentent ne sont pas ce que ressentent les pratiquants, aussi ces dernières peuvent induire en erreur. **<u>Il est indispensable, d'aller essayer les différents exercices dans l'eau avant de les proposer.</u>**

Les plus importantes erreurs de démonstration :

1. posture générale ne mettant pas en avant la nécessité d'être baissé ou le buste basculé en avant, immergé quasiment jusqu'au menton.
2. exercice infaisable dans l'eau (Planet fitness, en aquadynamic parle d' « aquabilité » de l'exercice physique).
3. les rythmes auxquels sont réalisés les exercices sont impossibles dans l'eau.
4. la démonstration au sol de l'aquagym en suspension est très approximative.

Des solutions…
1. améliorer sa force physique pour mieux appréhender les postures sollicitant fortement les lombaires et les membres inférieurs, utiliser un matériel facilitant le maintien de la position basse (chaise, tabouret, perche…).
2. aucun exercice ne devrait être proposé sans qu'il ait été testé dans l'eau au préalable !
3. tester un exercice dans l'eau permet de se rendre compte de sa dureté, connaitre son public permet d'adapter et de proposer un rythme adéquat. L'observation de son comportement vis-à-vis de l'exercice permet de l'adapter en temps réel.
4. inventivité, explication verbale, utilisation de matériel (tabouret, échelle du bassin…) sont des éléments permettant de donner une idée plus précise du geste aquatique juste. On arrive bien à enseigner la natation sans aller dans l'eau donc pourquoi pas l'aquagym en suspension.

La scénographie

Un bon modèle gestuel est un modèle vu par tous, aussi la position de l'instructeur par rapport à son groupe est très importante pour atteindre ce but. Il ne doit pas être trop loin des pratiquants, il ne peut pas non plus être très près ou trop haut. Il doit être en face du groupe à chaque fois que cela est possible. Cela semble évident lorsque l'exercice fixe le groupe dans une seule orientation, mais ça l'est beaucoup moins lorsque celui-ci présente une chorégraphie incluant des tours donc des changements d'orientation ou juste une aquagym présentant de grand déplacement comme l'aquajogging. Cette organisation permettant d'être toujours visible quand il le faut par les pratiquants s'appelle la scénographie. Il s'agit de la mise en place de différents éléments matériels, de dispositions pratiques (placement judicieux de l'animateur) permettant la continuité de la démonstration physique alors que le groupe est tourné par rapport à son orientation initiale. Un 1er point de la scénographie est de ne pas hésiter à se déplacer pour être devant, face au groupe. Etre face au groupe permet de savoir par l'observation de son regard s'il est à l'écoute ou non. Pour arriver à ces fins, **l'animateur doit anticiper son placement, il doit être visible avant d'avoir à montrer ou à dire quoi que ce soit qui ne soit pas acquis ou nouveau.** Il existe aussi des dispositions pédagogiques permettant de montrer un mouvement en premier lieu de face, avant de le réaliser dans une orientation rendant impossible le contact visuel entre l'animateur et le groupe : on ne montre pas un nouveau pas lorsque le groupe est dos à l'animateur, cela semble une évidence. Aussi avant de faire tourner un ensemble gestuel, il est nécessaire d'amener les pas de face puis de faire tourner ce qui doit tourner. Un tour n'est qu'une variation d'un pas, celle-ci n'est amenée qu'en étant sûr qu'elle ne gêne pas le reste de l'apprentissage. L'animateur peut aussi se déplacer, se placer sur le côté droit ou gauche, pourquoi pas derrière, l'intérêt étant qu'il soit vu par le groupe. Mais ici, on s'éloigne de l'aquagym…

La scénographie met en évidence un autre point important concernant la position de l'instructeur face à son public lors d'un travail visant l'amélioration de la latéralisation ou juste quand il importe d'être sur un appui plantaire droit ou gauche et pas l'inverse (notion de pied leader). Cette situation se rencontre particulièrement en travail chorégraphie ou pré-chorégraphique.

Face au groupe, l'instructeur dispose de 3 positions pour démontrer son exercice : il peut être de face, de profil droit ou gauche, de dos.

Le miroir gestuel

Lorsque l'instructeur est de face, il est dit en miroir gestuel. Cette position est la plus naturelle, elle permet de communiquer, de voir, de corriger, d'animer, mais quand il s'agit de montrer un mouvement dont l'appui sur lequel il est fait est important, elle pose le problème majeur de l'inversion qu'elle suscite. En effet pour être en phase avec le groupe c'est à dire interagir avec lui de la même manière que notre image dans un miroir interagit avec nous, il est nécessaire de démontrer le mouvement symétriquement : tout mouvement fait à partir d'un appui à droite par le groupe est fait à gauche par l'instructeur. Cette technique permet entre autres, lors de déplacements latéraux de suivre le groupe. En effet en se déplaçant vers la gauche, l'animateur se déplace bien vers la droite du groupe. La difficulté majeure pour l'animateur est qu'il doit démontrer physiquement à gauche mais décrire oralement le mouvement comme s'il était fait à droite, donc il montre gauche mais dit droite ! Cela demande un certain travail.

Le miroir participant

Lorsque ce dernier est de dos, il est dit en miroir participant. Cette position permet la démonstration d'une gestuelle sans avoir à intégrer l'inversion droite gauche du miroir gestuel, le mouvement est donc exactement celui des pratiquants d'où son nom. Ce miroir limite beaucoup la communication et élimine le regard que l'on doit avoir sur le groupe, il est donc beaucoup plus difficile d'assurer l'obligation de surveillance, d'information et d'assistance. Son utilisation peut fortement réduire la réactivité d'action faute d'avoir vu à temps. Aussi l'adoption de ce miroir ne peut être que transitoire, il permet de remédier autrement à la démonstration en miroir gestuel qui n'a pas fonctionné. Pour le travail chorégraphique, si ce dernier contient des tours, des pivots, des déplacements avant arrière, il peut être nécessaire, particulièrement pour des personnes peu entrainées, de les démontrer en miroir participant puis, ensuite, une fois acquis, de revenir en modèle gestuel sans oublier de changer la jambe dite leader.

La démonstration de profil

La démonstration de profil permet de mettre en évidence un placement, un mouvement qui ne se voit pas bien de face car se réalisant dans le plan sagittal. Il s'agit d'éléments visibles de côté, comme les flexions et extensions de buste (certains placements essentiels du dos), les rétroversions et antéversions du bassin, la projection des épaules vers l'avant ou l'arrière, les placements ou mouvements des membres supérieurs ou inférieurs en avant ou/et en arrière. Le choix du profil droit ou gauche dépend du coté sur lequel se trouve le mouvement ou plus généralement du côté sur lequel il y a l'élément à monter. Encore une fois ce positionnement de côté ne peut être que transitoire, une fois le mouvement compris, la posture adoptée, l'animateur revient de face en faisant toujours attention sur quelle jambe leader il doit être : l'inverse de celle des pratiquants ! Il peut être nécessaire de prévenir les pratiquants que bien que vous vous tourniez, eux doivent rester de face…

La démonstration hors ou dans l'eau

Concernant la position de l'animateur d'aquagym, on distingue deux écoles. La première, prône de se placer hors de l'eau. La deuxième, dans l'eau. Toutes deux ont des aspects positifs et négatifs. C'est à l'animateur, en fonction de sa séance et de ses adhérents de trouver la meilleure lui permettant d'atteindre au mieux ses objectifs.

Principales différences entre les deux positions

Hors de l'eau :
- ➢ la démonstration peut être en décalage avec la réalité dans l'eau
- ➢ nécessité de mimer l'exercice
- ➢ la sensation de l'exercice effectué à sec est fausse par rapport à celle ressentie dans l'eau
- ➢ l'animateur est vu par tous
- ➢ l'animateur a une vue d'ensemble sur le groupe
- ➢ certains exercices sont très difficiles et traumatisants quand ils sont réalisés hors de l'eau

Dans l'eau :
- ➢ la démonstration correspond à la réalité
- ➢ l'éducateur n'est pas visible par tous
- ➢ il n'a pas une vue d'ensemble sur le groupe
- ➢ rôle d'animateur bien mis en avant
- ➢ il peut aller au contact des gens
- ➢ il est difficile d'enchainer un nombre conséquent de cours

Concernant les cours répétant une chorégraphie sur plusieurs séances, lorsque le groupe est toujours le même (cela concerne surtout les associations), que ce dernier a mémorisé les différents enchainements, il est très motivant de voir le moniteur dans l'eau participant enfin vraiment à la séance. Si le groupe est restreint, la gestuelle sans déplacement chorégraphié, il est possible de placer le groupe en cercle et l'animateur en son milieu afin de conserver une visibilité. Concernant les séances de coaching, il est intéressant d'être dans l'eau pour une meilleure démonstration et une plus grande proximité. L'aquabike est une discipline nécessitant avant tout une très grande animation pour arriver à dynamiser les participants, être dans le bassin avec eux, permet de relever le défi. En général, lorsque la gestuelle est simple il est tout à fait possible de participer avec le groupe à l'activité à moins que ce dernier ne soit trop important auquel cas il est nécessaire de s'extraire de l'eau pour que tout le monde puisse voir le modèle gestuel. Néanmoins, la tendance générale est de placer le moniteur hors de l'eau.

Quand arrêter la démonstration gestuelle ?

Un animateur ne fait pas forcément toute la séance sans jamais s'arrêter, lorsque le mouvement est lancé, que le groupe a appris la gestuelle, il peut s'arrêter, pour mieux corriger son public, vérifier sa mémorisation, son autonomie, son sens du rythme, s'occuper de ceux ayant toujours quelques difficultés et aussi pour se préserver particulièrement lorsqu'il doit enseigner plusieurs cours à la suite. Plus le cours met en évidence une gestuelle compliquée moins l'animateur pourra s'arrêter faute d'acquisition par le groupe dépendant du modèle sans lequel il s'arrêterait faute de savoir quoi faire. De plus, sa participation active à l'effort du groupe est un facteur très motivant pour pousser au dépassement. L'arrêt dans l'exécution d'une chorégraphie peut poser le problème de la reprise de l'exercice : où reprendre le mouvement ? Une solution difficile mais la plus professionnelle, connaitre par cœur la chorégraphie et la relation qui la lie à la musique, l'avancée de la musique est donc le repère ! Ceci demande un vrai travail préparatoire. Une autre solution : il s'agit de repérer le bon pratiquant, celui qui d'habitude ne s'arrête pas, qui est très à l'aise, et de lui emboiter le pas…

Méthodes d'enseignement des exercices chorégraphiés

Il est largement nécessaire d'être à l'aise avec la musique pour appréhender au mieux cette partie.

Comme, il est vu dans le chapitre relation musique – mouvements, au paragraphe « structure de la chorégraphie », enseigner une chorégraphie revient à enseigner puis, si nécessaire, à mettre ensemble des enchainements gestuels durant 16 ou 32 temps musicaux appelés bloc. Ces blocs sont déjà des chorégraphies mais de petite taille.

Une chorégraphie étant composée au minimum d'un bloc, c'est-à-dire d'un ensemble cohérent de pas et mouvement du corps, l'instructeur va mettre tout son talent au service de la construction des blocs. De ses choix pédagogiques va dépendre la fluidité, la compréhension de son cours, par la même, son efficacité et le plaisir qu'il peut procurer. La pédagogie employée doit apporter une lisibilité, une compréhension quasi-immédiate de ce qui est demandé, de ce qu'il faut faire sans avoir à s'arrêter et de conserver un haut niveau de motivation.

« La pédagogique employée a pour but d'amener le public progressivement de pas qu'il connaît (au plus simple marcher, courir) vers la répétition d'un ensemble de pas plus complexes répétés à droite et à gauche sans avoir à s'arrêter pour comprendre de quoi il s'agit, tout ceci dans un temps donné, à une intensité de travail donnée ».

Plusieurs méthodes sont disponibles pour s'acquitter de cette tâche (il en existe d'autres) :

- Méthode linéaire
- Méthode par étape (de variation)
- Méthode par addition
- Méthode pyramidale
- Méthode par extension
- Méthode par insertion
- Méthode d'extraction

Tout instructeur devant enseigner des enchainements de mouvements peut avoir recours à ces méthodes. L'utilisation de la musique n'est pas une condition sine qua non, mais elle apporte des éléments rendant plus rigoureux la construction des enchainements. La musique apporte une lisibilité dans l'avancée pédagogique par les indices sonores qu'elle contient : le tempo marquant tous les temps, les variations harmoniques et rythmiques des phrases musicales tous les 8 temps, les variations mélodiques des carrures tous les 32 temps. La musique est comme un métronome comptant de 1 à 32 par groupe de 8 sans jamais s'arrêter, les différentes étapes pédagogiques vont s'appuyer sur elle et prendre aussi en compte sa structure pour à son tour structurer le mouvement. Le nombre de répétitions d'un mouvement étant aussi calé sur la musique, il suffit de l'écouter pour réaliser le bon nombre sans même avoir à compter, libérant ainsi l'esprit pour ce qui suit, pour mieux s'occuper du public.

Les changements apportés sont obligatoirement annoncés suffisamment à l'avance, ils sont annoncés par anticipation. Il est possible de placer le groupe dans un pas d'attente leur permettant de souffler un peu et de voir ce qui va suivre. Ces pas d'attente correspondent à une mobilisation simple entretenant l'engagement cardio-vasculaire et facilitant l'observation du nouvel apport chorégraphique.

Méthode linaire

La plus simple, il s'agit ici de faire se succéder plusieurs gestuelles constituées de pas et de mouvements du corps en une seule étape. La gestuelle finale est apportée en une fois. Après la répétition d'une première gestuelle à des vitesses et amplitudes pouvant variées dans le temps, de préférence en prenant appui sur la structure musicale (par exemple : une carrure à vitesse lente en travaillant sur deux temps musicaux pour favoriser l'acquisition ; une carrure à vitesse rapide sur un temps), la gestuelle est remplacée par une autre mettant en place un autre mouvement et ainsi de suite... Les gestuelles étant amenées en une fois, elles doivent être simples ou bien connues du groupe. La chorégraphie revêt son plus simple apparat : un pas ou mouvement du corps pouvant être répété à différentes vitesses et amplitudes.

Gestuelle A→ Gestuelle B →Gestuelle C →...

Exemple : A= course postée ; B= fentes avant alternés ; C = déplacement en suspension et en position assise, bras brassés...Les changements sont apportés au début d'une phrase mélodique.

Méthode par étapes (variations)

A partir d'une gestuelle composée de mouvements simples formant une trame facilement mémorisable par le groupe, l'éducateur va enrichir ces différents mouvements par couches successives. Il agit sur un élément à la fois, assurant une lisibilité et une progressivité dans l'évolution de la gestuelle. Ces modifications peuvent être une variation dans l'espace du mouvement initial (lever de genoux en position debout→ lever de genoux en position assise), une évolution du mouvement exécuté poster puis en déplacement (squats postés → squats avec déplacement en pivot à droite et gauche alterné), une superposition d'un mouvement du bas du corps avec un autre du haut du corps (coups de pieds alternés, position assise→ coups de pieds alternés, position assise avec coups de poings simultanés).

Gestuelle A basique + Gestuelle B basique
↓
Gestuelle A modifié 1 fois + Gestuelle B basique
↓
Gestuelle A modifié 1 fois + Gestuelle B modifiée 1 fois
↓
Gestuelle A modifié 2 fois + Gestuelle B modifiée 1 fois
↓
Gestuelle A modifié 2 fois + Gestuelle B modifiée 2 fois
↓
ETC

D'un point de vue pratique, les variations sont apportées dans un ordre favorisant leur observation par le groupe. Par exemple les variations amenant le groupe à évoluer de dos son enseigner en dernier. Après chaque modification (souvent appelée variation), un nombre suffisant de répétitions est nécessaire pour apprendre le nouvel pas ou enchainement. Il est souhaitable d'annoncer et de montrer chaque variation avant que le groupe exécute le changement. **Ce dernier point est faux quand il s'agit d'un travail en pré-chorégraphie, les pratiquants calquent toujours leurs mouvements sur ceux de l'animateur (c'est la pédagogie du modèle : l'enseignant et l'apprenant font en même temps). Au mieux l'enseignant annonce oralement ou par le biais de cueings ce qui suit juste avant de le faire.** Plus le groupe est débutant, plus la répétition sera importante et le nombre de variations, faible. Il est tout à fait possible de s'inspirer de cette méthode pour seulement apporter des variations à une seule gestuelle en cours. La construction pré-chorégraphique en plus de la méthode linéaire est basée sur cette méthode :

Gestuelle A → A1 → A2…

Associé à la méthode linéaire on a :

A→A1→A2… (Autant que souhaité)

Stop, passage à B

B→B1→B2→B3… (Idem)

Stop, passage à C

C→C1→… (Idem)
Et ainsi de suite…

Méthode par addition

Il s'agit d'apprendre des mouvements séparément et de les additionner
Apprentissage de A : répéter 16 fois A
Apprentissage de B : répéter 16 fois B
Additionner A et B : A + B
C'est-à-dire faire A <u>puis</u> B, le + signifie « puis », les pas sont faits l'un à la suite de l'autre
Apprentissage de (A + B) : répéter A + B
Apprentissage de C : répéter 16 fois C
Additionner (A+B) et C : répéter (A+B) +C
Apprentissage de (A + B + C) : répéter A + B + C

Et ainsi de suite… Si le nouveau pas est connu, il peut être suffisant de l'annoncer juste avant de l'additionner.

Méthode pyramidale

Il s'agit d'user de la répétition pour enseigner un enchainement d'au moins deux mouvements puis de la réduire en divisant à chaque fois par 2 pour aboutir au résultat final. La répétition permet au groupe d'intégrer plus facilement les différents mouvements et surtout leur transition de l'un vers l'autre.

Répéter A 8 fois puis B 8 fois

↓

Répéter A 4 fois puis B 4 fois

↓

Répéter A 2 fois puis B 2 fois

↓

Répéter A 1 fois puis B 1 fois

Chaque modification du nombre de répétition doit être annoncée avant son exécution. Le nombre initial de répétitions est fixé en fonction de la facilité du groupe à apprendre les différents pas. Les différentes évolutions doivent être opérées au début des carrures.

Exemple :
Initial : A = (Lever de genoux) répété 8 fois puis B = (Talon fesse) répété 8 fois ;
        (Lever de genoux) répété 4 fois puis (Talon fesse) répété 4 fois ;
        (Lever de genoux) répété 2 fois puis (Talon fesse) répété 2 fois ;
Final :   1 Lever de genoux puis 1 Talon fesse

La relation musique-mouvements oblige à respecter non pas un nombre de répétions égale entre le pas A et B mais une durée en termes de temps musicaux égale entre leurs répétitions. Celles-ci doivent être en proportion de la mesure donc de la phrase musicale et mélodique nécessairement en 4*8 temps musicaux.

Prenons l'exemple d'un pas A durant 4 temps musicaux et d'un pas B de 2 temps musicaux :

Répéter A 8 fois puis B 16 fois

↓

Répéter A 4 fois puis B 8 fois

↓

Répéter A 2 fois puis B 4 fois

↓

Répéter A 1 fois puis B 2 fois

(A +2B dure 8 temps)

Ne pas respecter ce point induit un nouveau pas A+B d'une durée de 6 temps et un travail pyramidal qui ne s'inscrit pas dans les phrases musicales, la musique ne sera donc pas d'une grande aide.

Méthode par extension

Il s'agit d'ajouter un mouvement à un premier déjà répété, ce dernier est juste annoncé et placer à la suite ou avant le premier.

Apprentissage de A : répéter 16 fois A
Apprentissage de B : répéter 16 fois B
Additionner A et B : répéter 8 fois A + 8 fois B
Réduire progressivement le nombre de répétition par la méthode pyramidale pour obtenir A+B
Répéter A+B
Ajouter C pas connu à l'avance : Additionner (A+B) et C : répéter (A+B) +C ou répéter
C+(A+B) en fonction de ce qui a été annoncé.

Méthode par extraction (substitution)

Il s'agit de substituer un mouvement déjà inséré dans un enchainement par un autre équivalent en durée. Ces deux mouvements peuvent être de formes différentes mais le nouveau doit pouvoir s'insérer naturellement à la place de l'ancien entre les pas situés avant et après lui.

Répétition de A+B+C
Substitution de A par L : L+B+C
Répétition de L+B+C
Substitution de B par M : L+M+C
Répétition de L+M+C
Substitution de C par N : L+M+N
Répétition de L+M+N

Les pas initiaux sont souvent des pas faciles souvent considérés comme des pas d'attente, l'intérêt est donc d'amener des pas plus compliqués dans une structure déjà en place. L'usage de la répétition doit permettre aux pratiquants de voir la modification puis de l'exécuter à la répétition suivante.

Méthode par insertion

Il s'agit d'insérer un nouveau mouvement dans un enchainement déjà en place.

Répétition de A+B
Insertion de C : A+C+B
Répétition de : A+C+B

Le pas inséré est simple, ou bien connu du groupe, il est uniquement annoncé avant d'être inséré dans l'enchainement. Si nécessaire, il sera modifié par la suite.

<u>Remarque</u>
Il a été intensionnel de ne pas plus préciser la forme concrète de ces méthodes lorsqu'elles prennent complètement en compte la relation musique mouvements et l'alternance droite gauche des pas. Simplement, au regard de ce principe, le nombre de répétition est en corrélation avec le nombre 8, relatif à la durée d'une phrase musicale, il est aussi obligatoire d'insérer des pas alternés (voir chapitre relation musique mouvements, § structure de la chorégraphie). Suite à un de ces pas, la jambe leader (d'appui) change naturellement pour débuter le pas suivant. A ce niveau d'exercice, l'instructeur doit prendre en compte cet élément pour construire ses

enchainements via les méthodes décrites ci-dessus. En fitness, ce travail est, avec de l'entrainement et de la préparation, tout à fait réalisable grâce à l'existence de guide technique des pas et mouvements du corps. Ces pas sont créés à cet effet. En gymnastique aquatique, ce manuel en donne un exemple (voir lexique gestuel cardio vasculaire, livre 2), les pas de fitness n'étant pas pour la plupart réalisables en l'état dans l'eau, il est donc du ressort de l'instructeur aquatique de mettre en place des pas et mouvements du corps compatibles avec cette structure chorégraphique. Pour plus d'information sur la pratique chorégraphiée en fitness, consultez le livre d'Evelyne Frugier, Fitness, il en donne une bonne idée.

La musique force les enchainements à s'insérer dans des ensembles gestuels appelés blocs. Ces blocs sont eux-mêmes divisés en 4 parties égales en temps : les phrases musicales, les pas et mouvements du corps s'insèrent en elles. La musique marque plus fortement le 1er temps de chaque phrase musicale, cette caractéristique est utilisée pour tout nouvel apport à la construction chorégraphique. La musique donne des repères forts à ceux qui savent l'écouter ! Elle est structurante. Les méthodes prennent appui sur cette structure pour amener progressivement les différents mouvements et les agencer les uns par rapport aux autres. Le nombre de répétitions d'un pas dépend du niveau des élèves mais aussi de la composition du bloc (un bloc peut répéter plusieurs fois un même pas). On répète donc pour apprendre un pas (surtout les débutants) ou pour apprendre leur agencement dans la chorégraphie (tout le monde). La structure musicale organise ces répétitions. On répète donc toujours un pas ou un ensemble de pas pendant un certain nombre de phrase musicale. Cela permet aux pratiquants de mieux discerner les différentes séquences gestuelles car elles commencent et finissent en même temps que les phrases musicales (hormis les niveaux avancés). Ces méthodes permettent d'aboutir en fin de construction à une gestuelle de 32 (ou 16) temps musicaux bâtie sur la base de sommes de pas et mouvements du corps élémentaires amenées et modifiées au fur à mesure. Ne pas procéder de la sorte étonne le monde de la remise en forme quant à la pratique chorégraphiée.

Relativement au niveau de pratique en aquagym, on remarque que les méthodes linéaire, d'addition, d'étape, d'extension et pyramidale sont largement suffisantes pour aboutir à un cours très agréable et varié.

Exemple de construction chorégraphique

L'intérêt est de mettre en évidence des pédagogies différentes partant de la course et aboutissant au même résultat :

4LG répétition + 8 ciseaux + 8 kick en déplacement arrière + 8 pas de course en déplacement avant, l'ensemble répété à partir du pied leader droit puis gauche.

Il s'agit de répéter à partir du pied droit en appui 4 levers de genoux (LG) sur la base de la marche et sur le même appui (4LG répétition) puis 8 ciseaux alternés puis 8 coups de pieds (kick) sur la base de la course en se déplaçant de dos vers l'arrière puis 8 pas de course en se déplaçant vers l'avant. L'ensemble se répétera en alternant pied leader droit et gauche autant de fois que l'animateur l'aura décidé en vue d'atteindre les objectifs cardio-vasculaires.

L'objectif pédagogique est de rendre la progression si facile que tout le monde progresse dans l'apprentissage sans jamais avoir à s'arrêter faute de savoir quoi faire de manière à commencer le travail cardio-vasculaire dès la mise en train réalisée ici par des pas de course et de la continuer jusqu'à la répétition du bloc finalement construit. Pour cela les pas vont être « filés » les uns après les autres dans leur place prévue et dans un dosage prévu. Pour être appris, un pas doit être répété un nombre de fois donné : c'est le dosage. Il en va de même pour chaque étape de la construction, un dosage est donc aussi prévu à cet effet. Chaque dosage est toujours relatif à une fraction ou multiple de 32 temps : une carrure. Tout est calculé en fonction de sa durée (en termes de temps musicaux). L'intérêt est que chaque nouvelle étape commence avec une nouvelle carrure de manière à toujours bénéficier de ses repères musicaux. Ils supportent le travail de construction.

Trois façons de procéder utilisant différemment les méthodes pédagogiques vues avant sont données en exemple. Elles sont classées par ordre de difficulté par rapport au ressenti des pratiquants lequel est en corrélation avec la vitesse des apports des pas.

  + 1ère méthode

Méthode intégrant progressivement les pas de la chorégraphie par leur annonce anticipée et démonstration. Méthode rapide pour pratiquants avancés connaissant à l'avance les pas et le travail chorégraphique.

  + 2ème méthode

Méthode classique pour débutant intégrant l'apprentissage progressif des pas puis leur dosage dans la chorégraphie. La chorégraphie est construite progressivement et marque à chaque apport d'un nouveau pas une pause dans la construction chorégraphique pour l'apprentissage du nouveau pas qui est inséré ensuite dans son dosage et à sa place prévue.

  + 3ème méthode

Méthode pyramidale à partir de l'addition de 4 carrures répétant chacune un seul pas. Méthode pour débutant s'inspirant de la pré-chorégraphie, l'ensemble des pas étant amené linéairement avec une répétition importante utilisée pour l'apprentissage. Cette méthode fonctionne uniquement parce que les pas sont suffisamment simples pour être enseignés en une fois dans leur forme finale.

1ère méthode : les nouveaux pas et leur dosage sont juste annoncés pendant la réalisation des précédents. Cette méthode ne prend pas en compte l'apprentissage de pas. Elle se fait sur la base des pas préalablement acquis par les pratiquants et de leur bonne latéralisation (ils savent courir à partir du pied leader droit ou gauche).

Méthode de construction	Filage	DOSAGE Carrures de travail	DOSAGE Carrures de repos
linéaire	32 course (mise en train, placement du groupe sur le bon pied leader droit: à faire 1fois et passer à la ligne suivante)	1	
linéaire	16LG répétition (16 LG répété sur appui jambe leader droite puis sur jambe leader gauche: à faire 1 fois et passer à la ligne suivante)	2	
pyramidale	8LG répétition (8 LG répété sur appui jambe leader droite puis sur jambe leader gauche: à faire 1 fois et passer à la ligne suivante)	1	
pyramidale	4LG répétition (4 LG répété sur appui jambe leader droite puis sur jambe leader gauche: à faire 2 fois et passer à la ligne suivante)	1	
extension	4LG répétition (annonce des pas de course) + 24 course (création des 24 temps nécessaire pour la construction chorégraphique) (4 LG répété sur appui jambe leader droite puis 24 course sur jambe leader gauche puis 4 LG répété sur appui jambe leader gauche puis 24 course sur jambe leader droite: à faire 1fois et passer à la ligne suivante)	2	
substitution	4LG répétition (annonce des 8 ciseaux) + 8 ciseaux (annonce de la course)+16 course (même procédé droite gauche que ci-dessus en prenant en compte les 4LG répétition d'une part et les 8 ciseaux +16 course de l'autre: à faire 1fois)	2	
substitution	4LG répétition +8 ciseaux (annonce des 8 kick)+8 kick (annonce des 8 pas de course)+8course (même procédé droite gauche que ci-dessus en prenant en compte les 4LG répétition d'une part et les 8 ciseaux+8kick+8 course de l'autre: à faire 1fois et passer à la ligne suivante)	2	
linéaire	32 course (seulement si nécessaire: ralenti la fréquence du changement des pas, il s'agit d'une pause: à faire 1fois et passer à la ligne suivante)		1
étape	(démonstration en miroir participant): 4LG Répétition + 8ciseaux + 8 kick recul + 8 pas de course avance (démonstration des variations de déplacement des Kick et des pas de course incluant les mouvements des bras type crawl pour avancer et type dos crawlé pour reculer; même procédé droite gauche que ci-dessus: à faire 1fois et passer à la ligne suivante)	2	
	(revenir en miroir gestuel): 4LG Répétition + 8ciseaux + 8 kick recul + 8 pas de course avance (Animer, dynamiser, amplifier les mouvements, arrêter la démonstration pour vérifier la mémorisation: répéter le procédé 2fois)	4	

2ème méthode : elle intègre progressivement le nouveau pas par sa démonstration puis son apprentissage et son insertion dans la chorégraphie. La durée pendant laquelle le nouveau pas est enseigné peut-être allongé d'autant de carrures que nécessaire.

Méthode de Construction	Filage	Carrures de travail	Carr. de repos
linéaire	**32course** (mise en train, placement du groupe sur le bon pied leader droit : à faire 1fois et passer à la ligne suivante)	1	
linéaire	**16LG répétition** (16 LG répété sur appui jambe leader droite puis sur jambe leader gauche : à faire 1fois et passer à la ligne suivante)	2	
pyramidale	**8LG répétition** (8 LG répété sur appui jambe leader droite puis sur jambe leader gauche : à faire 1fois et passer à la ligne suivante)	1	
pyramidale	**4LG répétition** (4 LG répété sur appui jambe leader droite puis sur jambe leader gauche : à faire 2fois et passer à la ligne suivante)	1	
extension	**4LG répétition** (annonce de la course) **+24 course** (création des 24 temps nécessaire pour la construction chorégraphique) (4 LG répété sur appui jambe leader droite puis 24 course sur jambe leader gauche puis 4 LG répété sur appui jambe leader gauche puis le reste sur jambe leader droite : à faire 1fois et passer à la ligne suivante)	2	
Substitution Et extension	**4LG répétition +24 ciseaux** (démonstration du ciseau) **+ 32 ciseaux** (apprentissage du ciseau) (même procédé droite gauche que ci-dessus en prenant en compte les 4LG répétition d'une part et les 24+32 ciseaux de l'autre : à faire 1fois et passer à la ligne suivante)	4	
substitution	**4LG répétition + 8 ciseaux** (dosage du ciseau) **+ 16 course** (même procédé que ci-dessus en prenant en compte les 4LG répétition d'une part et les 8 ciseaux +16 course de l'autre : à faire 1fois et passer à la ligne suivante)	4	
Variation Et extension	**4LG répétition + 8 ciseaux + 16course en petits Kick(=kick)** (démonstration du kick) **+ 32 kick** (apprentissage du kick) (même procédé que ci-dessus en prenant en compte les 4LG répétition d'une part et tout le reste de l'autre : répéter 1fois et passer à la ligne suivante)	4	
insertion	**4LG répétition + 8 ciseaux + 8 kick** (dosage du kick) **+ 8course** (dosage implicite de la course) (apprentissage du kick) (même procédé que ci-dessus en prenant en compte les 4LG répétition d'une part et tout le reste de l'autre : à faire 1fois et passer à la ligne suivante)	2	
Linéaire	**32 course** (seulement si nécessaire : ralenti la fréquence du changement des pas, il s'agit d'une pause pédagogique)		1
linéaire	**4LG répétition** (annonce des ciseaux) **+ 8 ciseaux** (annonce des kick) **+ 8 kick** (annonce de la course) **+ 8course** (annonce des:4LG)(éventuellement décompte du dosage de chaque pas pour faciliter leur transition) (même procédé droite gauche que ci-dessus en prenant en compte les 4LG répétition d'une part et tout le reste de l'autre : à faire 1fois et passer à la ligne suivante)	2	
étape	(démonstration en miroir pratiquant): **4LG Répétition + 8ciseaux + 8 kick recul + 8 pas de course avance** (démonstration des variations de déplacement des Kick et des pas de course incluant les mouvements des bras type crawl pour avancer et type dos crawlé pour reculer; procéder comme ci-dessus)	2	
	(revenir en miroir gestuel): **4LG Répétition + 8ciseaux + 8 kick recul + 8 pas de course avance** (Animer, dynamiser, amplifier les mouvements, arrêter la démonstration pour vérifier la mémorisation; répéter le procédé 2fois)	4	

3ème méthode : méthode non conventionnelle s'inspirant de la pré-chorégraphie. En fonction du niveau de pratique, la réduction de la répétition des pas peut s'arrêter avant d'avoir atteint le dosage prévu afin de limiter la vitesse de leur passage. Cette méthode ne permet pas l'enseignement de pas complexes.

Méthode de construction	Filage	DOSAGE	
		Carrures de travail	Carrures de repos
linéaire	32course (mise en train, placement du groupe sur le bon pied leader droit)	1	
linéaire	16LG répétition (16 LG répété sur appui jambe leader droite puis sur jambe leader gauche)	2	
extension	16LG répétition (annonce des ciseaux) + 32 ciseaux (annonce des kicks) + 32 course en petits Kick (=kick) (annonce de la course) + 32course (annonce des LG répétition) (16 LG répété sur appui jambe leader droite puis tous les 3x32 autres pas sur jambe leader gauche puis 16 LG répété sur appui jambe leader gauche puis tous les 3x32 autres pas sur jambe leader droite ; à faire 1fois et passer à la ligne suivante)	8	
pyramidale	8LG répétition (annonce des ciseaux) + 16 ciseaux (annonce des kicks) + 16 Kick (annonce de la course) + 16course (annonce des LG répétition) (même procédé que ci-dessus en prenant en compte les 8LG répétition d'une part et les 3x16 autres pas sur jambe de l'autre ; à faire 1fois et passer à la ligne suivante)	4	
Pyramidale	4LG répétition (annonce des 8 ciseaux) + 8 ciseaux (annonce des 8 kicks) + 8 Kick (annonce des 8 course) + 8 course (annonce des 4LG répétition) (même procédé droite gauche que ci-dessus en prenant en compte les 4LG répétition d'une part et les 3x8 autres pas sur jambe de l'autre ; à faire 1fois et passer à la ligne suivante)	2	
linéaire	32 course (course en pied leader droit ; à faire seulement si nécessaire : ralenti la fréquence du changement des pas, il s'agit d'une pause ; à faire 1fois et passer à la ligne suivante)		1
Etape	(démonstration en miroir pratiquant): 4LG Répétition + 8ciseaux + 8 kick recul + 8 pas de course avance (démonstration des variations de déplacement des Kick et des pas de course incluant les mouvements des bras type crawl pour avancer et type dos crawlé pour reculer; procéder comme ci-dessus)	2	
	(revenir en miroir gestuel): 4LG Répétition + 8ciseaux + 8 kick recul + 8 pas de course avance (Animer, dynamiser, amplifier les mouvements, arrêter la démonstration pour vérifier la mémorisation; répéter le procédé 2fois)	4	

Eléments d'anatomie fonctionnelle

Cette partie a uniquement pour but de faire un rappel sur l'anatomie fonctionnelle, elle ne se substitue pas à une étude sérieuse sur le sujet. L'objectif est de mieux appréhender les chapitres sur le renforcement musculaire et l'étirement.

L'appareil locomoteur

Tout être vivant vertébré se déplace grâce à un système locomoteur plus ou moins perfectionné composé de segments solides, les os, d'axes faisant la liaison entre eux, les articulations, le tout mis en mouvement par l'action de « vérins sophistiqués », les muscles. Cet ensemble est contrôlé par une partie du système nerveux sensitivomoteur. Cet ensemble gère les déplacements mais aussi les postures (agencements statiques de différents segments osseux les uns par rapport aux autres) et les équilibres (capacité à conserver une position soumise à l'influence du milieu extérieur).

Les os et les articulations forment la charpente solide et mobile : le squelette.

Le squelette est mis en mouvement grâce à l'action combinée de muscles.

Un mouvement est généré par la contraction musculaire mais aussi par le relâchement d'autres muscles ayant une action opposée. Un geste simple (mobilisation d'un segment unique) est généré par le travail d'un ensemble de muscles dont les contractions sont complémentaires et se déroulent au même moment, il s'agit de muscles agonistes. Un geste précis est réalisé par le travail simultané de groupes musculaires dont les actions vont s'opposer pour donner la quantité de mouvement exacte. Ce deuxième groupe musculaire est antagoniste au premier. Pour réaliser des gestes plus complexes (lancer, se lever, marcher…), les muscles travaillent en coordonnant et en synchronisant leurs actions sur plusieurs segments osseux, ils sont synergiques, on parle de chaines synergiques.

Les os

Ils se présentent sous différentes formes, court, plat et long. Ils forment les segments solides du squelette. Ils sont reliés les uns aux autres par des articulations. Leurs extrémités sont recouvertes d'une substance solide et lisse, le cartilage articulaire. Son usage : favoriser le déplacement des os les uns par rapport aux autres et limiter l'usure liée à leur contact.

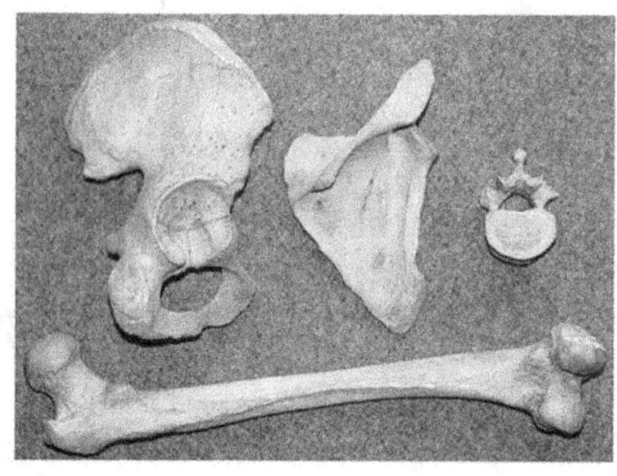

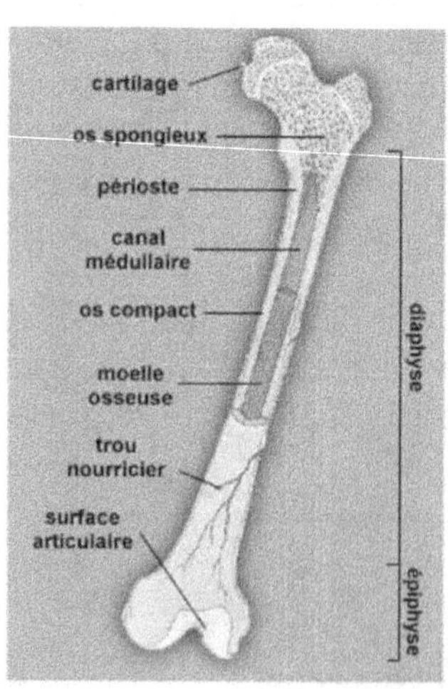

Système squelettique général (source : Boutillier et Outrequin 2004)

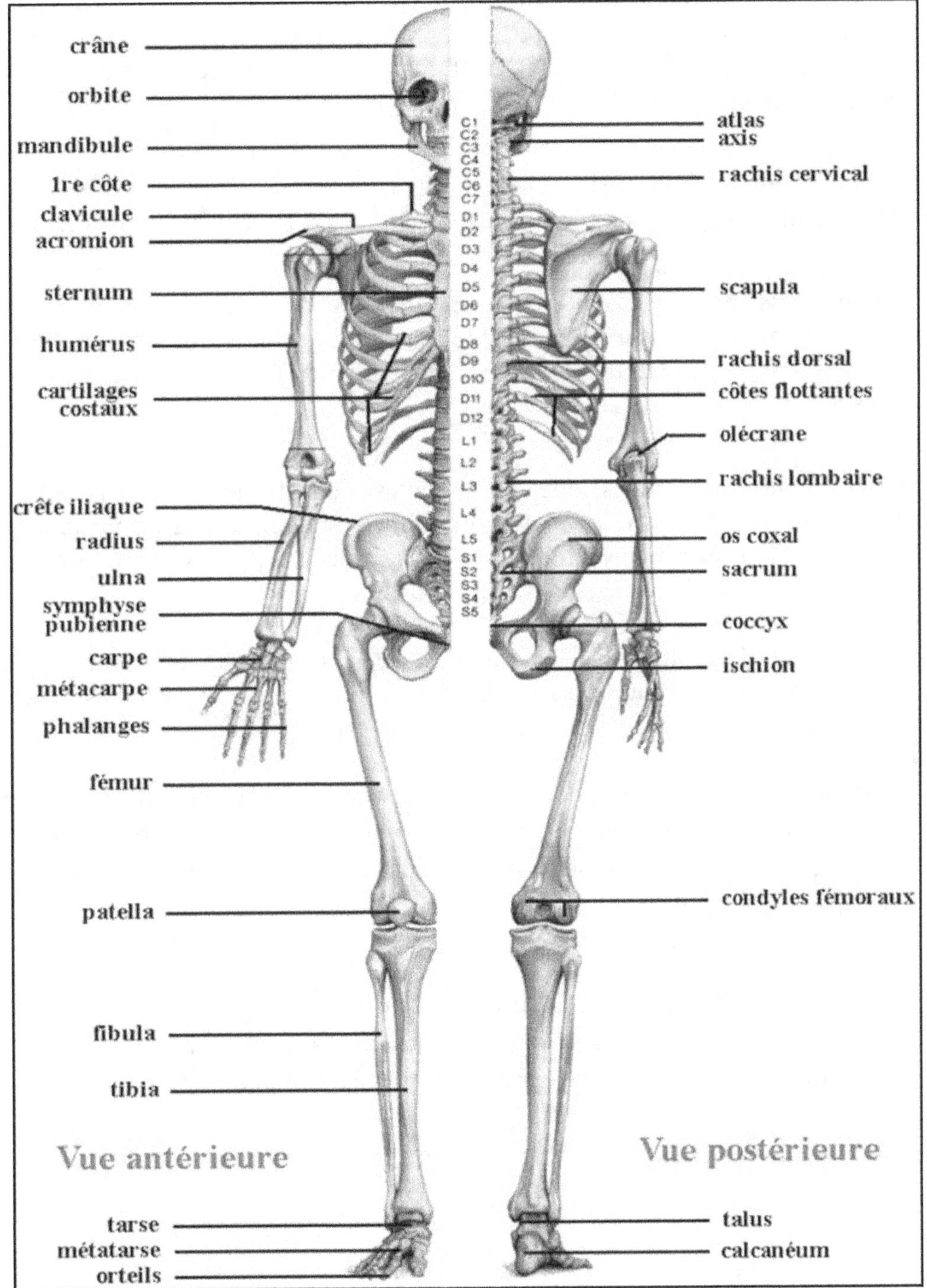

Les articulations

Elles sont composées des extrémités osseuses enveloppées dans des capsules très résistantes faites de tissus conjonctifs et renforcées encore par des ligaments. Son intérieur est baigné par un liquide lubrifiant et nourrissant, la synovie. Elles permettent le mouvement, enfin pour celles qui nous intéressent ! Il en existe trois types :

Les synarthroses :

Articulations immobiles, les os sont « soudés » les uns aux autres. Elles ne possèdent pas de capsules articulaires. (Exemple : articulations liant les différents os de la tête, du bassin…)

Les amphiarthroses :

Articulations peu mobiles qui ne permettent que des mouvements de glissement. L'articulation maintient les os en place par le biais de ligaments interosseux. Elles ne possèdent pas de capsules articulaires. (Exemple : côte – vertèbre, vertèbres entre elles).

Les diarthroses :

Articulations très mobiles, elles se situent surtout au niveau des membres inférieurs et supérieurs. L'angulation des mouvements possibles est grande, les déplacements osseux sont permis dans un ou plusieurs plans en fonction de la forme des parties osseuses en contact.

L'amplitude de mouvement est fonction de la forme de l'articulation, de la souplesse musculaire mais aussi de la souplesse articulaire, on remarque que certaines personnes sont plus souples articulairement que d'autres. Ceci dépend de différents facteurs :

1. de la particularité des individus. Certaines personnes ont génétiquement des particularités osseuses qui leur permettent une plus grande mobilité articulaire. Donnons comme exemple, la forme du bassin chez les femmes leur permettant une plus grande souplesse au niveau de la ceinture pelvienne que les hommes.

2. de la raideur des différents éléments constituant l'articulation (capsule et ligament). Une tension insuffisante peut conduire à une fragilisation de l'articulation, laquelle pourrait se déboiter facilement. A l'inverse une trop grande raideur limite l'amplitude du mouvement articulaire.

3. La masse musculaire entourant l'articulation, en termes de volume et de souplesse.

Les muscles

Il existe trois types de muscles, le muscle cardiaque, les muscles lisses aux niveaux de différents organes et les muscles squelettiques dit striés. Seuls ces derniers vont nous intéresser. Ils composent les muscles du squelette, ils sont soumis à la volonté. Ils sont alimentés par le système vasculaire et lymphatique. Le système neuro moteur commande leur fonctionnement via une organisation en unités motrices (fig. 1)

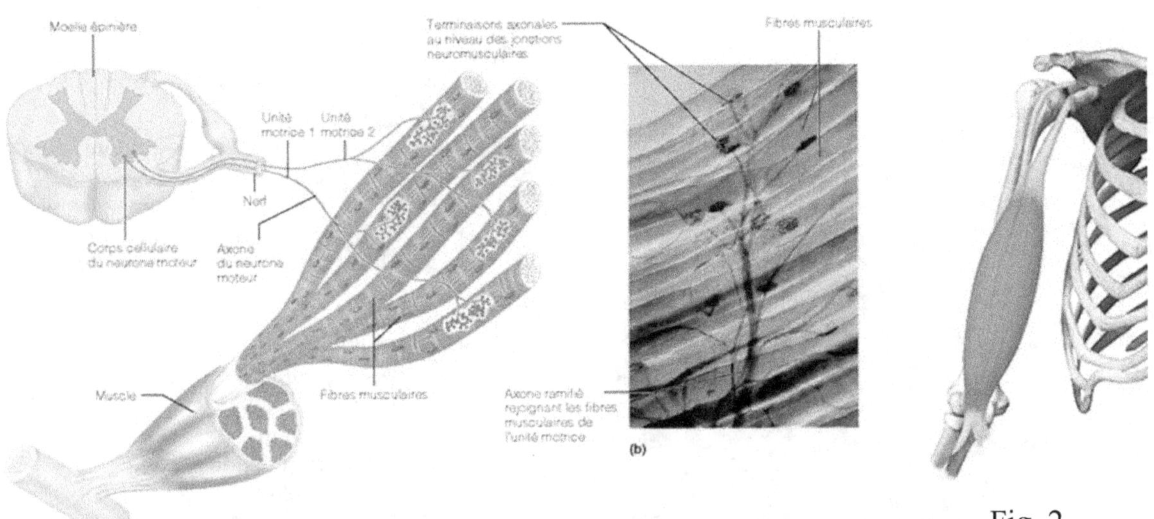

Fig. 1 (source: Pearson Education, inc, 2013)

Leurs contractions, leurs relâchements, permettent le mouvement. Lorsqu'ils se contractent simultanément pour achever le même déplacement segmentaire, ils sont dits agonistes. Ce mouvement n'est possible que si au même instant les muscles opposés favorisant le déplacement inverse se relâchent, ceux-là sont nommés antagonistes. Le sens du mouvement, la nature de la contrainte extérieure à laquelle sont soumis les muscles, font qu'ils changent de rôle, passant d'un rôle agoniste à antagoniste en fonction de leur action. Ils travaillent préférentiellement en groupe à l'exemple du quadriceps de la cuisse composé du droit fémoral (droit antérieur), des vastes médial (interne) et latéral (externe), du vaste intermédiaire (crural). Ces quatre muscles ont des rôles complémentaires. Il en va de même pour toutes les parties du corps.

Lorsqu'ils s'attachent de part et d'autre d'une seule articulation, ils sont mono-articulaires. Lorsqu'ils actionnent plusieurs articulations, ils sont poly-articulaires (Fig.2) et engagent donc des déplacements au niveau de ces articulations. Néanmoins, par une action combinée de contractions musculaires engageant certains autres muscles, seule une articulation particulière peut être mobilisée, il y a complémentarité des actions musculaires.

D'un point de vue macroscopique

Le muscle se compose d'une partie centrale épaisse, la partie contractile, et de deux extrémités, généralement des tendons (Fig.2). Ces derniers sont les prolongements de tissus conjonctifs qui enveloppent et compartimentent la partie contractile dans des loges. Ces tissus sont des aponévroses, il en existe trois sortes et se situent à différentes profondeurs dans la masse contractile (celles-ci sont observables dans les steaks, ils sont les membranes blanchâtres appelées à tort, nerfs, il s'agit de l'endomysium, le périmysium, et l'épimysium).

Ces tissus comparables à des gaines donnent à la fois fermeté et élasticité au muscle. Leur structure fibreuse faite en grande partie de collagène, se modifie en fonction de s'ils constituent les tendons ou les aponévroses. Au regard de la force, ces tissus apportent une composante élastique. Les muscles se fixent sur les os par le biais de leurs extrémités transformés en tendons ou directement sur d'autres muscles par le biais de leurs aponévroses (exemple le psoas iliaque, deux muscles liés en partie ensemble par un tissu conjonctif commun).

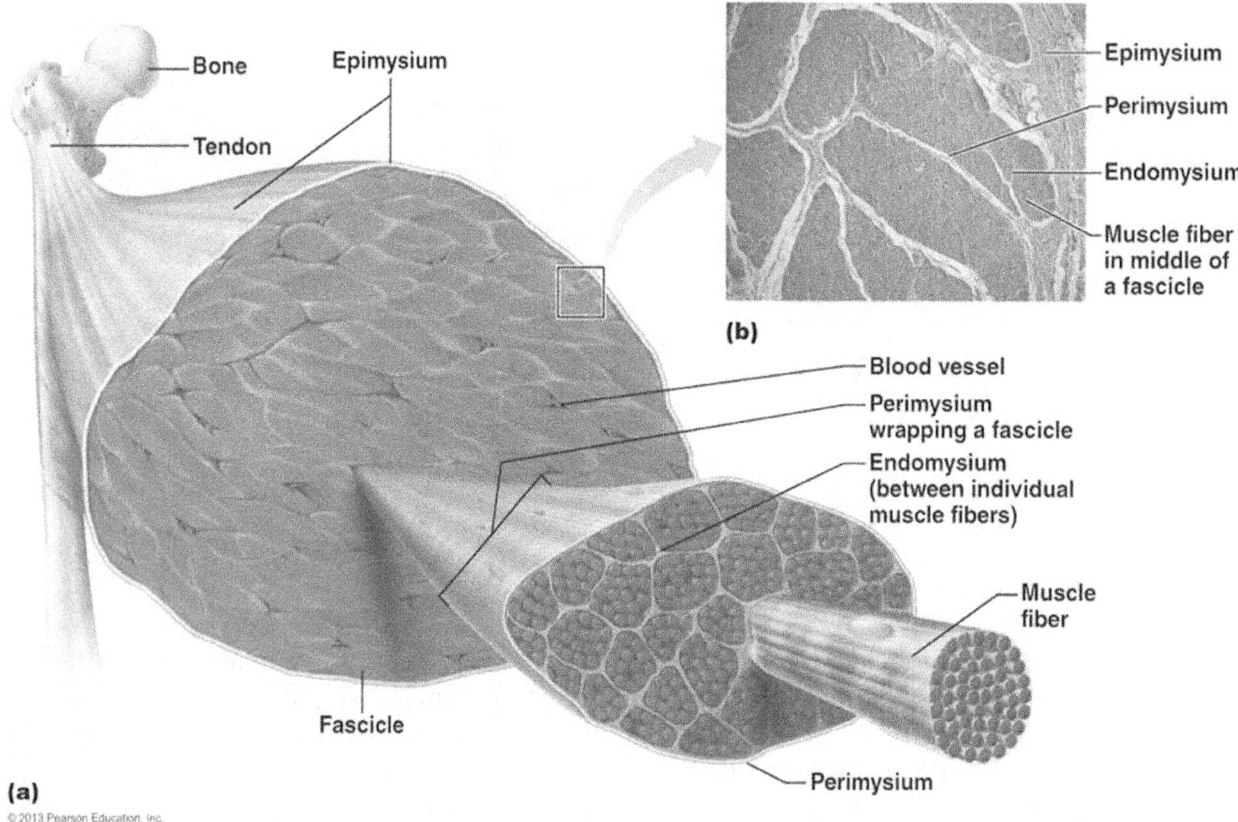

Fig 3 (source: Pearson Education, inc, 2013)

Schéma général du système musculaire

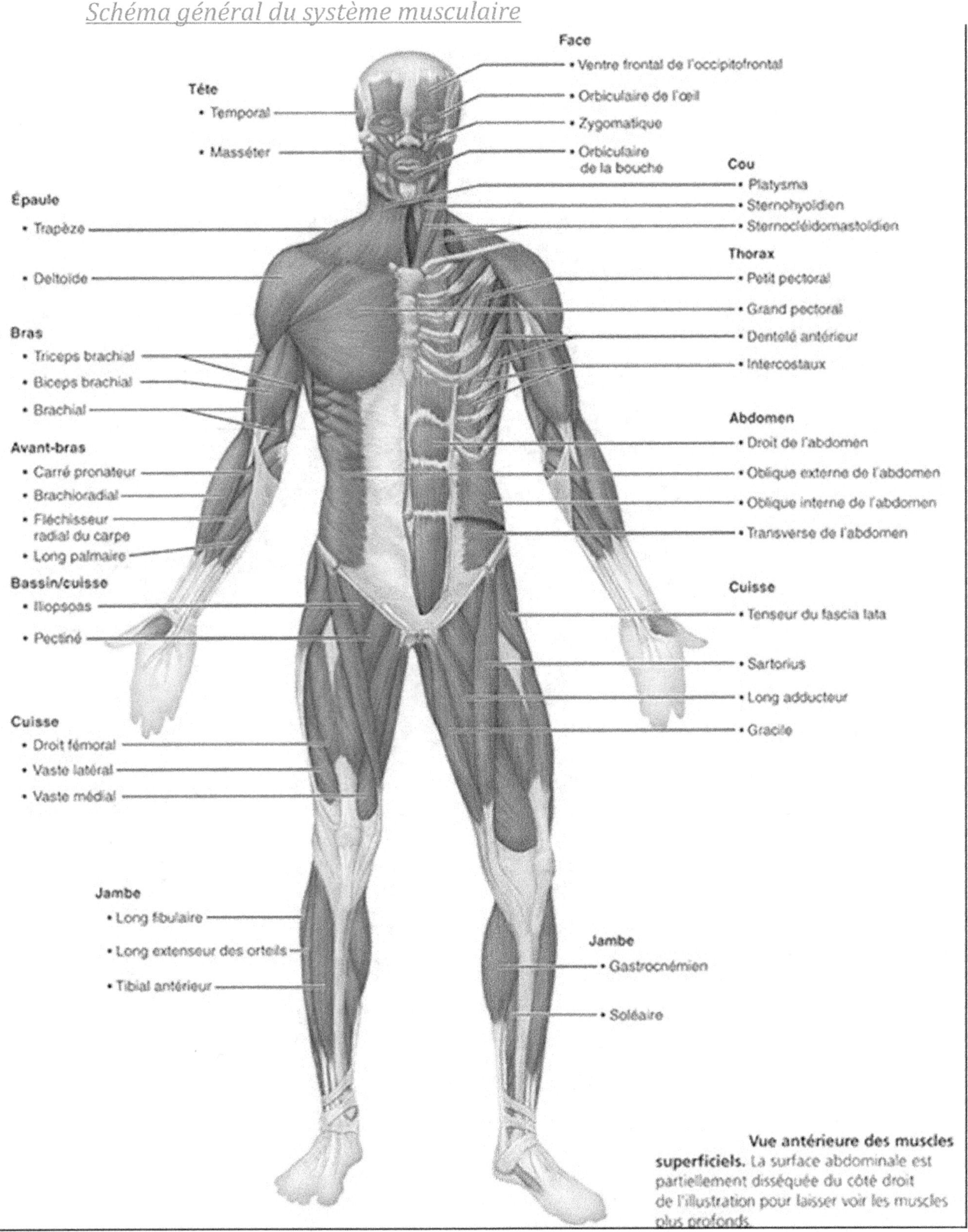

Vue antérieure des muscles superficiels. La surface abdominale est partiellement disséquée du côté droit de l'illustration pour laisser voir les muscles plus profonds.

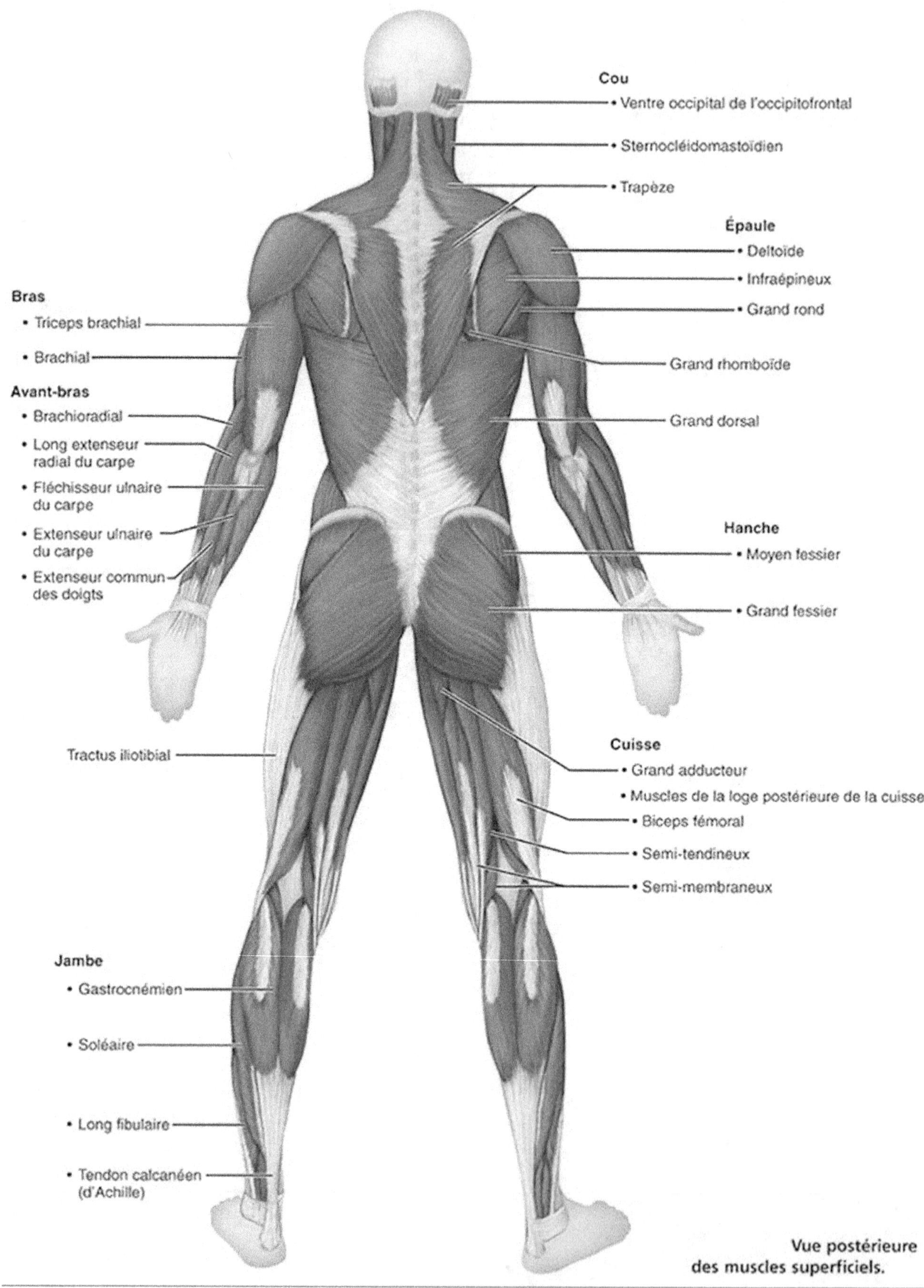

Vue postérieure des muscles superficiels.

D'un point de vue microscopique

Le muscle se décompose en milliers de fibres musculaires disposées parallèlement dans le sens de la longueur. Ces fibres sont en fait des cellules musculaires. Elles sont constituées d'éléments de forme allongée, les myofibrilles (Fig.4), elles-mêmes constituées d'un enchainement linéaire de sarcomères (Fig.5). Le sarcomère est l'unité élémentaire de la contraction musculaire. Il est constitué dans le sens de la longueur, d'une alternance de filaments, appelés myofilaments. Il en existe deux sortes, l'actine et la myosine (Fig.6). Dans chaque sarcomère, on distingue deux groupes d'actine, chaque groupe est attaché à une extrémité du sarcomère. Au repos, les groupes se font face et sont distants l'un de l'autre, les filaments de myosine font la jonction entre eux, c'est à dire qu'ils occupent l'espace libre tout en se superposant partiellement avec l'actine. La myosine dispose sur sa surface d'éléments en forme de cils avec une « boursouflure » à son extrémité distale (une sorte de croche). Au repos ces « cils » sont dirigés vers l'avant mais sous l'effet d'un processus chimique lié au système neuro-moteur commandant une contraction, ils se redressent, accrochent l'actine par le biais d'un pont actine-myosine et continuent leur mouvement vers l'arrière entrainant le coulissement des deux fibres l'une sur l'autre (Fig.6). Ce phénomène réduit l'espace libre du sarcomère conduisant à une réduction de sa longueur et son épaississement. Cette contraction répétée plusieurs milliers de fois dans le même muscle, au même moment, entraine une contraction musculaire telle que nous pouvons l'observer chez tous les vertébrés.

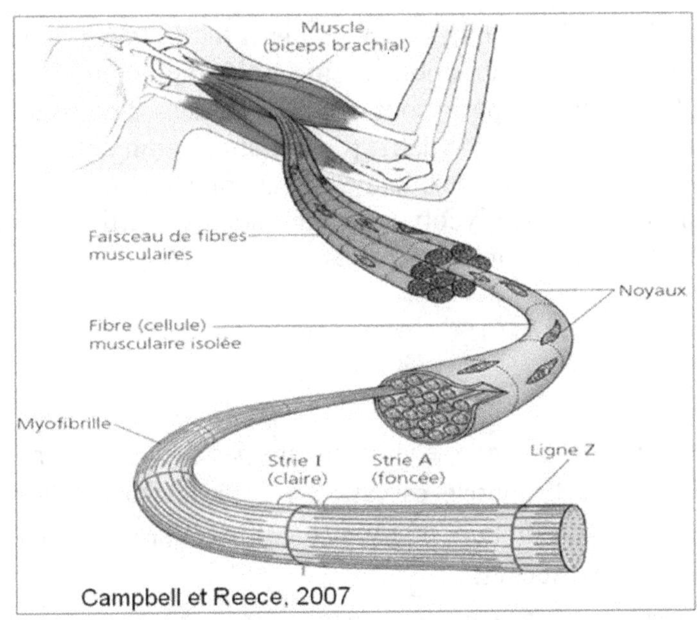

Fig. 4 (Pearson Education, inc, 2013)

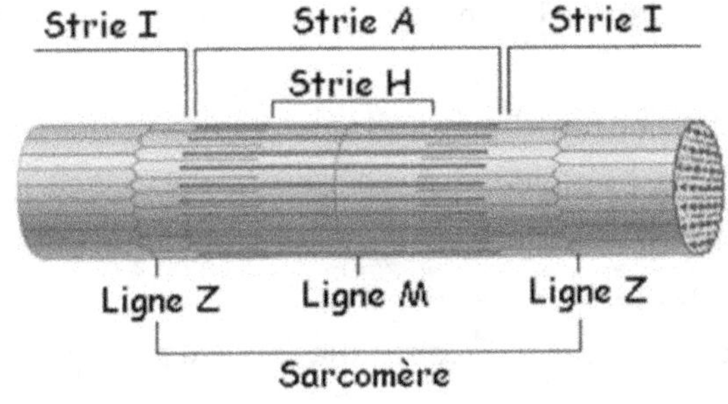

Fig.5 (Pearson Education, inc, 2013)

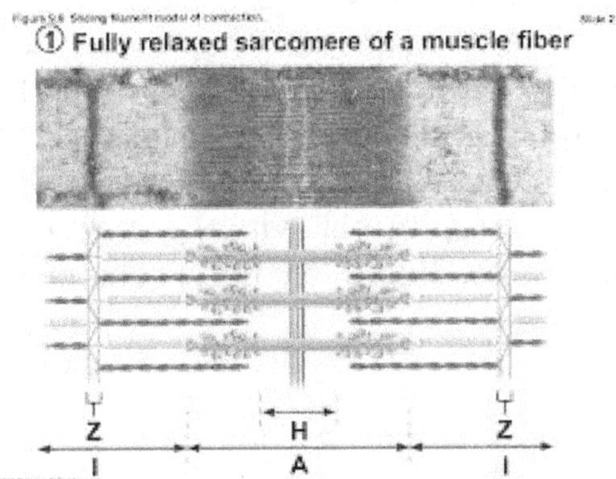

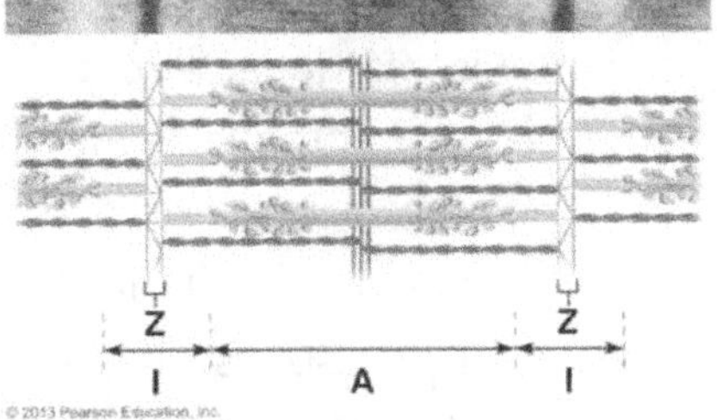

Fig 6 (Pearson Education, inc, 2013)

Quelques points importants !

Lors d'une contraction, l'ensemble des fibres musculaires ne se contracte pas en même temps, l'intensité de l'effort à fournir influe sur la quantité de fibres sollicitées.

Lors d'un étirement musculaire, l'ensemble des fibres ne se relâche pas en même temps. Certaines ne se relâchent pas. Les aponévroses musculaires sont un frein important à la souplesse, elles résistent à tout étirement excessif.

Lorsque le muscle est violemment étiré, un réflexe de protection initié par les faisceaux neuromusculaires appelé réflexe myotatique, produit en retour une contraction d'intensité supérieure à celle pouvant être réalisée volontairement.

Lorsque les tendons subissent une tension importante, des organes situés au niveau musculo-tendineux appelés organes tendineux de Golgi induisent un réflexe de relâchement musculaire ayant pour but de limiter cette tension à leur niveau. C'est le réflexe myotatique inverse.

Lors d'un mouvement, les muscles agonistes se contractent et les muscles antagonistes se relâchent. La contraction des agonistes induit un réflexe d'inhibition de la part des antagonistes. C'est le réflexe d'inhibition réciproque.

Un muscle contient une proportion de fibres dites rapides (type 2 a et b) et de fibres dites lentes (type 1). Le caractère rapide ou endurant de la contraction oriente préférentiellement la sollicitation vers un des types de fibre. Les fibres lentes (type 1) sont très capillarisées, favorisant leur qualité d'endurance, leur système énergétique est oxydatif (dégradation complète du glucose). Les fibres de type 2b sont plus puissantes, plus rapides, leur taille est plus grande, mais elles se fatiguent plus vite. Leur système énergétique est glycolytique (dégradation partielle du glucose). Les fibres de type 2a sont dites mixtes, elles sont intermédiaires.

Rappel sur la contraction musculaire

Les muscles se contractent selon deux régimes.

- **isométrique**, la contraction musculaire est statique, elle ne génère pas de mouvement. Elle fixe les segments osseux auxquels le muscle est attaché dans une angulation donnée, l'ensemble soumis à une charge extérieure ou simplement à son propre poids. Le muscle retient la charge à laquelle il est soumis.
- **anisométrique**, la contraction musculaire est dynamique, elle peut être :
  - **concentrique**, le muscle se raccourcit (contraction motrice).
  - **excentrique**, le muscle s'allonge et ralentit la charge à laquelle il est soumis (contraction frénatrice).
  - **pliométrique**, le muscle se contracte concentriquement en profitant du réflexe myotatique induit par un étirement actif très rapide.
  - **isocinétique**, le muscle génère une contraction concentrique ou excentrique induisant un mouvement dont la vitesse est constante.
  - **isotonique**, le muscle génère une contraction concentrique ou excentrique dont l'intensité est constante.

Quelques exemples de contractions et remarques liées à l'aquagym

Placez une bouteille d'eau dans votre main et tendez le bras jusqu'à l'horizontale. Sentez la contraction de l'épaule avant. A partir de la position bras le long du corps, pour amener le bras à cette position la contraction du muscle avant de l'épaule (le deltoïde antérieur) a été motrice, elle a été concentrique. Dans cette position votre muscle travaille toujours il permet de lutter contre la gravité, il s'y oppose et permet au bras de ne pas bouger, la contraction est isométrique. Votre muscle fatigue vous sentez qu'il n'est plus en mesure de conserver le bras dans cette position, ce dernier s'abaisse mais doucement, votre muscle est toujours contracté et ralentit la chute du bras, la contraction de l'épaule est frénatrice, il s'agit d'une contraction excentrique.

Reproduisons le même exercice dans l'eau, Le sujet s'immerge jusqu'aux épaules. La poussée d'Archimède réduit le poids de la bouteille et du bras d'une manière si importante que l'ensemble ne pèse quasiment rien, certaine personne d'un certain embonpoint verrait peut-être leur bras flotter. Amener le bras à l'horizontal a toujours demandé une contraction concentrique, son intensité a prioritairement dépendu de la vitesse à laquelle le bras est monté, La contraction isométrique n'existe plus, le membre est dans une position de repos car dans l'eau, la bouteille d'eau a un poids apparent quasi-nul.

Réalisons encore cet exercice mais avec la bouteille vide. Le bras avec la bouteille monte tout seul et se stabilise à la surface, aucune contraction n'a été utile pour ce mouvement. Par contre ramener le bras le long du corps demande une contraction concentrique, mais du grand dorsal et du pectoral inférieur (muscles abaisseurs du bras), aucune contraction musculaire excentrique n'a été engagée contrairement au même mouvement réalisé à sec ci-dessus.

Ces exemples montrent que bien que les règles de la biomécanique soient les mêmes pour un exercice fait dans l'eau ou non, le milieu aquatique étant à l'évidence différent va donc induire des comportements différents. Un exercice fait hors de l'eau semblera difficile alors que le même réalisé immergé sera très facile voire sans intérêt. Il pourra même induire des contractions musculaires inverses que celles ressenties en terrestre. <u>Aussi, il est indispensable de concevoir des exercices aquagymniques en ayant pris en compte l'influence du milieu aquatique.</u>

Prenez une position assise, cuisses à 90° par rapport aux jambes, dos droit, attendez et sentez la contraction isométrique des cuisses et des grands fessiers. Cette position correspond à celle où la charge (ici, le poids du corps) est la plus ressentie. En aquagym en petite profondeur, cette position induit une immersion partielle du buste. Plus cette immersion est importante, moins le buste pèse allant jusqu'à rendre cette position très confortable car réalisée sans réelles contractions musculaires, le pratiquant se trouve porté par l'eau.

L'exercice de squat (flexion-extension des membres inférieurs) en salle de sport entraine des contractions anysométriques des muscles de la cuisse et du fessier. Les contractions sont excentriques au moment de la flexion et concentriques pendant l'extension (la cuisse est responsable de la flexion-extension de la jambe, le fessier contrôle aussi la position du bassin par rapport à la cuisse : voilà un exemple de chaine synergique. La charge appliquée est le poids de corps, la position basse en flexion maximale est la plus contraignante. Dans un environnement aquatique en petite profondeur, l'exercice de squat sollicite les mêmes chaines musculaires mais modifie l'intensité de la contrainte (la charge) telle que cela a été mentionné plus haut (l'intensité de la charge liée au poids est inversement proportionnelle au degré d'immersion du corps). Aussi la position basse en flexion maximale est à l'inverse peu contraignante. En environnement profond, la flexion-extension des membres inférieurs induit un travail majoritairement du droit antérieur de la cuisse, du psoas iliaque et du grand droit de l'abdomen en ce qui concerne la flexion, du grand fessier et du groupe des ischio-jambiers pour l'extension. La contrainte appliquée au mouvement n'est pas le poids partiel mais l'hydrorésistance (résistance de l'eau aux déplacements des membres inférieurs), le point fixe du mouvement autrefois à la cheville est ici, à la hanche. Cet exercice s'apparente plus à un exercice à sec sur les abdominaux et du droit antérieur de la cuisse du type groupé/dégroupé, qu'à un mouvement de squat.

La plupart des exercices terrestres doivent être modifiée en aquagym pour retrouver des sollicitations musculaires similaires. Une bonne analyse des points fixes, des segments mobiles, des mouvements, des charges appliquées aux contractions musculaires, permet d'appréhender au mieux les effets des différents exercices proposés.

Information sur la contraction pliométrique

Si une contraction concentrique est immédiatement précédée d'un étirement musculaire dynamique de type balistique, le muscle peut restituer une énergie supplémentaire issue, d'après BOSCO (1992) pour les 2/3 de sa composante élastique et pour 1/3 du réflexe myotatique (voir ci-dessus). On comprend donc que ce n'est pas uniquement l'extension d'un segment qui permet de travailler en pliométrie mais plutôt sa flexion préparatoire réalisée sous la forme d'un étirement. Tous les muscles ne peuvent pas être travaillés selon cette contraction. Pour pouvoir l'être, il faut que ces derniers puissent être étirés de manière supra maximale et ainsi bénéficier de cet « effet ressort ». Comme tout exercice utilisant le réflexe myotatique, ils doivent être réalisés avec précaution pour limiter les risques de lésions musculaires ou articulaires.

Exemple et remarque sur la contraction pliométrique des membres inférieurs :

Le saut avec flexion maximale non retenue est l'exemple typique de cette contraction. Il s'agit de sauter d'une hauteur conséquente et se fléchir au maximum lors de la réception, puis « dans la foulée » de réaliser une contraction concentrique de la chaine musculaire quadriceps-fessiers. L'énergie développée alors est très supérieure à celle uniquement obtenue lors d'une contraction concentrique simple. En aquagym, ceci est possible seulement si le niveau d'eau permet cette flexion. Néanmoins l'immersion maximale (au sens de la discipline) ralentit la flexion limitant l'étirement balistique donc le reflexe myotatique. L'aquagym limite donc la faisabilité de ce genre de contraction, mais est-elle vraiment utile quant à l'atteinte des objectifs de santé des pratiquants concernés. De plus la tenue des pratiquants ne semble pas convenir à ce genre de sollicitation.

L'équipement en aquagym

L'aquagym étant à la mode, de plus en plus de sociétés commerciales proposent un nombre croissant de matériels dédiés à cette nouvelle activité. L'emploi d'un matériel doit répondre à des objectifs de renforcement musculaire, cardio-vasculaire, de souplesse, d'équilibre, de relaxation, de sécurité. Il doit être adapté à la clientèle, aux thèmes des cours proposés et bien sûr être en nombre suffisant.

Le matériel utilisé en aquagym peut être divisé en deux groupes : matériel fixe et mobile.

Matériels fixes

Le plan d'eau : généralement, une piscine. Il est le plus important des matériels, sans laquelle l'activité ne pourrait exister. La profondeur du bassin, axant l'activité vers une aquagym en eau peu profonde ou à l'inverse, profonde, est un élément essentiel conditionnant la nature des exercices et leurs effets. Certaines piscines ont un fond relevable permettant de pratiquer une aquagym à différentes profondeurs. D'autres, alignent petit bain et grand bain dans un même bassin. Ce genre de bassin permet d'alterner entre une aquagym en eau profonde ou non. En revanche, il met en avant un risque plus conséquent de noyade si les pratiquants sont non nageurs.

La conception d'exercices doit prendre en compte la surface du bassin appréciée en regard de sa densité d'occupation, particulièrement si elle engage des déplacements ou tire sa gestuelle plus violente de l'aquaboxing. Si cette densité est estimée sur la base de la FMI (fréquentation maximale instantanée pour l'activité de baignade, 1personne/m^2 en bassin intérieur et 1,5/ m^2 en bassin extérieur), alors pour l'activité aquatique qu'est l'aquagym, les pratiquants seront si serrés que la gestuelle enseignée ne pourra être que très limitée dans l'espace sous peine de devenir dangereuse à cause des coups qu'ils pourraient se donner. Par contre si l'on prend en compte, une densité de 0,25 personne/m^2 (1 personne pour 4 m^2, signifiant que chaque personne est à 2m de l'autre et ceci dans toutes les directions) comme préconisé en cours collectif terrestre, alors le risque de coups ou juste de se gêner est quasiment nul. Cette densité est sécuritaire.

La sonorisation : associée à des musiques adéquates, elle crée une ambiance musicale, un dynamisme propre à l'atteinte des objectifs recherchés. Notez que les câbles électriques en 220V sont interdits sur le bord des bassins pour des raisons évidentes de sécurité. Pour pallier à ce problème, il existe des sonos sur batterie, souvent appelé « combo ». Certaines sonos sont dites tropicalisées signifiant qu'elles résistent mieux aux milieux humides. Néanmoins, il est préférable de stocker ces dernières en dehors des bassins dans des lieux où la température n'est pas basse sous peine de condensation ! Il existe des dizaines de sonos de marque, de qualités, de puissances, de prix, de connectivité, de poids, différents. Tous ces éléments ont une importance :

Si vous avez à beaucoup vous déplacer, le poids risque d'être une contrainte très gênante. Certaines sonos pèsent plus de 25kg. Plus elles sont puissantes plus elles sont en général lourdes à cause des batteries. Concernant ces dernières, une erreur très souvent faite est de les garder toujours en charge, cela réduit leur durée de vie.

La marque fait souvent le prix, mais pas obligatoirement la qualité. Les premiers prix ont tendance à tomber en panne assez rapidement.

La connectivité est importante. Les entrées doivent au moins permettre de brancher votre lecteur. Il en existe plusieurs types, rca, jack, mini jack, USB, Bluetooth. L'entrée micro (ou module intégré) peut devenir indispensable dès lors que l'espace de pratique est grand.

Concernant la puissance, il vaut mieux avoir une sono puissante réglée sur un volume de son bas plutôt qu'une « petite » mise à son maximum qui aura comme effet de la saturer et à rendre le son de très mauvaise qualité. Une sono placée en un seul point à tendance à assourdir les pratiquants proches d'elle ou à être inaudible par les plus éloignés, il est donc indispensable de la placer de telle manière à ce qu'elle se situe à une distance la plus égale par rapport à l'ensemble du groupe. Un son réparti en plusieurs points autour du bassin est la meilleure option pour résoudre ce problème mais c'est aussi la plus chère par le nombre d'éléments à acheter.

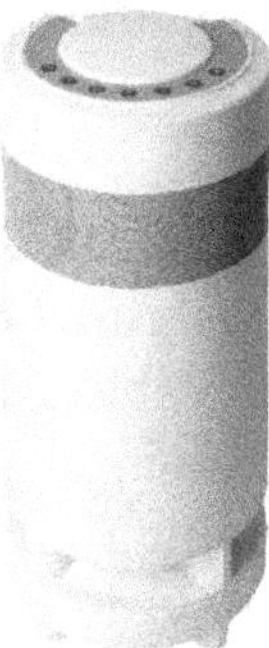
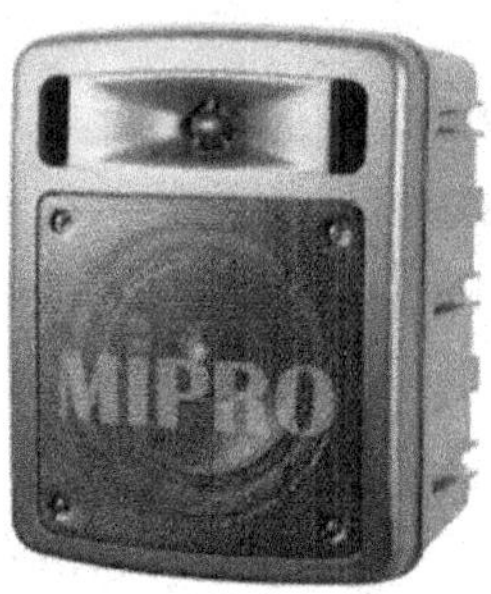

L'aquastep, permet une activité en renforcement musculaire et/ou cardio-vasculaire par le biais d'exercices plus ou moins chorégraphiés en fonction du niveau de coordination et de mémorisation des pratiquants. Souvent l'exercice de coordination se présente sous la forme d'une pré-chorégraphie, ne sommant qu'un nombre restreint de mouvements pour en augmenter leurs répétitions. Il peut aussi servir de rehausseur pour des personnes de petite taille par rapport à la profondeur du bassin.

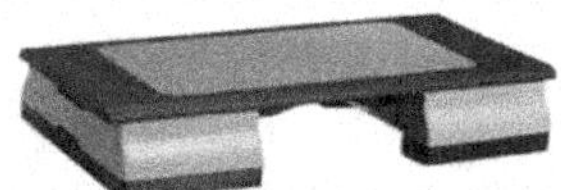

Les barres immergées fixées aux murs des bassins, permettent de sécuriser les personnes dont l'équilibre dans l'eau est difficile, elles fixent la posture pour certains exercices de relaxation ou d'étirement. Elles peuvent être utilisées pour des exercices de musculation en poids partiel pour le haut du corps (« Dips » en poids partiel, développé décliné en poids partiel, voir chapitre sur la musculation en milieu aquatique)

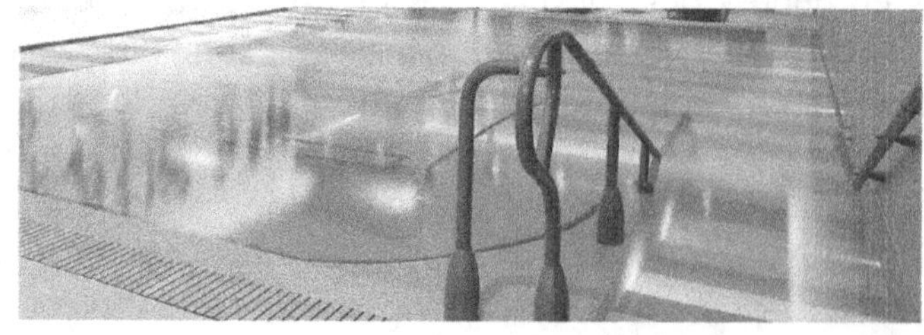

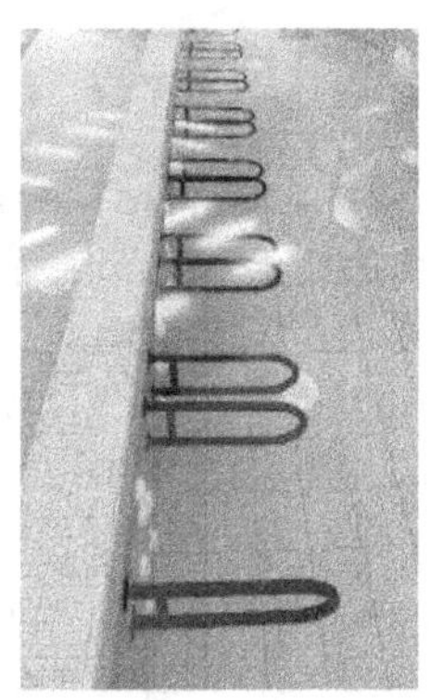

Les portiques stabilisateurs : ils sont assez rares hormis dans les établissements de soins (spas, thalassothérapie, …). Ils permettent à la personne de s'accouder sur les parties horizontales immergées, de s'y cramper pour fixer son buste dans une position plutôt demi-assise et réaliser différents mouvements soit pour ses abdominaux soit pour le bas du corps. Encore ces dernières peuvent servir de barres parallèles.

Les barres parallèles : on les trouve souvent associées à des aqua-bikes ou à des multipostes combinant plusieurs exercices de musculation aquatique. Elles permettent un renforcement musculaire en poids partiel pour le haut du corps.

L'aquabike : très en vogue, il permet un travail cardio-vasculaire surtout associé à un travail en vitesse mais peu en puissance. Son atout est sa propriété d'hydro massage. Il est quelques fois présenté avec des élastiques permettant un travail musculaire du haut du corps. Il peut aussi être associé à une machine multiposte. Attention aux vélos trop légers, ils ont tendance se déplacer lors d'un pédalage engagé. Vérifier la présence de ventouses suffisamment grandes pour coller aux sols globalement lisses. Concernant les piscines profondes, une variante se fixant au mur a été conçue. Encore, il existe des vélos disposant de système de résistance réglable par l'usage d'une molette de serrage permettant de développer un travail en puissance sans avoir à augmenter proportionnellement la vitesse de pédalage. Pour l'instant la société Aqquatix semble être plus en avance sur ce type de vélo, quant aux vélos multipostes, c'est plutôt la société Cardieau.

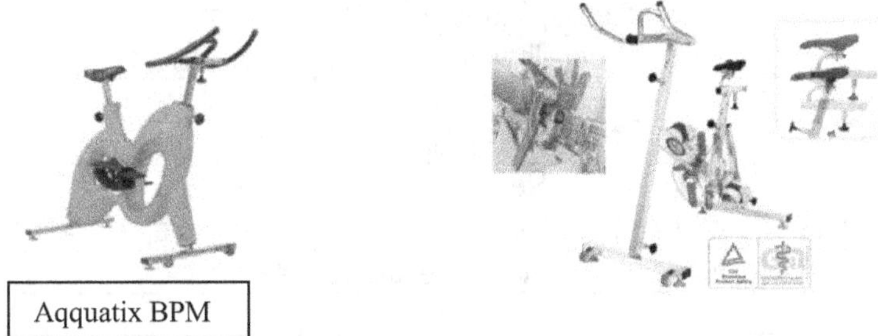

Aqquatix BPM

D'innombrables autres machines existent de nos jours. On compte parmi eux, l'aquajogger (tapis de course), le vélo elliptique, le trampoline, etc. Il suffit de se renseigner auprès de sociétés spécialisées. Jugez les matériels en fonction de leur efficacité, de leur solidité (particulièrement au niveau de leur point de contact au sol et de leur mécanisme de réglage), de leur stabilité, de leur polyvalence, de leur praticité pour les régler. Une bonne manière pour savoir ce que vaut un matériel est de l'essayer avant de l'acheter !

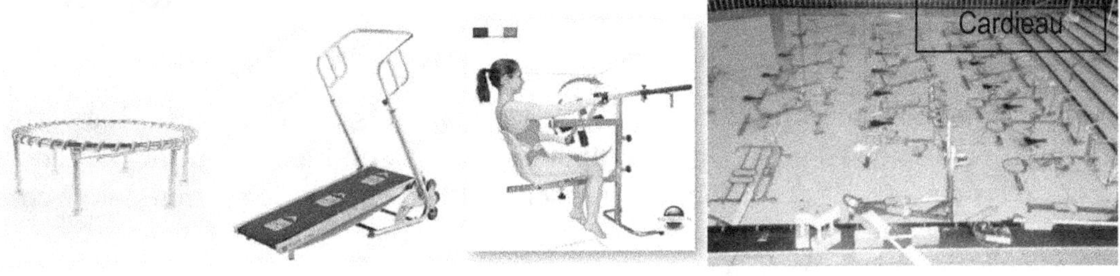

Matériels mobiles

En salle de remise en forme, il s'agit de ce que l'on appelle : le petit matériel. Il est portatif, et mobilisable pour permettre la réalisation de différents exercices. On distingue deux grandes catégories de matériels, le matériel utilisé pour sa propriété de flottabilité positive et l'autre pour sa propriété hydrorésistante. A l'évidence beaucoup de matériel dispose des deux, mais en fonction de leur emploi, il est possible de mettre en évidence de manière prépondérante l'une ou l'autre. Leur usage en renforcement musculaire nécessite le respect de plusieurs règles explicitées dans le chapitre « renforcement musculaire ». Il existe en fait deux autres types de matériels, le matériel pesant et élastique, leur usage copie celui fait en salle de remise en forme.

<u>Le matériel flottant peut être utilisé à différentes fins :</u>

- placer les pratiquants en suspension
- Favoriser l'équilibre lors d'exercices de musculation
- Etre utilisé comme charge dans un exercice de musculation
- Placer les pratiquants dans une position de relaxation

<u>Le matériel hydrorésistant peut être utilisé pour :</u>

- Etre utilisé comme charge dans un exercice de musculation
- Etre utilisé comme résistance au déplacement dans un exercice de cardio-training pour en augmenter sa puissance.

Utilisés pour leur propriété flottante

Haltères flottants	Flottaison, équilibre, renforcement musculaire
Barres flottantes	Équilibre, renforcement musculaire
Planche de natation	Équilibre, renforcement musculaire
Ceinture d'aquajogging	Équilibre, flottaison
Ballon	Renforcement musculaire
Frites courtes ≈1m (noodles)	Flottaison, équilibre, renforcement musculaire, relaxation
Frites longues ≈1.5m (noodles)	Flottaison, équilibre, relaxation
Tapis souple flottant	Relaxation
Bouteille d'eau vide	Équilibre, renforcement musculaire

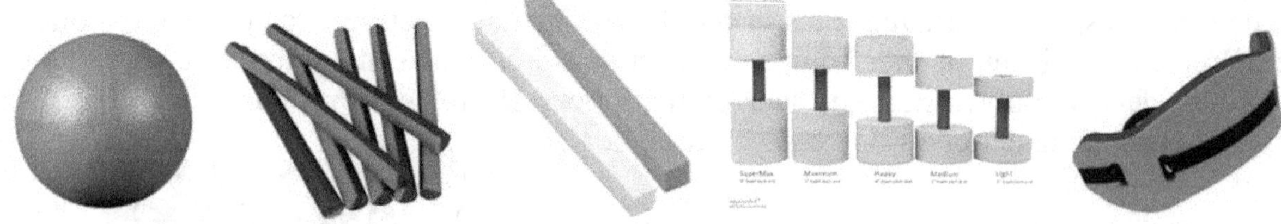

Encore, d'autres matériels existent, Jugez les matériels en fonction de leur efficacité en termes de stabilité ou/et de résistance à l'immersion, de leur solidité, de leur polyvalence, de leur praticité pour s'en équiper, les régler et les utiliser. Une bonne manière pour savoir ce que vaut un matériel est toujours de l'essayer avant de l'acheter !

Important : Le choix du matériel flottant devrait être fait en fonction de son « équivalence en poids-force » c'est à dire le poids minimum qui permet de le couler. Plus le matériel à une équivalence poids-force élevée plus il sera stable en surface car il s'enfoncera plus difficilement. Pour le renforcement musculaire, plus cette équivalence est élevée, plus la flottabilité sera grande et rendra difficile mais utile la réalisation des répétitions. Certaines frites souvent de profil carré ont des équivalences en poids-force proche de 10 voire 12kg tandis que d'autres ovales seulement de 3 kg. Cela fait une réelle différence quant à l'efficacité d'un exercice : dans le 1er cas, l'exercice peut être difficile voire impossible pour un public fragile, dans le 2ème cas, l'exercice n'aura pas ou quasiment pas d'impact sur le système musculaire de par la trop petite charge mise en opposition aux mouvements répétés. Dans la pratique, on rencontre le plus souvent le 2ème cas de figure d'où l'impression répandue de l'inutilité de l'aquagym pour le renforcement musculaire.

Utilisés pour leur propriété hydrorésistante

Gants	Renforcement musculaire, Puissance du travail cardio-vasculaire
Haltères de résistance	Renforcement musculaire, Puissance du travail cardio-vasculaire
Disques de résistance	Renforcement musculaire, Puissance du travail cardio-vasculaire
Planches de natation	Renforcement musculaire
Gants d'aquaboxing	Puissance du travail cardio-vasculaire, puissance et explosivité musculaire du haut du corps.
Barres hydrorésistantes	Renforcement musculaire à haute intensité
Bottes hydrorésistante	Renforcement musculaire, Puissance du travail cardio-vasculaire
Palmes	Renforcement musculaire, Puissance du travail cardio-vasculaire.
Plaquettes	Renforcement musculaire, Puissance du travail cardio-vasculaire
Donuts	Puissance du travail cardio-vasculaire

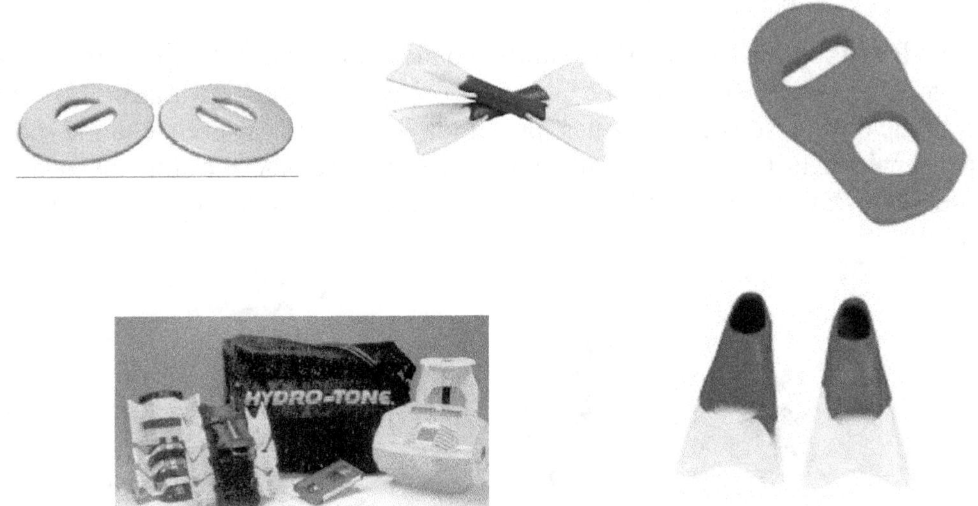

D'autres matériels existent, il suffit de se renseigner auprès de sociétés spécialisées.

Important : Un autre point dans le choix du matériel est d'évaluer la taille des surfaces hydrorésistantes, trop grandes, elles sont difficiles à mettre en mouvement à grande vitesse, le travail sera très astreignant, l'inverse donnera un travail sans impact réel sur le système musculaire à moins peut être de le faire toujours à vitesse très élevée. Certains matériels présentent en plus des surfaces hydrorésistantes perpendiculaires à leur poignée permettant un travail en semi-pronation (position de prise du marteau).

Remarque générale

La plupart des matériels ont des propriétés flottantes et hydrorésistantes mais pour les matériels cités ci-dessus, l'une prédomine largement sur l'autre, hormis pour l'un de ceux-là, la planche de natation. Utilisé, sa grande surface perpendiculaire au déplacement et à grande vitesse, son niveau d'hydrorésistance est très élevé et peut dépasser en termes de force celle liée à sa flottaison. En revanche, placée parallèlement au déplacement elle ne présente quasiment pas d'hydrorésistance.

Utilisés pour leur propriété pesante

Lestes de chevilles ou de poignets	Stabilité, renforcement musculaire en poids partiel
Haltères massifs	Renforcement musculaire

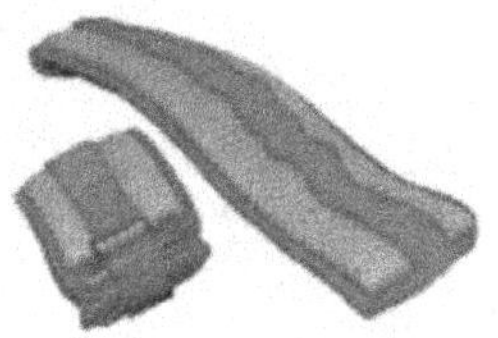
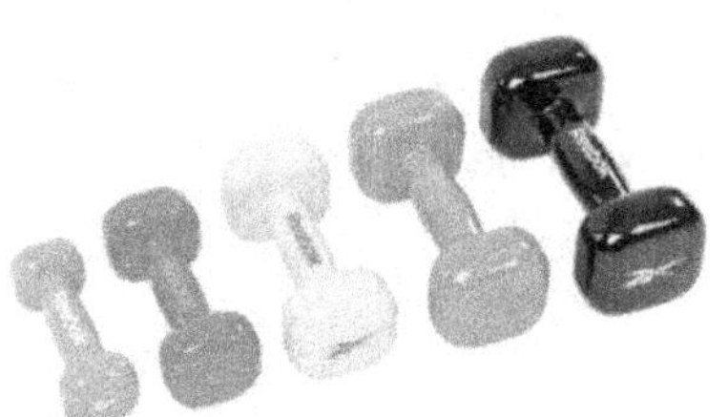

Rappelons que lorsque ces masses sont utilisées lors d'un exercice les gardant hors de l'eau, hormis le fait de le réaliser avec des pratiquants mouillés, il n'a aucune relation avec l'eau. Cet exercice travaille évidemment bien mais ce n'est pas de l'aquagym. Utiliser ces matériels dans l'eau réduit leur poids de la poussée d'Archimède qui leur est appliquée, l'exercice aquatique réalisé reste sensiblement le même que son homonyme terrestre.

Utilisés pour leur propriété élastique

On trouve les rubber-bands ou élasti-bandes (bandes élastiques quelques fois tissées plutôt larges), les tubbing (tubes élastiques avec poignées), les élastiques en anneau. Ils existent en plusieurs niveaux de dureté, souvent indiqués par un jeu de couleur propre à chaque marque. Leur utilisation est orientée vers le renforcement musculaire. Rappelons que leur propriété élastique n'a aucune interaction avec l'eau. Utiliser un élastique hors ou dans l'eau ne change rien au travail qu'il induit.

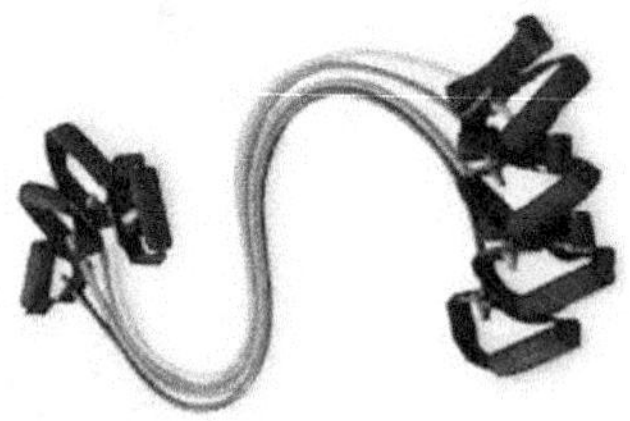
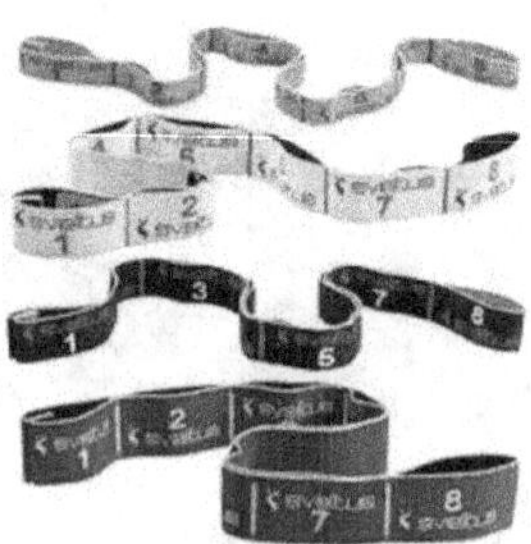

A noter : les exercices de musculation réalisés avec des élastiques ou des masses restent de bons exercices mais ne sont pas développés dans ce recueil car sans lien avec le milieu aquatique. Par contre il existe de très bons guides de mouvements les recensant.

Equipement personnel

Équipement de maintien

Le maillot de bain doit garantir aux femmes un maintien optimal de la poitrine. Aux vues des mouvements d'écartés des membres inférieurs : l'échancrure devrait peut-être être limitée. La tenue de bain doit permettre le meilleur maintien et confort pour les hommes comme pour les femmes.

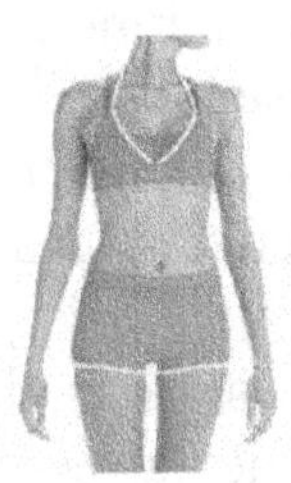
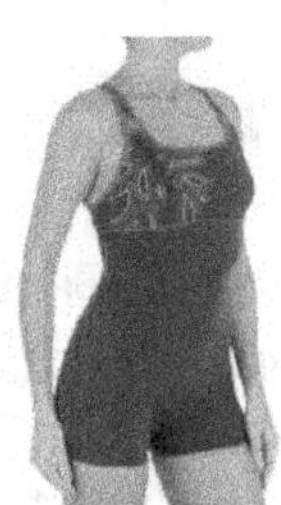

Équipement de confort thermique

Nombre de pratiquants se plaigne à tort ou à raison de problèmes liés à l'environnement froid. L'eau froide, l'air froid, la différence thermique entre les deux, les courants d'air, sont tant de raison de se plaindre du froid. Une solution à tous ces maux peut être dans le port d'un « lycra » polaire ou bien d'un haut en néoprène d'1mm.

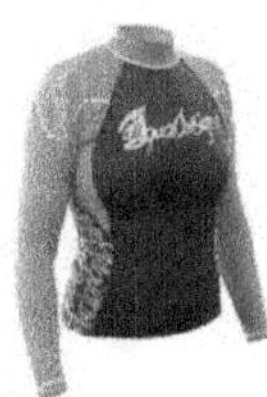

Équipement de protection

Certains bassins ont été construits avec un sol très abrasif, d'autres ont subi des chocs ayant entrainé la présence de carrelages cassés et coupants, certains sont marqués par la présence en leur fond d'objets liés à la circulation de l'eau. Tous ces éléments peuvent entrainer des risques de blessures aux pieds. Une solution peut être apportée par le port de chaussons d'aquagym.

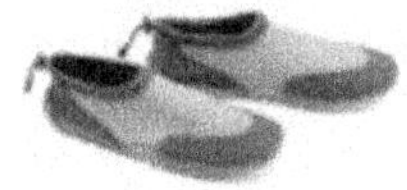

L'été, quand la séance a lieu en plein air, le soleil peut être une contrainte pour les yeux autant de l'animateur que des pratiquants. De manière à éviter tout éblouissement, tout risque de brulure de la rétine (surtout pour l'animateur faisant toute la saison estivale), une bonne paire de lunettes de préférence polarisées peut être essentielle.

Comment choisir son matériel ?

Le budget, la nature des cours proposés, la clientèle ciblée, les compétences de l'animateur, ses connaissances quant à l'usage du matériel, les particularités du bassin, sont tant de facteurs pouvant influer sur le choix de l'achat de matériel.

Concernant les matériels mobiles flottants, au-delà de leur forme mettant en évidence un encombrement proportionnel à leur taille, l'équivalence poids-force doit être largement prise en compte et mise en adéquation avec le niveau de force des pratiquants visés. Plus ces derniers sont forts, plus le matériel devra être flottant pour leur permettre de ressentir l'effet du renforcement musculaire. Relativement à leur usage comme stabilisateur en surface, le niveau de flottaison devra être proportionnel à leur poids de corps et plus particulièrement au poids des parties émergées du corps. Généralement, il s'agit de la tête et d'une partie des membres inférieurs lors d'exercices de musculation sur les abdominaux.

Concernant les matériels mobiles hydrorésistants, leur taille, plus particulièrement leur maitre couple (surface projetée de l'objet perpendiculairement à la direction de son déplacement) doit être mis en relation avec les capacités de force des pratiquants visés. Plus ces derniers sont forts, plus le matériel devra avoir un maitre couple de dimension élevé pour leur permettre de ressentir l'effet du renforcement musculaire sans pour autant devoir atteindre des vitesses d'exécution toujours élevées. Leurs poignées ou attaches doivent permettre une mise en œuvre facile, une utilisation ergonomique et symétrique entre la droite et la gauche si le matériel s'utilise par paire. Il ne faut pas perdre de vue que les premiers matériels d'hydrorésistance dont dispose un pratiquant, sont les surfaces de résistance que forment les différentes parties de son corps !

Le Renforcement Musculaire

Ce chapitre a vocation de donner des bases sur les méthodes visant le renforcement musculaire, de manière à pouvoir les adapter à la musculation aquatique <u>en cours collectif</u>. Pour plus de précision, une formation complète est nécessaire.

Définition

Le renforcement musculaire est un processus qui consiste à modifier les propriétés biologiques des tissus nerveux et musculaires sous l'effet d'une activité intense et répétée. Il s'agit de solliciter de manière répétitive le système neuromusculaire dans des conditions biomécaniques définies. Développer la force, c'est agir sur les deux éléments qui la composent :

- Structurel, agir sur le muscle lui-même.
- Nerveux, agir sur la commande de la contraction musculaire.

La structure musculaire peut se décomposer en deux parties :
- La composante contractile, les fibres musculaires
- La composante élastique, les fibres conjonctives (aponévroses, tendons)

Remarque : nous ne traiterons pas de l'entrainement de la composante élastique qui pourtant rentre en compte indirectement dans la force car il ne correspond que peu au domaine de l'aquagym.

La définition met en évidence les deux paramètres fondamentaux de la musculation et le rapport obligatoire qu'ils ont sans quoi elle ne sert à rien d'un point de vue du développement du système neuro musculaire. Le 1er paramètre est la durée de la sollicitation musculaire qui correspond au temps pendant lequel le muscle ou le groupe musculaire sélectionné travaille. Ce temps s'exprime en nombre de répétitions d'un mouvements engagés par ce muscle ou groupe musculaire et prend en compte les temps de repos au cours de leurs réalisations. Le 2ème paramètre est l'intensité de la charge qui s'oppose aux répétitions, pas tant sa nature. On entend par nature, l'origine de la chose qui crée la charge. Par exemple, le poids a pour origine la gravité qui s'applique à une masse, plus la masse est grande, plus le poids est grand (Poids (Newton)= 9,91 (Newton/kg) x masse (kg)). Le poids est une force mécanique, elle s'exprime en Newton ! Un muscle travaillera autant avec une force issue d'une masse que de n'importe quel autre matériel générant une force de même intensité peu importe sa nature. Le rapport entre le nombre de répétitions et l'intensité de la charge (nombre de répétions / intensité de la charge), souvent par raccourci, nommée « charge », doit atteindre une valeur suffisante appelée dose-réponse qui permet effectivement d'améliorer le système neuromusculaire. En réalité, il ne s'agit pas d'une valeur mais plutôt d'un intervalle de valeurs. Comme le système neuromusculaire a plusieurs qualités qui lui permettent de fonctionner selon plusieurs régimes de force, il existe donc plusieurs intervalles ! Travaillé sans prendre en compte ces dose-réponses n'est pas sérieux, travaillé avec une valeur trop faible peut ne servir à rien d'un point de vue de la musculation. En aquagym, très souvent, les charges préconisées sont bien trop faibles ou bien juste non prises en considération !

Intérêt à travailler la force

D'un point de vue de la santé, le renforcement musculaire permet de limiter la perte de masse sèche, lutte contre l'ostéoporose grâce à son action stimulante sur les os, améliore la coordination intra et intermusculaire, améliore le fonctionnement métabolique au niveau des fibres, peut participer à l'amélioration des qualités cardio-vasculaires par la réalisation d'exercices généraux, améliore les qualités contractiles dans tous les régimes de force travaillés :

- Force endurance, lutte contre la fatigabilité musculaire (capacité à réaliser un effort musculaire plus longtemps)
- Force maximum, augmente le potentiel force,
- Force vitesse, permet des contractions plus rapides, augmente la réactivité, la puissance musculaire
- Force résistance, permet d'augmenter la masse musculaire.

En fonction des muscles travaillés, il renforce la posture du buste, le maintien du dos droit, resserre les viscères et assure un meilleur soutien de la colonne vertébrale évitant nombre de maux de dos.

Méthodes de travail en renforcement musculaire

Les muscles s'adaptent à la charge de travail (à ne pas confondre avec la charge que l'on oppose aux mouvements de musculation !), si celle-ci répond à une programmation s'inscrivant dans le long terme, suffisamment intense pour générer des changements, pas trop pour ne pas blesser. Il existe trois méthodes générales de développement de la force

> La méthode des efforts maximaux,

Il s'agit ici d'un développement de la force par un entrainement avec des charges maximales, un très faible nombre de répétions et un long temps de repos entre chaque série (jusqu'à 5 minutes). L'intérêt de ce type d'entrainement est l'amélioration de l'influx nerveux, de la force maximum, de la coordination intramusculaire (recrutement simultanée du plus grand nombre de fibres musculaire) et extra musculaire (chaine synergique)

> La méthode des efforts répétés,

Il s'agit d'un développement de la force par un entrainement avec des charges faibles à moyennement élevées, un nombre de répétitions très variable en fonction de la charge, un temps de repos quasiment nul à moyen (jusqu'à 2 minutes). Les objectifs de cette méthode sont très larges, ils s'étendent de l'hypertrophie musculaire à l'affinement du galbe par son affermissement, en passant par l'amélioration des qualités d'endurance musculaire. La diététique entre largement en compte pour le gain en masse. Beaucoup de programmes d'entrainement s'en inspirent, comme la méthode pyramidale qui consiste à augmenter la charge et réduire le nombre de répétitions au fur et à mesure des séries, puis à inverser le procédé. La forme d'entrainement la plus courante est la demi-pyramide ascendante.

➢ La méthode des efforts dynamiques,

Il s'agit d'un développement musculaire par un entrainement avec des charges moyennement faibles à moyennement élevée (<à 70 % de la force maximale du muscle considéré), un nombre de répétitions modérées et un repos moyennement long à long. Cette méthode vise l'amélioration de la vitesse de contraction musculaire, de « l'explosivité », de la qualité de la coordination intra et extra musculaire par une sollicitation neuromusculaire importante. Le recrutement des fibres de type 2 est particulièrement visé.

Relation entre les qualités musculaires travaillées, l'organisation de l'exercice et leurs objectifs (d'aprèsCometti)

Les tableaux ci-après présentent comment travailler les différents types de forces, ils sont issus du centre d'expertise de la performance de Gilles Cometti. Ils montrent comment les différentes méthodes sont utilisées en fonction du type de force à améliorer et leurs objectifs. Ils mettent en relation l'intensité de référence (l'intensité de la charge, la charge) et la durée de l'effort en nombre de répétition à faire en un temps donné indiquant une notion supplémentaire à prendre en compte : la vitesse de mouvement. Celle-ci peut différée entre les différentes phases (séquences) qui constituent la répétition.

Qualités physiques	Intensité de référence	Durée de l'effort	Fréquence de l'effort	Filière energétique	Objectif et type d'effort
Force maximale (*ou* force maximale explosive)	100%	1 R/3 à 4"	Récupération passive et complète comprise entre 5' et 3' selon l'exercice et le groupe musculaire	Filière à dominante anaérobie alactique	Effort maximal de courte durée
	95%	2 R			
	90%	3R			Mobliser la charge la plus lourde possible avec une conduite lente de mouvement (culturisme), *ou* explosive (haltérophilie)
	85%	4 R			
	80%	5 R /10 à 15"			
		6 à 8 séries par groupe musculaire			But: développement structural et nerveux de la force.

R signifie répétition

Qualités physiques	Intensité de référence	Durée de l'effort	Fréquence de l'effort	Filière energétique	Objectif et type d'effort
Force vitesse (*ou* puissance maximale)	80%	6 R / 10" à 15"	Récupération passive et complète comprise entre 3' et 2'30" selon l'exercice et le groupe musculaire	Filière à dominante anaérobie alactique	Effort dynamique de courte durée Mobliser une charge sub-maximale le plus vite possible avec une technique classique d'effort gagnant *ou* une technique pliométrique en effort combiné But: développement de l'influx nerveux de la force
	75%	6 R à 7 R / 10" à 15"			
	70%				
	65%				
	60%				
		8 à 10 séries par groupe musculaire			

Qualités physiques	Intensité de référence	Durée de l'effort	Fréquence de l'effort	Filière energétique	Objectif et type d'effort
Vitesse force (puissance)	50%	10 R / 10"	Récupération passive et complète comprise entre 2'30" et 2' selon l'exercice et le groupe musculaire	Filière à dominante anaérobie alactique	Effort dynamique de courte durée Mobliser une charge légère à moyenne avec la plus grande vitesse cyclique possible avec une technique classique en effort gagnant But: développement (partiel?) de l'influx nerveux de la force
	40%				
		20 R / 15" à 20"			
		6 à 8 séries par groupe musculaire			

Qualités physiques	Intensité de référence	Durée de l'effort	Fréquence de l'effort	Filière energétique	Objectif et type d'effort
Force endurance (force résistance)	80%	10 R / 20" à 30"	Récupération passive et incomplète comprise entre 2' et 1'30" selon l'exercice et le groupe musculaire	Filière à dominante anaérobie lactique	Effort répété de haute intensité
	70%	10 séries par groupe			
	60%	15 R / 30" à 40" 15 séries par groupe			Mobliser une charge sub-maximale le plus longtemps possible avec une technique en efforts gagnants et perdants
	50%	20R / 40" à 50" 20 série par groupe			But: développement structurel de la force (hypertrophie musculaire)

Qualités physiques	Intensité de référence	Durée de l'effort	Fréquence de l'effort	Filière energétique	Objectif et type d'effort
Endurance de force (résistance)	50%	Super série de 20 à 50R sur 2 à 5 exercices pour une durée totale de 50" à 1"	Récupération passive et incomplète comprise entre 1'30" et 1' selon les super séries et le groupe musculaire	Filière mixte anaérobie et aérobie	Effort répété de moyenne intensité
	30%	3 à 5 super séries par groupe musculaire			Mobliser une charge légère à moyenne le plus longtemps possible avec une technique en efforts gagnants et perdants
					But: perte de masse grasse (défnition musculaire)

Ces tableaux montrent que certains régimes de force ne sont travaillés qu'à partir d'une charge importante supérieure 60 % de la force maximum que peut produire un muscle. Ils mettent en évidence la relation de proportionnalité inversée entre charge et nombre de répétitions et la nécessité de repos longs lorsque celle-ci est élevée. Ils démontrent le lien entre travail musculaire et travail cardio-vasculaire et montre que la sollicitation du 2ème est surtout d'ordre anaérobie. Ils mettent encore en évidence qu'à charge légère à moyennement légère (inférieur à 50% de la force maximale), l'endurance de force, la résistance et la vitesse peuvent être travaillé même si seulement partiellement.

Organisation de l'entrainement

L'entrainement prend en compte de nombreux facteurs :
1. Les compétences, les attentes et besoins des pratiquants
2. L'assiduité hebdomadaire des pratiquants
3. Les groupes musculaires à travailler
4. Le cadre de l'entrainement

Les compétences, les attentes et besoins des pratiquants

Le profil des pratiquants (physique et mental), leur motivation, leur antériorité de pratique, leur âge biologique, ce à quoi ils aimeraient ressembler définissent les objectifs de l'entrainement.

L'assiduité hebdomadaire des pratiquants

En fonction de la fréquence de leur entrainement en musculation, l'entrainement peut être programmé sur un nombre de séances hebdomadaires plus ou moins important permettant de travailler soit des muscles de « moindre importance », soit de manière plus précise (travail par des exercices locaux, régionaux et généraux), soit simplement plus souvent. Un exercice à engagement local est un exercice qui n'engage qu'une seule articulation. Lorsqu'il est régional, il engage une région comme la région pelvienne, scapulaire ou abdominale. Encore, s'il est général, c'est qu'il met en mouvement l'ensemble du corps.

Les groupes musculaires à travailler

Les muscles se répartissent en plusieurs groupes.

Ils peuvent être regroupés par étages, on distingue les muscles :
- des membres supérieurs,
- du haut du corps,
- de l'abdomen
- du bas du corps
- des membres inférieurs.

Ils peuvent être regroupés par chaine synergique (muscles qui fonctionnent ensemble pour réaliser un mouvement engageant plusieurs articulations) :
- Pectoraux, épaules, triceps
- Dorsaux, biceps
- Abdominaux,
- Lombaires
- quadriceps, fessiers

Ou encore par groupe agoniste/antagoniste
- Biceps, triceps
- Pectoraux, dorsaux
- Abdominaux, lombaires
- Quadriceps, ischio-jambiers,
- Fessiers / psoas iliaque
- Abducteur / adducteur de la cuisse

Ces regroupements peuvent être autant de points de départ pour planifier les muscles à travailler dans la séance. Il ne s'agit pas de tout faire en une fois, mais en fonction des objectifs de l'entrainement, de sélectionner 2 ou 3 groupes et de les travailler.

Le cadre de l'entrainement

On distingue 2 cadres d'entrainement, le 1er est la salle de musculation où la pratique peut être poussée à son maximum de par sa possible individualisation et la présence de matériel répondant à tous les besoins, le 2ème est le cadre du cours collectif, étant celui de l'aquagym, celui-ci nous intéresse grandement. Le caractère collectif du cours, la présence d'un public hétérogène, ne permet pas pour des raisons de sécurité et de moyens matériels de pousser l'entrainement vers un travail en charge lourde (> 90% de la F_{MAX} environ) ou moyennement élevée (environ 70%) ou bien encore de pousser l'effort jusqu'à l'échec (incapacité de faire une répétition de plus) même avec une charge supérieure aux environs de 50%. Aussi, le travail d'hypertrophie, de force maximum, de force puissance n'est pas réalisable. Seul le renforcement en force endurance avec une notion de force vitesse à charge faible (< 40% F_{MAX} environ) à modérée (50% de la F_{MAX} environ) peut être envisagé. Notons que la force maximale (F_{MAX}) est à apprécier par rapport au muscle considéré. Les cuisses, les pectoraux, les biceps, n'ont pas le même potentiel de force.

Objectifs du renforcement musculaire en aquagym

Si l'intérêt du renforcement musculaire pour un sportif exerçant une activité de compétition s'exprime en termes d'amélioration des qualités musculaires en vue de meilleures performances dans leur discipline sportive, il en va autrement pour les pratiquants d'aquagym. L'intérêt exprimé est plutôt d'ordre esthétique, ou lié au maintien d'un bon état de forme, de la santé. Aussi, lorsque la question : « que recherchez-vous dans une activité de renforcement musculaire » est posée aux pratiquantes, ces dernières précisent leurs attentes :

- ✓ l'affermissement
- ✓ l'amincissement
- ✓ un meilleur galbe, silhouette.
- ✓ un travail prioritaire sur les abdominaux, les fessiers, les cuisses, la poitrine et les triceps.

Remarquons qu'il s'agit d'attentes esthétiques. Le renforcement musculaire en aquagym doit, d'un point de vue des besoins, répondre aux différents intérêts généraux vus plus haut.

Posons-nous quelques questions ?

1. L'aquagym en renforcement musculaire peut-elle répondre à leurs attentes ?
2. L'aquagym en renforcement peut-elle répondre aux besoins de maintien des qualités physiques de ses pratiquants ?

Certains disent non, d'après eux, l'aquagym ne peut pas imposer suffisamment de contrainte de force. L'aquagym ne peut pas présenter autre chose que de la mobilisation générale douce.

D'autres ne sont pas de cet avis. Rangeons-nous de leur côté et prouvons-le !

Remarque :

Aucun renforcement musculaire ne peut améliorer le galbe ou le développement de la poitrine ou plus précisément des seins, ceux-ci étant composés principalement de cellules graisseuses tenus par des ligaments (ligaments de Cooper). Le renforcement musculaire travaille les muscles, ceux dits de la poitrine sont les pectoraux, ils sont sous-jacents aux seins, ils mobilisent les bras et ne leur sont en rien attachés, les travailler n'a aucune incidence sur eux. L'âge, la taille, les cycles menstruels, les périodes de grossesse, les régimes alimentaires, le soin à porter un soutien-gorge pour ne pas trop tirer sur ses ligaments particulièrement lors d'activités sportives entrainant des impacts verticaux, sont les paramètres à prendre en compte concernant leur évolution.

Notion de charge en aquagym

En salle de musculation, les charges opposées aux contractions musculaires sont réalisées par le biais de poids plus rarement par des résistances élastiques : On tire un poids, on le pousse, on le soulève. Une charge en musculation est une force mécanique mise en opposition à la force musculaire issue des contractions d'un nombre plus ou moins important de fibres. La charge qui est une force et s'exprime donc en newton est toujours communément exprimée par son équivalence poids-force et s'exprime donc en kg. Ceci est toujours vrai quel que soit l'origine de la charge.

En aquagym, la charge pour le renforcement musculaire a pour origine la poussée d'Archimède opposée à la gravité et la force hydrorésistante.

1. 1-La poussée d'Archimède appliquée à :
   - ✓ un objet flottant, il s'agit de la flottabilité positive. Le travail de musculation aura comme objectif d'engager la force musculaire pour enfoncer l'objet flottant. Plus l'objet est flottant plus la charge est intense.
   - ✓ un pratiquant partiellement immergé, il s'agit du poids apparent. Le travail de musculation aura comme objectif d'engager la force musculaire du train inférieurs (membres inférieurs et certains muscles de la ceinture pelvienne) dans des mouvements de squats ou de fentes ou bien celle du train supérieur (membres supérieurs et certains muscles de la régions scapulaire) dans des mouvements de flexions/extensions des bras permettant l'élévation du buste. Plus le pratiquant est hors de l'eau, plus la charge est intense.
2. la force hydrorésistante appliquée à tout corps mis en mouvement par la force musculaire s'oppose à la cause qui lui a donné naissance. Lorsque la force musculaire induit un déplacement d'un corps dans l'eau, elle subit en retour une force hydrorésistance contre laquelle elle devra travailler. Plus l'objet va vite et/ou oppose un maitre couple de grande dimension, plus la force est intense.

Il est important de noter que seul la charge s'exprimant par la flottabilité positive est constante dans tous les cas (autant qu'on laisse l'objet immergé). La charge en poids partiel n'est constante que dans le cas de contraction isométrique maintenant le niveau d'immersion constant. La charge en hydrorésistante induite par la force musculaire est non constante dans tous les cas.

L'intensité de la charge est plus ou moins intenses en fonction des paramètres qui lui donnent naissance.

Sélection et adaptation pratique de la charge en cours collectif

En fonction de leurs objectifs, les paramètres des exercices sont réglés. Un de ceux-là est la charge. Sélectionner précisément cette dernière est certainement le plus difficile à faire car elle dépend de l'état de forme du pratiquant, de son niveau d'entrainement, de l'exercice à réaliser. Aussi, il est certainement judicieux de le laisser apprécier lui-même ses besoins en lui ayant précisé avant comment cela peut se faire. Avec l'habitude, les conseils et le contrôle de l'éducateur, les informations sur l'exercice à faire, il y arrivera très bien.

Charge liée aux matériels flottants,

Plus le matériel utilisé flotte, plus l'exercice réalisé avec lui sera éprouvant. Modifier la capacité à flotter (la flottabilité positive) du matériel permet d'adapter la charge qu'elle représente. Cela est possible par :
- ✓ le choix entre différentes tailles (de volume) des flotteurs (frites, haltères flottants...)

Charge liée aux matériels hydrorésistants

La taille, la forme, la vitesse à laquelle le matériel se déplace, augmente l'intensité de la charge rendant l'exercice plus difficile. Comme il a été vu dans un chapitre précédent, c'est la force musculaire qui est responsable de la vitesse donnée au matériel lequel sera encore plus résistant augmentant donc la charge.

Modifier la charge, peut être réalisé :

- ✓ en modifiant la surface de résistance soit par le choix d'haltères plus petits soit en les tenant (si l'option est donnée) de telle manière à réduire leurs surfaces projetées dans le plan perpendiculaire au déplacement (le maitre couple).
- ✓ en sélectionnant des haltères dont la forme est plus hydrodynamique donc offrant moins de résistance au mouvement (la forme en goutte d'eau est très hydrodynamique, la forme en disque l'est très peu)
- ✓ sous les instructions de l'éducateur sportif, en travaillant à différentes vitesses.

Charge liée au poids partiel

L'immersion du pratiquant entraine une réduction de son poids réel. Modifier le niveau d'immersion permet de modifier l'intensité de la charge qu'il représente. Aussi son placement dans plus ou moins d'eau, lui permettra d'adapter la charge.

Placements et postures pour l'aquagym en renforcement musculaire

Postures en aquagym

Les postures doivent permettre un travail optimal des muscles sollicités tout en conservant l'intégrité physique de la personne concernée. Seules les chaines musculaires sollicitées sont en mouvement, on parle d'isolation. Le pratiquant prend une posture qui lui assure la plus grande stabilité et lui permet d'écarter tout risque de blessures et met en mouvement les segments de son corps sur lesquels sont attachés les muscles qu'il désire travailler. On retiendra en points essentiels :

✓ La position du bassin, du dos et de la nuque.

De manière à éviter tout pincement des vertèbres lombaires, l'antéversion du bassin est évitée. Le dos est généralement « plat » ou pour le travail des abdominaux, légèrement enroulé, partie sous ombilicale serrée (on parle de « nombril aspiré »), la nuque est axée.

✓ La position des genoux lors de la flexion des membres inférieurs.

Ils sont à peine tournés vers l'extérieur, cuisses en ouverture, pieds orientés approximativement à «10 heures 10 ». Ils ne sont jamais « en dedans » (jambe de brasse). Les pointes de pieds sont toujours un peu plus en avant ou extérieur par rapport aux genoux de manière à limiter les tensions sur le tendon patellaire (rotulien) et les chevilles.

✓ La position du buste.

Lors d'exercices nécessitant qu'il soit fléchi en avant, il doit être le plus possible porté par l'eau, le dos doit être « plat », les masses sacro-lombaires gainées. Pour les exercices nécessitant des flexions extensions verticales des membres inférieurs, il doit être le plus possible placé dans une position plutôt verticale, caisson abdominale (masse sacro-lombaire et abdominale, on parle aussi de ceinture abdominale) serré.

✓ Les sauts.

Une attention toute particulière est donnée à l'amortissement le plus efficace de ces derniers lors de leur réception de manière à prévenir tout traumatisme des genoux ou du dos. Le buste est placé verticalement, le caisson abdominal serré.

Placements en aquagym

Lorsqu'on réalise un exercice de musculation en salle, on utilise des poids. Lorsque ces poids sont des haltères ou des barres libres, les contraintes liées à la pesanteur sont verticales et dirigées de haut en bas. Lorsque ces dernières sont remplacées par des machines guidées (presse, cadre guidé...), c'est le câble passant par des poulies qui en donne la direction et le sens. En aquagym, il n'en va pas de la même manière hormis lors de l'utilisation du poids apparent du pratiquant. Pour cette activité nous avons à notre disposition les trois types de charge évoquées ci-dessus : la résistance liée à la « force hydrorésistante», la flottabilité positive d'un objet flottant, le poids de corps partiel du pratiquant.

La flottabilité positive (force de flottaison)

La poussée d'Archimède appliquée à un matériel moins lourd que l'eau, induit une force verticale dirigée de **bas en haut :** c'est la flottabilité positive. Faire de la musculation avec cette force requiert donc un placement qui permet de mobiliser l'objet flottant vers le bas grâce la contraction motrice des muscles prévus par l'entrainement. La force de flottaison étant indépendante du mouvement, elle permet un renforcement musculaire sous toutes les formes de contractions : anisométriques concentriques (la force musculaire est supérieur à la force de flottaison, il y a mouvement moteur vers le bas, fig2a) et excentriques (la force musculaire est inférieure à la force de flottaison, il y a mouvement de freination vers le haut, fig2b), isométriques (la force musculaire est égale à la force de flottaison, il n'y pas de mouvement, fig. 2c).

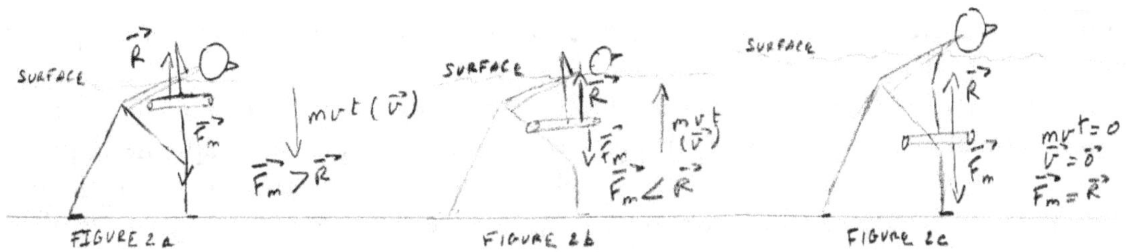

La force de flottaison (R) permet le travail musculaire en contraction musculaire isométrique et anisométrique concentrique et excentrique mais dans un seul axe de travail, l'axe vertical. <u>Le travail moteur est toujours orienté vers le bas.</u>

Dans tous les cas de figure, la chaine musculaire pectoraux-épaule avant-triceps est engagée, en contraction concentrique pour la fig.2a, en contraction excentrique pour la fig.2b, en contraction isométrique pour la fig.2c.

La force d'hydrorésistance (force vitesse, force hydrorésistante)

Elle est induite par le déplacement dans l'eau de tout matériel ou une partie du corps offrant une surface résistante à ce même déplacement. Ce mouvement pour exister doit repousser les molécules d'eau qui à leur tour exercent en réaction une poussée dans la même direction mais en sens opposé. Cette poussée en réaction dont la cause est d'origine musculaire, la force musculaire, est la force hydrorésistante. Elle prend naissance dans un mouvement moteur seul capable de déplacer les molécules d'eau. Aussi, tout type de contraction musculaire autre que concentrique ne peut exister donc être travaillée par le biais de cette force (fig.1a et 1b, la poussée de la planche aurait pu être dessinée dans n'importe quelle autre direction). Par contre, elle offre de grandes possibilités d'utilisation en ce qui concerne les directions des mouvements, elles sont tous possibles, uniquement limités par l'obligation de garder l'objet résistant dans l'eau. Sans autres équipements permettant de flotter, elle est surtout utilisée en aquagym en eau peu profonde avec appuis au sol.

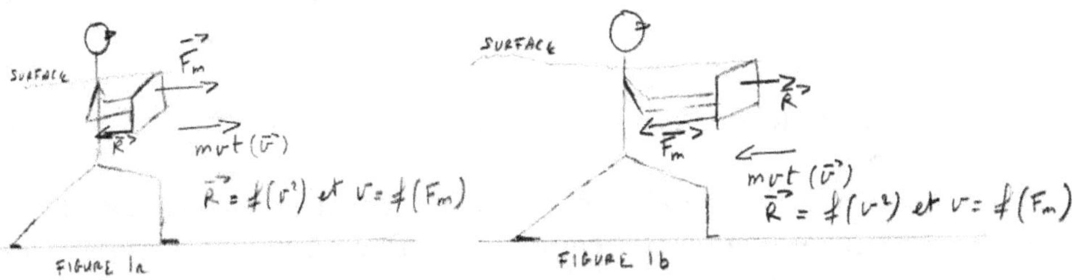

La force hydrorésistante (R) permet le travail musculaire uniquement en contraction anisométrique concentrique mais dans toutes les directions de poussée limité au milieu

aquatique. <u>**Le travail moteur est possible dans toutes les directions, le travail en freination ou statique n'existe pas.**</u>

Dans le cas de la fig.1a, la force musculaire est engagée par la chaine musculaire pectoraux- épaule avant-triceps. Dans le cas de la Fig.1b, c'est la chaine grand dorsaux-épaule arrière-biceps qui est engagée.

Le poids partiel

Tout corps plongé dans l'eau subit la poussée d'Archimède. Appliquée au corps du pratiquant partiellement immergé, celle-ci réduit son poids réel (poids mesuré hors de l'eau) du poids du volume d'eau déplacée. Si ce poids est toujours positif et non nul alors il continue d'exercer une force verticale dirigée de **haut en bas**. Ce poids de corps réduit s'appelle le poids apparent (ou partiel). Utiliser cette force, nécessite un placement orientant le mouvement moteur (appelé aussi de répulsion) par lequel la force musculaire est travaillée dans un axe vertical et dirigé vers le haut. La force de répulsion qui n'est autre que la force musculaire s'oppose au poids apparent du pratiquant. Celui-ci est dépendant d'un point de vue de son intensité, des variations du niveau d'immersion. Il permet un renforcement musculaire sous toutes les formes de contractions anisométriques excentriques (la force musculaire est inférieure au poids partiel, il y a mouvement de freination vers le bas, fig.1), isométriques (la force musculaire est égale au poids partiel, il n'y pas de mouvement, fig.2), anisométriques concentriques (la force musculaire est supérieur au poids partiel, il y a mouvement moteur vers le haut, fig.3) L'intensité du poids partiel est fonction du niveau d'immersion, il varie entre une valeur haute, au minimum d'immersion, et zéro, au maximum d'immersion où la poussée d'Archimède annule le poids réel. A ce niveau bas, la notion de renforcement musculaire n'est plus validée faute de charge.

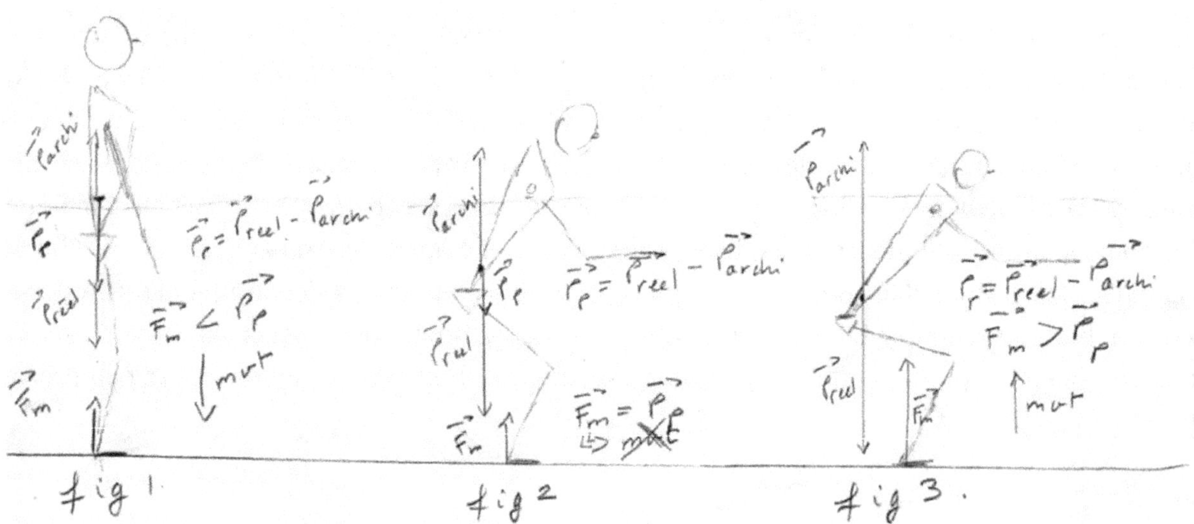

Pachi= poussée d'Archimède ; Préel = poids réel ; Pp= poids partiel ; Fm= force musculaire ; Pp= Préel-Parchi

Le poids partiel permet le travail musculaire en contraction musculaire isométrique et anisométrique concentrique et excentrique mais dans un seul axe de travail, l'axe vertical, son intensité dépend du niveau d'immersion du sujet et de son poids réel. Le travail moteur est toujours orienté vers le haut.

Le renforcement musculaire adapté au milieu aquatique

L'entraînement d'un groupe musculaire se compose de plusieurs exercices composés eux-mêmes de plusieurs séries constituées de répétitions d'un mouvement selon des paramètres donnés. Une série est la réalisation sans s'arrêter pour se reposer ou faire autre chose d'un certain nombre de répétions.

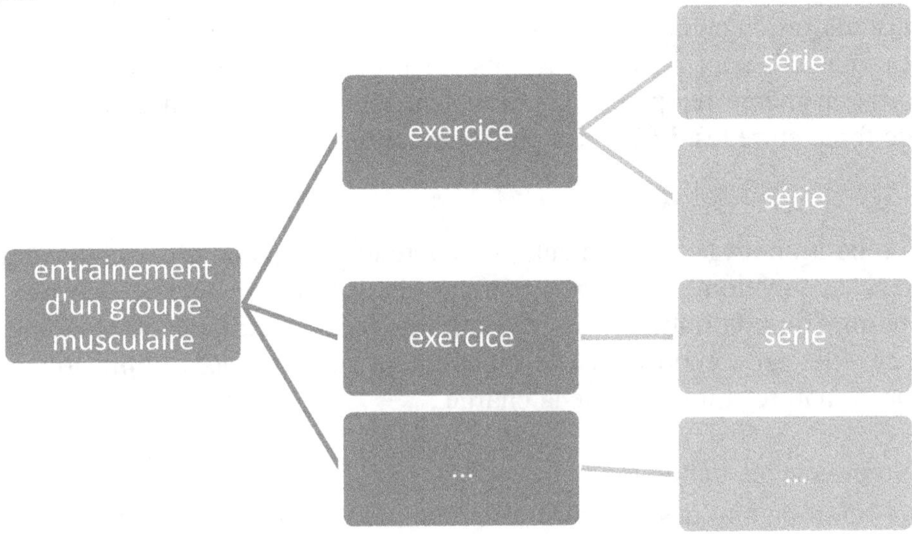

Un pratiquant réalise la série constituée par la répétition un nombre de fois donné d'un mouvement à une vitesse donnée contre une charge. Ensuite, il se repose pendant un temps donné et recommence soit la même série ou bien une autre constituée d'un nouveau paramétrage mais conservant le même mouvement qui est propre à l'exercice. Le nombre d'exercices pour un même groupe musculaire, le nombre de séries, leur composition sont définis par l'animateur aquagym lors de la conception de la séance de musculation.

L'exercice peut contenir plusieurs séries identiques ou non, **Ce dernier prend souvent le nom du mouvement réalisé**, quelque fois associé à la méthode de travail pratiquée. Ces derniers sont décrits dans le guide des mouvements de musculation en milieu aquatique (livre 2).

Il existe en fonction de l'engagement en nombre de muscles sollicités, trois catégories d'exercices :

+ Exercice local

Un exercice a une visée dite locale lorsque le mouvement implique la mobilisation d'un segment, d'une articulation, d'un muscle ou d'un ensemble de muscles agonistes (biceps brachiaux ou mollet ou quadriceps…).

+ Exercice régional

L'exercice a une visée dite régionale lorsque le mouvement implique une seule partie du corps, un étage, un groupe musculaire synergique (pectoraux-deltoïdes-triceps-avant-bras ; dos-deltoïde-biceps-avant-bras ; abdominaux…).

 Exercice général

L'exercice a une visée dite générale lorsque le mouvement engage tous les étages du corps, du haut vers le bas ou l'inverse, incluant ou non une mobilisation de la taille. Ces mouvements sont aussi appelés mouvements fonctionnels (squat, épaulé-jeté, coup de pied amplitude en aquagym …). Ils sont très éprouvants cardio-vasculairement de par le volume des masses musculaires engagées et nécessite une bonne habileté motrice. D'un point de vue de la vie de tous les jours, ils sont plus intéressants car proches des gestes quotidiens, engageant haut et bas du corps en même temps en plus d'un engagement en gainage du buste. Ils permettent le transfert de force entre les différentes parties du corps.

Paramétrage d'une répétition

La répétition est le mouvement que répète le pratiquant, elle est au centre de l'exercice de musculation, en fonction de son paramétrage, du nombre de fois qu'elle est réitérée, des repos pris, elle permet ou non l'atteinte des objectifs de force maximale, de puissance, de résistance ou d'endurance. Elle est composée par le mouvement anatomique, l'impulsion, la durée, la vitesse, l'amplitude, la nature et intensité de la charge :

> Le mouvement anatomique,

En fonction des muscles sélectionnés, de la nature de la charge à opposer au mouvement, le pratiquant se place dans une posture précise lui garantissant d'une part sécurité et stabilité optimale, d'autre part, une mise en œuvre effective des muscles désirés dans le respect du principe d'opposition de la charge par rapport au mouvement. Le mouvement de musculation doit se situer dans le même axe que la charge. Lorsqu'il est moteur, il doit s'opposer à elle. Le mouvement prend en compte, le placement des parties immobiles du corps. Ce placement concerne la posture à prendre pour éviter toute blessure et le rendre efficace, en garantissant la réalité de la fixation de ce qui est appelé le point fixe d'un mouvement articulaire. On parle ici d'alignements segmentaires.

> L'impulsion de la répétition

Une répétition comporte toujours deux phases (hormis pour les exercices de gainage). La 1ère emmène la charge de sa position initiale à sa finale, la 2ème ramène la charge dans sa position initiale. Une phase porte le travail moteur induit par la contraction concentrique, une autre, le travail « freinateur » induit par une contraction excentrique. Remarquons que ce dernier point est faux lorsque la contrainte de force est l'hydrorésistance qui ne met en œuvre que des mouvements moteurs en alternant le travail entre muscles agonistes et antagonistes pour amener le mouvement de son point initial à final et inversement. <u>L'impulsion définit la vitesse à laquelle est réalisée la phase concentrique</u>, elle peut être lente, très lente, normal, rapide, à vitesse maximum (explosive), présenter des pauses, de légers retours en arrière, tout peut être imaginé ! Concernant encore l'hydrorésistance, c'est la phase concentrique du groupe musculaire choisi qui est prise en compte, le groupe musculaire antagoniste ramenant à la position initiale sera mis en œuvre à vitesse réduite en résistance minimum de manière à limiter son implication (à moins de vouloir travailler les deux groupes dans la même répétition).

> La durée, la vitesse

Nous avons vu que la répétition comprend deux phases ou deux séquences opposées d'un mouvement, sa durée est la somme de leurs durées, celles-ci sont fonction des vitesses données à chacune et de l'amplitude du mouvement. La durée du travail sur la phase concentrique dépend de l'impact physiologique et nerveux recherché, elle est en direct relation avec sa vitesse. En général sa durée est de l'ordre de la seconde, sa vitesse est « normale ». En réalité, elle dépend de la charge appliquée au mouvement, plus celle-ci est importante plus sa durée sera longue et sa vitesse réduite. Lorsque le travail s'oriente vers le développement de la vitesse, de l'explosivité, la durée de la phase motrice est minimale (vitesse maximale), ici c'est la composante nerveuse de la force, ainsi que les fibres de type 2 qui sont sollicitées. En dernier point, sa durée peut être longue pour favoriser un impact structurel du muscle (développement de la masse, augmentation de sa résistance, son endurance). Le retour en position initiale se fait à différentes vitesses en fonction de l'impact physiologique que l'on veut donner. Ce dernier peut être considéré comme une phase non travaillée, aussi il est réalisé à une vitesse « normale », le retour est dit contrôlé, sa durée est aux alentours de 1 seconde. Inversement, ce retour peut porter un travail musculaire sur la phase excentrique en induisant un temps de freination long, souvent supérieur à 4 secondes. Précisons un point sur le « vrai » travail de musculation excentrique, il s'agit d'un travail en charge supra maximale, impossible en aquagym. Aussi, si la répétition en prend la forme temporelle, il s'agira d'un travail en force endurance vu le niveau de charge opposé au mouvement.

> L'amplitude

L'amplitude du mouvement définit la longueur de déplacement de la charge. L'amplitude maximale de déplacement se nomme une course. Il est possible de travailler en course partielle, pour favoriser une partie de la chaine synergique ou un effort à une angulation précise, mais le travail doit concerner majoritairement son ensemble travaillant ainsi le muscle sur toute sa longueur. **Les exercices de musculation doivent majoritairement être effectués en course complète.**

> La nature et l'intensité de la force induisant la charge

Les origines différentes des charges utilisées en aquagym impliquent des mises en œuvre différentes, elles imposent des placements particuliers. Très généralement, en ce qui concerne le travail en opposition à la flottabilité d'un matériel oblige à se placer de telle manière à ce que la contraction concentrique du groupe musculaire engagé soit dirigée vers le bas, l'objet est poussé vers le fond du bassin. Le travail en opposition à l'hydrorésistance engage toujours une contraction d'un groupe musculaire agoniste dans un sens et antagoniste dans l'autre.

L'intensité de la charge induisant la charge est peut-être l'élément le plus important pour la musculation alors qu'il est quasiment toujours négligé dans la pratique aquagymnique en renforcement musculaire. Un exercice ne peut pas être conçu sans la prendre en compte, elle est la base de l'entrainement de musculation. Le nombre de répétition, la vitesse d'exécution, le repos nécessaire, l'impact physiologique et nerveux dépend directement d'elle. L'équivalence poids-force peut aider pour proposer un niveau de charge adéquate. Concernant les corps flottants tel que les frites, il existe une gamme allant de 2-3 kg à 10kg Concernant le matériel hydrorésistant, il est plus ardu de définir une équivalence poids-force de par le fait qu'elle dépend de la vitesse du mouvement et des surfaces hydrorésistantes. Néanmoins, plus elles sont grandes plus il sera difficile voire impossible de les mobiliser à une allure élevée (la planche de natation et les haltères jaunes de la marque Hydrotone sont les plus entravantes). Concernant le poids partiel, le niveau d'immersion permet de l'adapter au niveau de la force des pratiquants en vue de la réalisation de la série prévue.

L'animateur peut influer sur tous ces paramètres pour atteindre ses objectifs d'entrainement.

Conception des exercices de musculation

Le nombre de séries, de répétitions, d'exercices différents pour un même groupe musculaire, le temps accordé aux différents objectifs du cours ainsi que la durée du cours sont nécessairement liés. L'ensemble s'organise de manière cohérente et proportionnée.

Nous avons vu au début du chapitre qu'il existait trois méthodes de développement de la force : la méthode des efforts maximaux, celle des efforts répétés puis celle des efforts dynamiques. Posons-nous la question si ces méthodes sont réalisables en aquagym et si elles répondent à un besoin pour la clientèle actuelle d'aquagym ?

Méthode des efforts maximaux

Le premier point à vérifier est de savoir s'il existe du matériel d'aquagym permettant d'atteindre un niveau de contrainte équivalent à une charge maximum. Nous devons déjà écarter le matériel dédié à la force vitesse de par son origine directe avec la force musculaire qui lui donne naissance. Il reste donc le matériel flottant : haltères en mousse, barres flottantes, frites de différents volumes et densités, ballons…Pour être réaliste, nous nous limiterons au matériel dédié à l'aquagym voire à la natation.

Une charge maximum est définie comme étant la charge limite avec laquelle on ne peut réaliser qu'une seule contraction concentrique. La force maximum (Fmax) d'un individu est définie par cette charge maximum. Pour un individu il y a donc plusieurs charges maximums relatives à ses différents muscles. Souvent cette notion de charge maximum est associée à un exercice (un mouvement) de musculation donc à un ensemble de muscles synergiques. De manière à être le plus concret possible, continuons notre analyse en prenant comme exemple « l'exercice terrestre », le développé couché aux haltères : il s'agit de repousser deux haltères, un dans chaque main, dans une direction perpendiculaire au buste d'une personne allongée sur le dos. Le mouvement débute membres supérieurs fléchis, coudes en arrière des épaules, avant-bras perpendiculaires au buste. Les poids sont repoussés jusqu'à l'extension complète des bras. Pour cet exercice, un culturiste utilise facilement deux haltères de 40 kilos chacun. En aquagym, l'exercice équivalent est la pompe aquatique avec haltères flottants, mais il n'existe pas de matériel équivalent d'un point de vue de l'intensité de la charge. Qu'en est-il pour le public fréquentant les cours d'aquagym. Pour une grande partie, il lui est difficile, voire impossible, de réaliser une seule pompe hors de l'eau. Il existe des frites ou des barres flottantes générant des contraintes équivalent à 10kg (voir chapitre matériel aquagym), une pompe aquatique réalisée avec ce type de matériel permet d'atteindre une charge d'environ 20kg, ce qui pour certain est supérieur à leur force maximum. Il est donc possible en aquagym de réaliser un entraînement en effort maximum.

Bien que possible, cette méthode ne peut intéresser qu'une clientèle ultra minoritaire en recherche d'un travail spécifique propre à une pratique sportive ou à une convalescence. La méthode des efforts maximaux ne peut pas représenter le corps d'une séance car elle est très contraignante, il n'est d'ailleurs pas possible de respecter les temps de repos imposés. De plus comme tout exercice poussant la pratique à sa limite, le danger d'une blessure est sérieux, le contrôle à effectuer constant, or, en cours collectif, il n'est pas possible d'assurer une sécurité individuelle à tous les pratiquants en même temps, aussi **cette méthode ne doit pas être pratiquée en cours collectif**. De plus les objectifs visés par les efforts maximaux ne correspondent pas aux attentes des participants.

La méthode des efforts dynamiques

Cette méthode met principalement en avant un travail musculaire moteur. Les contractions musculaires mises en évidence sont donc concentriques. L'intérêt est le plus grand recrutement sélectif des fibres musculaires (fibre de type 2) par la réalisation d'exercice à vitesse maximale en vue d'un gain en réactivité, en explosivité, par une meilleure coordination intra et extra musculaire. La commande nerveuse est comme pour les exercices en effort maximum, très sollicitée. L'intensité des contraintes imposées aux muscles est moyennement faible à moyennement élevée (<à 70 % de la force maximale du muscle considéré). Le respect de la méthode voudrait que le nombre de répétitions soit modéré pour un repos moyennement long à long, ce qui n'est pas possible en cours collectif, aussi l'entrainement prodigué ne pourra que s'inspirer de cette méthode, en jouant sur le profil des répétitions composant la série. Celle-ci sera composée d'une alternance de répétitions à vitesse élevée à maximum avec d'autres plus lentes permettant une certaine récupération nerveuse. **Cette méthode va donc s'inscrire dans la méthode des efforts répétés mais en proposant des profils de contractions musculaires inspirés par elle. Cette méthode est analogue au travail cardiovasculaire en fartleck ou en intervalle training.**

+ **Matériel utilisé**

> ➢ matériel flottant
> ➢ matériel hydrorésistant
> ➢ corps du pratiquant immergé partiellement (poids partiel)

L'ensemble des matériels est utilisable lors de la réalisation des séries à vitesse maximum. Une telle série ne signifie pas forcément qu'elle soit réalisée le plus vite possible mais que la phase de contraction concentrique soit, elle, effectuée de manière rapide à explosive. La deuxième partie du mouvement, peut être lente, favorisant un travail musculaire sous un autre régime. Un exercice avec un matériel flottant peut présenter une phase motrice explosive et en deuxième lieu une contraction frénatrice liée à un effort excentrique, voire isométrique pendant un certain temps.

Le matériel hydrorésistant a la particularité d'être réactif à la vitesse par le fait que son caractère résistant prend naissance en elle, il est proportionnel à son carré. Lorsqu'un pratiquant pousse le plus vite possible son matériel, celui-ci lui renvoie une force de résistance d'autant plus élevée. L'intensité maximale de travail est donc obtenue par une mise en mouvement à vitesse maximale. Pour un gain optimal, il est indispensable de placer correctement le matériel et de l'y maintenir lors de l'exercice (le matériel ne doit pas « riper »). Un exercice effectué avec ce type de matériel présente un travail moteur dans toutes les phases du mouvement (travail des agonistes dans un sens et des muscles opposés dans l'autre). Pour favoriser un groupe musculaire par rapport à son opposé, il est facile d'accélérer une des phases et de relâcher la deuxième en modifiant le placement du matériel de telle sorte à ce qu'il présente un minimum de résistance à ce moment-là (le matériel est tenu de profil, en moindre résistance, lors du retour en position initiale). On peut parler de phase de travail et phase de repositionnement, le groupe musculaire permettant le repositionnement est engagé à faible intensité, il n'est pas l'objet de l'entrainement, il ne sert qu'au replacement. Il est tout à fait possible de profiler un exercice combinant un travail égal sur des groupes musculaires agonistes et antagonistes. Chacun sera travaillé alternativement lors de la phase de flexion ou d'extension de l'articulation mise en mouvement.

Concernant l'usage du poids partiel, les exercices sautés sont ceux mettant le mieux à avant ce type de charge. Un saut induit une accumulation d'énergie laquelle est directement liée à la vitesse acquise lors de l'impulsion. Le squat sauté sur une ou deux jambes, les fentes avant (voir guide des mouvements de musculation en milieu aquatique), peuvent prendre des formes sautées utilisables pour les efforts dynamiques. Si le saut en lui-même peut être très positif pour la stimulation musculaire, il en va autrement de sa réception, laquelle est traumatisante si le plus grand soin n'est pas donné pour la gérer : un amortissement total atteint par une immersion jusqu'aux épaules est indispensable dans la gestion sécuritaire de l'exercice. Il est important de préciser qu'il n'est pas obligatoire de sauter pour mettre en évidence un travail incluant une vitesse maximale de contraction, Ces deux mouvements peuvent être repris en limitant la phase d'envol, la modification implique que la contraction soit dans sa fin de course, relâchée et retenue par un travail des muscles antagonistes agissant comme des freins, il n'y a pas de mouvement fouetté de la cheville : le mouvement n'est pas lancé.

✦ Les exercices et séries

Les objectifs de la méthode des efforts dynamiques ne sont atteints que par une sollicitation à vitesse maximale. Aussi, il n'est pas possible de garder longtemps ce régime de travail. Il est donc judicieux d'intégrer cette méthode dans la méthode des efforts répétés. Il peut y avoir alternance entre série à efforts répétés et dynamiques.

Le nombre d'exercices et de série est soumis aux mêmes considérations vues plus tôt.

✦ Les répétitions

La méthode implique que la contraction musculaire concentrique (l'impulsion) soit rapide à la plus rapide possible, on parle alors d'explosivité. Comme la méthode en efforts répétés, l'amplitude des mouvements doit être dans sa majorité la plus grande. Les mouvements en amplitude minimum à différents niveaux de flexion réalisés sous forme de pulsations, quoique très stimulant devraient être très minoritaire.

De la même manière qu'il est possible d'alterner des séries issues des différentes méthodes, il est possible d'alterner des répétitions présentant des profils différents (impulsion, durée, amplitude…). Exemple : 4 répétitions amples et lentes en 4' chacune et 8 répétions amples et rapides en 1' chacune et 16 répétitions courtes en impulsion à vitesse maximale, l'ensemble à faire 4 fois sans pause

La méthode des efforts répétés et dynamiques en cours collectif aquagym

Etant possible de trouver du matériel pour la force maximale, il est donc très aisé d'en trouver pour réaliser des exercices selon la méthode des efforts répétés. Si la précision est de mise lorsqu'il s'agit de la préparation d'un athlète, que la nature de la discipline sportive influe grandement sur les exercices sélectionnés ainsi que leur dosage, la remise en forme au sens du grand public ne l'exige pas. Mais de par l'hétérogénéité des participants à un même cours, la nécessité d'une sécurité maximale, elle, l'est ! Les préoccupations des pratiquantes au regard du renforcement musculaire sont l'affermissement, l'affinement, la reprise du galbe et bien sûr être en forme ! Leurs besoins sont l'amélioration générale du système locomoteur.

La méthode des efforts répétés en force endurance associée avec celles des efforts dynamiques visent ces objectifs. Pour les atteindre, le travail doit s'axer majoritairement vers un volume de travail important et inclure des séries à vitesse élevée, l'ensemble à une intensité modérée à peu élevée

Il s'agit de développer la force endurance avec une orientation vers la force vitesse à niveau de charge faible à moyenne. . La durée totale d'une sollicitation sur un groupe musculaire peut atteindre 5 minutes tout exercices, séries, répétitions confondus (les repos sont actifs)

Différents matériels sont utilisables pour matérialiser la charge. Son intensité est inférieure à 50% de la Fmax mais doit rester suffisante pour qu'elle puisse permettre de ressentir un début de brûlure musculaire au bout de la 1ère série sans que celle-ci ne doive durer trop longtemps. Il s'agit du :

➢ matériel flottant : flottabilité
➢ matériel hydrorésistant, parties mobiles du corps : force hydrorésistante
➢ le corps partiellement immergé via un portique pour le haut du corps, ou via la partie peu profonde du bassin, ou d'un aquastep pour le bas du corps

Le nombre de répétitions proposé est inversement proportionnel à la charge. Donc, plus la force de flottaison, d'hydrorésistance ou le poids partiel sont élevés, plus l'exercice sera difficile et présentera de séries plus courtes (nombre de répétitions réduit).

Nombre d'exercices par groupe musculaire

Il dépend :
- de la durée du cours
- de la qualité et du nombre d'objectifs de la séance (cardio-vasculaire et musculation)

Ce nombre doit aussi varier en fonction de son importance (fessiers, abdominaux, cuisses, pectoraux, triceps, trapèze, avant-bras).

Leur succession doit s'organiser avec cohérence :

> ➢ Opter pour des exercices mettant en mouvement une chaine synergique entière puis d'autres localisant la contraction sur un seul segment inclus dans la chaine.
> ➢ Travailler les muscles agonistes puis leurs antagonistes
> ➢ Commencer par le bas du corps et remonter
> ➢ Faire travailler l'ensemble de la ceinture abdominale (partie frontale et latérale)

La respiration doit être maitrisée, il est d'usage d'expirer pendant l'effort et d'inspirer lors du relâchement. Concernant les mouvements d'ouverture thoracique, l'ouverture est inspirée et la fermeture expirée.

Les séries

Pour le même type de cours, plus le nombre d'exercices est grand, plus le nombre de séries sera réduit. Il paraîtra moins monotone mais sera peut-être moins efficace.

Le caractère des séries peut être différencié. En effet, il est intéressant d'alterner des séries lentes et amples avec des séries plus rapides, plus ou moins ample. En endurance de force, une série dure au minimum 30 secondes. Attention aux séries longues sans variations au moins rythmiques ou d'amplitude, elles sont ennuyeuses à moins d'être très dures ! De manière à stimuler l'intérêt, il est aussi possible d'enchainer sans pause des mouvements différents visant le même groupe musculaire (super série). Le 1er mouvement peut concerner le groupe musculaire complet (exercice régional ou général), le ou les suivants peuvent viser un seul segment (exercice local), le dernier reprendre un travail sur l'ensemble. Rappelons-nous que cette organisation sous-entend que les pratiquants maitrisent les exercices de manière à pouvoir passer de l'un à l'autre sans avoir à s'arrêter pour comprendre ce qu'il faut faire.

Les repos

Concernant ces derniers, il sera plus intéressant de mettre en place des récupérations actives plutôt que statiques de manière à ce que les pratiquants ne se refroidissent pas. Leur forme peut être apparentée à un travail cardio-vasculaire léger. Il pourra permettre aussi de relâcher des postures contraignantes pour le dos. L'entrainement visant un meilleur galbe, l'affermissement, l'affinement, ne nécessite pas ou très peu de repos, le changement d'exercice peut faire office de repos. Pour les exercices unilatéraux, le temps de travail d'un côté correspond au temps de repos pour l'autre côté.

Les répétitions

En général, lors d'un cours collectif, le nombre de répétitions est très élevé. Il est courant d'avoir à enchainer des séries sans faire de pause de manière à accumuler un temps de travail allant de 30 secondes à 3 minutes voire même 5 pour un public entrainé. Aussi, la charge sera peu à moyennement élevée. Leur vitesse de réalisation peut prendre plusieurs valeurs et incidences :

- Lent, augmente la durée et donc le temps pendant lequel est soumis le muscle à la charge. Une vitesse lente peut aussi avoir comme objectif l'apprentissage technique du geste moteur.
- « Normale » ou moyenne, le travail est concentré dans la phase motrice du geste, le retour est un repos relatif.
- Rapide, le travail prend un accent d'entrainement de la force vitesse, travaille l'explosivité.
- Contrasté, « vite lent vite » ou « vite normal vite », oriente le travail vers la force vitesse tout en conservant une durée de travail à chaque répétition suffisante pour la force endurance. Le

travail « vite lent vite » ajoute un accent sur un travail excentrique, augmente la sollicitation en force endurance et conserve son impact sur le système neuromoteur.

La sensation ressentie lors de l'exercice est la brûlure. Si au fur et à mesure de l'entrainement, celle-ci ne se manifeste plus ou qu'à la condition d'un nombre gigantesque de répétitions, c'est qu'il est temps d'augmenter la charge !

Eléments sur le renforcement musculaire des abdominaux dans le cadre de la gestion de l'équilibre pour un travail de qualité et sécuritaire

L'efficacité du renforcement musculaire sur la paroi abdominale dépend très largement du contrôle qu'a le pratiquant non pas seulement du mouvement lié à la contraction des muscles de l'abdomen mais aussi de sa capacité à conserver son équilibre lors de l'exercice. Pour ça, il modifie la position de ses appuis (appui solide, flottant, godille) qui lui permettent de conserver sa posture et son placement par rapport à la surface de l'eau. Les charges d'un point de vue de leur nature les plus favorables pour le travail des abdominaux sont l'hydrorésistance et le poids partiel, souvent elles interviennent en synergie. Le poids partiel est mis en jeu principalement lorsque l'exercice requiert l'émersion d'une partie des membres inférieurs, dans les autres cas c'est l'hydrorésistance qui prévaut. On distingue deux catégories d'exercices :

- <u>Les exercices avec appuis solides</u>. C'est-à-dire tout ceux ne requérant pas de travail en suspension prolongée. L'équilibre nécessaire à la bonne réalisation de ces exercices est lié soit aux nombreux appuis plantaires aidés par un mouvement d'opposition des bras par rapport au mouvement faisant travailler les abdominaux, soit à l'utilisation d'un équipement fixe auquel le pratiquant se crampe.

- <u>Les exercices en suspension</u> pouvant comporter des contacts avec le sol. Ces exercices sont plus difficiles car ils requièrent de plus grandes compétences en natation de par la gestion des appuis aquatiques comme les godilles pour s'équilibrer en surface dans la posture adéquate. Pour rendre ces exercices accessibles au grand public, limiter la fatigue sur le haut du corps tout en réduisant l'impact cardio-vasculaire, du matériel flottant peut-être substitué aux godilles. Ce matériel, pour être utile, doit engendrer une force de flottaison appelée $\overrightarrow{Portance}$, au moins égale au poids apparent du pratiquant. Le poids apparent augmente au fur et à mesure qu'il s'extrait de l'eau. Une portance insuffisante entraîne le pratiquant vers le fond jusqu'à une profondeur où le poids de corps s'équilibre avec la poussée d'Archimède (poids apparent, $\overrightarrow{Pa}$ = 0). La portance doit donc être suffisante pour maintenir la posture, la position par rapport à la surface et bien sûr, les voies respiratoires hors de l'eau. Pour s'équilibrer en suspension, le pratiquant place ses appuis porteurs (godilles, flotteurs) de part et d'autre de la position de son centre de gravité (G) initialement modifiée par son immersion partielle, sa posture, le poids des parties émergées de son corps, un peu à l'image des flotteurs d'un trimaran pour les postures s'inscrivant dans le plan sagittal. Lorsque le haut du buste est seul émergé, G est situé au-dessus des hanches (fig.1). Néanmoins, plus les membres inférieurs sont denses et allongés dans un plan différent de celui du buste (plan frontal), plus celui-ci se décale vers les cuisses. Lorsque l'exercice requiert qu'une partie des membres inférieurs soit hors de l'eau augmentant ainsi le poids apparent, G décale encore plus vers le bas du corps, les appuis porteurs vont donc tout autant devoir décaler pour maintenir l'équilibre (fig.2). Ne pas mettre en coïncidence la portance avec le centre G entraîne un mouvement de rotation autour de l'axe imaginaire (Aa) reliant les mains du pratiquant où sont exercés les appuis porteurs. Si G se trouve avant (Aa) du côté des épaules, le pratiquant va avoir tendance à basculer « par la tête » (fig.3). Dans le cas contraire, il basculera par les pieds (fig.4). Le premier cas ne se produit que rarement, pour le deuxième il est assez courant, et, pour éviter de tourner, les pratiquants réalisant cette erreur en commettent une deuxième en se cambrant, changeant ainsi la bonne posture qui leur permettait de travailler efficacement sans risquer de se blesser au niveau des vertèbres cervicales et lombaires (fig5).

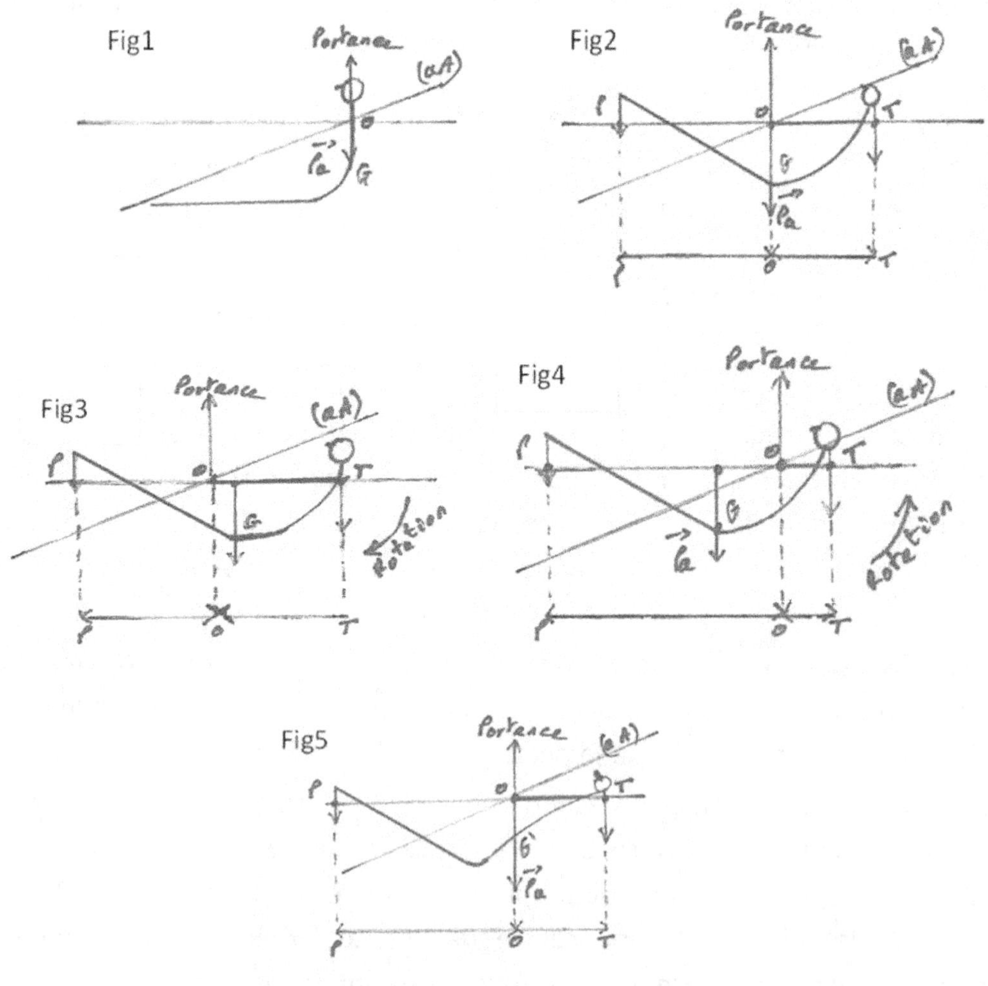

Pourquoi cambrer permet de ne pas tourner ? (Fig.5)

Prenons le cas illustré par la figure 2 et pour simplifier considérons seulement le poids des parties du corps émergé : la tête et les pieds. Appliquons la théorie des couples de force relative au poids des pieds d'une part et de la tête de l'autre agissant sur un même axe. (Aa) est l'axe fixe sur lequel s'exerce le poids de la tête par l'intermédiaire d'un bras de levier [TO] (on parle de moment de force : $M_{t/o}=\overrightarrow{poids\ de\ la\ tête}.\overrightarrow{OT}$) d'une part, et de l'autre, le poids des pieds par l'intermédiaire d'une autre bras de levier [PO] ($M_{p/o}=\overrightarrow{poids\ des\ pieds}.\overrightarrow{OP}$). Plus la distance entre la force et l'axe (O) (ledit bras de leviers) est grande, plus le levier est puissant.

Si l'on considère le bras de levier des pieds constant tout comme le poids de la tête et des pieds, faire varier le bras de levier de la tête [TO] entraîne donc une variation de la puissance de son moment de force. L'équilibre est atteint lorsque $M_{t/o}=M_{p/o}$. Lorsque que par manque d'information ou de maîtrise, l'axe (Aa) se trouve décalé vers les épaules induisant ainsi un déséquilibre entre les moments de force, le fait de cambrer augmente le bras de levier de la tête augmentant et ainsi son moment : l'équilibre peut donc être rétabli. En procédant ainsi, le pratiquant a antéversé son bassin, réalisé une extension de sa colonne vertébrale et a modifié la posture sécuritaire de travail rendant l'exercice inefficace pour le renforcement musculaire des abdominaux et dangereux pour l'intégrité du rachis (fig.5). La bonne solution était simplement de décaler la position de l'axe (Aa) vers les cuisses pour réduire le bras de levier des pieds induisant une augmentation de celui de la tête et ainsi conserver voire augmenter la posture enroulée du buste indiquant un bon engagement des abdominaux et particulièrement du grand droit de l'abdomen (fig.2).

Exemple d'exercices

Type de séance : aquabuilding
Objectif de l'exercice : travail des pectoraux en synergie avec les épaules et les triceps
Rythme musical : 120 battements par minute
Matériel : frites présentant une équivalence poids force de 8kg
Clientèle : niveau intermédiaire à avancé

Exercice (descriptif)	Série (objectif, description)	Muscles concernés	Durée totale (Nb de tps musicaux ou Nb de répétition)	Amplitude	Durée par répétition	Impulsion (durée de la phase concentrique)
Pompe aquatique (force de flottaison)	Contraction concentrique (CC), léger excentrique	1.Pectoraux 2.Triceps 3.Deltoïdes antérieurs	32 tps 4	maximum	8 tps	4 tps
	CC	idem	64 tps 16	idem	4tps	2tps
	CC, léger isométrique	idem	64 tps 8	Max avec pause à la demi-extension	8tps	2tps +pause(2tps) +2tps
	Contraction dynamique	Idem	32 tps 8	maximum	4tps	1 tps
Ecarté aux haltères flottants (force de flottaison)	Position en ½ fente avant Buste parallèle à la surface CC léger excentrique	idem	128 tps 16	maximum	8tps	4 tps
	En suspension à plat ventre CC	idem	64 tps 16	maximum	4 tps	2tps
	En suspension à plat ventre CC Explosivité Contraction excentrique	idem	128 tps 16	maximum	8 tps	2 tps

Type de séance : aquabuilding
Objectif de l'exercice :

- objectif principal : travail des pectoraux
- objectifs secondaires : dos, triceps, deltoïdes.

Rythme musical : 120 battements par minute
Matériel : haltères de résistance
Clientèle : niveau intermédiaire à avancé

Exercice (descriptif)	Série (objectif, descriptif)	Muscles concernés	Durée totale (nbre de tps musicaux ou nbre de répétition)	Amplitude	Durée par répétition	Impulsion (durée de la 1ère phase concentrique)
Développé (dvlt) aux disques hydrorésistants (force hydrorésistante)	Contraction concentrique (CC) Efforts répétés	1.Pectoraux 2.Triceps 3.Deltoïdes 4.Dorsaux	64 tps 16	maximum	4 tps	2 tps
	CC. explosivité efforts dynamique	1.Pectoraux 2.Triceps 3.Deltoïdes antérieurs	64 tps 16	maximum	4tps	1 tps Vitesse maximale
Développé incliné aux disques hydrorésistants (force hydrorésistante)	CC Efforts répétés	1.Pectoraux 2.Triceps 3.Deltoïdes 4.Dorsaux	64 tps 16	maximum	4 tps	2 tps
	CC Explosivité Efforts dynamiques	1.Pectoraux 2.Triceps 3.Deltoïdes antérieurs	64 tps 16	maximum	4 tps	1 tps Vitesse maximale
Mixe des 2 exercices précédents	Dvlt +Dvlt incliné travail alterné : 2dvlt + 2 dvlt incliné CC Explosivité Effort répétés et dynamiques	1. Pectoraux 2. Triceps 3. Deltoïdes 4. Dorsaux	128 tps 8	maximum	16 tps 2*(1tps/3tps) et 2*(2tps/2tps)	Dvlt 1tps Dvlt incliné 2tps

Type de séance : aquabuilding
Objectif de l'exercice

- objectif principal : travail des quadriceps

- objectifs secondaires : ischio-jambier

Matériel : aucun, pieds en extension dorsale
Clientèle : niveau intermédiaire à avancé

Exercice (descriptif)	Série (objectif, descriptif)	Muscles concernés	Durée totale (nbre de tps musicaux ou nbre de répétition)	Amplitude	Durée par répétition	Impulsion (durée de la phase concentrique)
jambes Extension position assise eau à la poitrine (force hydrorésistante)	C.C travail alterné Efforts dynamiques Pieds pointes à l'extension	Quadriceps	64 tps 16 (8 à dte et 8 à gche)	grande	4 tps	1 tps Vitesse maximale
	C.C Efforts répétés Jambe gauche en appui au sol Position initiale : Jambe droite en grande flexion, pied droit «pointé»	1.Quadriceps 2. Ischio jambier	64 tps 16	maxi	4tps	2 tps
	Reprise série 1	Quadriceps	64 tps 16	grande	4 tps	Idem série 1
	Reprise série 2 à gauche	1.Quadriceps 2. Ischio jambiers	64 tps 16	maxi	4tps	2 tps
Squat (poids partiel)	CC Efforts dynamiques Grand Amortis Léger sauté avec Contraction isométrique volontaire pendant la phase d'envol	1 quadriceps 2 fessiers	64 tps 16	maxi	4 tps	2tps
	CC efforts répétés Squat sur jambe droite ; jambe gauche en flexion extension	1.quadriceps 2. fessiers 3.Ischio jambiers	64 tps 16	maxi	4 tps	2tps
	CC efforts répétés Squat sur jambe gauche ; jambe droite en flexion extension	1.quadriceps 2. fessiers 3.Ischio jambiers	64 tps 16	maxi	4 tps	2tps

Conclusion relative à l'aquagym en renforcement musculaire

A la lecture de ce chapitre, on s'aperçoit que le renforcement musculaire n'est atteint que par un sérieux travail répondant à une logique d'assiduité, de mesure de l'effort, de planification... Il vise des résultats mesurés en gains structurels ou /et fonctionnels. Le renforcement musculaire a pour but d'accroître les qualités psychomotrices indispensables à l'atteinte de la performance d'un geste moteur, il doit être plus rapide, plus puissant, plus fort, les muscles sollicités plus endurants. Le renforcement musculaire en milieu aquatique répond avant tout aux attentes de la clientèle féminine et à tous ceux désirant affermir leur silhouette, améliorer leur tonus musculaire, se galber, tout en améliorant la réponse du système locomoteur aux contraintes de la vie, particulièrement repousser **la fatigabilité musculaire grâce à l'augmentation de l'endurance des muscles pour la vie de tous les jours.**

Les recommandations internationales pour les activités physiques préconisent un entrainement musculaire régulier. Contrairement aux structures privées lesquelles fonctionnent toute l'année, permettant à leurs clients de s'entrainer régulièrement, le secteur public, mais surtout le milieu associatif, ne permet à ses usagers que de participer à un ou plus rarement deux cours par semaine (sans compter les différentes coupures causées par les vacances scolaires). Aussi l'aquagym pourrait paraître ici bien inutile, en tout cas d'un point de vue musculaire. N'oublions pas que cette activité se situe dans la gamme des activités physiques de maintien de la forme, aussi l'atteinte de son objectif principal, la santé, n'est donc pas soumise à une obligation de répétition d'un geste sportif, si bien que, ajoutée à quelques autres activités à caractère physique, elle permettra de les atteindre. La séance d'aquagym hebdomadaire fera la différence entre une personne favorisant sa santé par rapport à une autre.

La remise en forme en renforcement musculaire sous-entend un travail de qualité évitant tout traumatisme, un travail dosé, progressif, ciblant des objectifs de renforcement sur les différentes parties du corps. La séance doit revêtir un aspect sécuritaire fort, garanti par l'éducateur sportif, lors de son contrôle de la bonne pratique par ses élèves, au travers de ses consignes visant la bonne exécution des exercices, autant par rapport au mouvement que de la charge juste ou bien par son adaptation proposée aux personnes présentant des contre-indications.

La souplesse

La souplesse permet de réaliser des mouvements harmonieux, amples, sans douleur. Elle est indispensable à la vie quotidienne et de manière plus prononcée dans le sport. Elle apporte fluidité et aisance au geste. Au même titre que le renforcement musculaire, que le travail cardio-vasculaire, elle doit être améliorée sinon au moins entretenue !

Notre interrogation par rapport à notre sujet, la gymnastique aquatique :

« L'aquagym a-t-elle un rôle à jouer dans le travail de la souplesse ? »

« Les étirements ont-ils un intérêt dans la pratique aquagym ? »

Définition générale

« Qualité physique permettant de réaliser un geste d'amplitude articulaire maximum ».

Elle dépend de plusieurs facteurs :

+ des éléments constituant l'articulation (voir chapitre : introduction à l'anatomie fonctionnelle)
+ de la forme de l'articulation
+ du tonus musculaire de repos
+ du volume musculaire
+ de la température ambiante
+ de l'âge
+ de l'hérédité
+ du sexe
+ du passif sportif …

Les Différents types de souplesse

A la lecture de nombreux recueils traitant de la souplesse, on comprend qu'il existe plusieurs types de souplesses. On compte deux niveaux de souplesse, la souplesse générale et spécifique.

La souplesse générale est la qualité physique permettant d'atteindre un degré de mobilisation articulaire suffisant pour l'exécution avec aisance des gestes de la vie courante. Elle concerne donc tout le monde.

La souplesse spécifique répond à des contraintes de mouvements propres à une discipline sportive. Elle concerne donc un public investi dans un sport. Le niveau d'exigence peut être très élevé en fonction de ce dernier et du niveau de pratique. Prenons l'exemple de la gymnastique de haut niveau.

La souplesse prend diverses formes en fonction de la manière par laquelle elle est sollicitée. Elles sont placées par ordre croissant d'amplitude :

+ Souplesse statique active.

   Capacité à réaliser un geste d'amplitude articulaire maximale sans que le membre étiré ne soit supporté. Le muscle antagoniste au muscle étiré est contracté de manière à maintenir le membre dans la position d'étirement.

↓ Souplesse dynamique

Capacité à réaliser un geste d'amplitude articulaire maximale par le biais d'un mouvement plus ou moins rapide ayant pour objectif d'amener le membre étiré dans sa position d'étirement. Le membre atteint la position mais n'y reste pas, il est « balancé » dans la position puis revient à sa position de repos.

↓ Souplesse statique passive

Capacité à réaliser un geste d'amplitude articulaire maximale en prenant appui sur un support. Le muscle antagoniste au muscle étiré est relâché. Le membre subit passivement l'étirement.

Les différents types d'étirement

De la même manière qu'il y a différents types de souplesse, il y a aussi différents types d'étirements. Les étirements sont soit dynamiques (engageant des mouvements), soit statiques (engageant des positions fixes). Evidemment, les étirements dynamiques influent sur la souplesse dynamique alors que les étirements statiques influents sur la souplesse statique (et dynamique dans une certaine limite).

Les différents types d'étirements sont :

1. les étirements balistiques
2. les étirements dynamiques
3. les étirements actifs
4. les étirements passifs ou relâchés
5. les étirements statiques
6. les étirements isométriques
7. les étirements contrastés (PNF)

Les étirements balistiques

Ces étirements sont réalisés par la mise en mouvement rapide d'une partie du corps ou d'un membre sans aucune retenue ni contrôle jusqu'à une amplitude supérieure à l'amplitude maximale atteignable en étirement passif. Le muscle, en fin de course, subit un choc lequel ramène en arrière le membre étiré. Ce choc est lié au réflexe myotatique, réflexe protecteur du muscle contre tout étirement susceptible de le léser. Si la puissance du mouvement est trop élevée, cette méthode peut donc conduire à des lésions plus ou moins graves. Concernant le gain en souplesse, cette méthode n'apporte rien voire le réduit. Il s'agit donc plus d'une méthode de stimulation musculaire que d'étirement.

Les étirements dynamiques

Cette méthode consiste à la mise en mouvement de parties du corps de manière progressive et contrôlée soit dans l'amplitude, soit dans la vitesse, soit dans les deux. L'amplitude de mouvements n'excède jamais l'amplitude de souplesse maximale. Les mouvements sont réalisés sans jamais atteindre le seuil de douleur de l'étirement. La forme des mouvements proposés par cette méthode s'apparente souvent à des balancements des membres à partir d'une amplitude réduite jusqu'à l'amplitude maximale.

Les étirements dynamiques permettent d'améliorer la souplesse dynamique. Cette méthode est très utile lors des échauffements. D'après Kurz, cette méthode doit être réalisée par le biais d'exercices comptant des séries de huit à 12 répétitions. L'arrêt de l'exercice doit intervenir avant même la sensation de fatigue musculaire. Un muscle fatigué perd de son élasticité réduisant ainsi l'amplitude de mouvements donc l'intérêt de l'exercice.

Les étirements actifs

Les étirements actifs aussi appelés étirements actifs passifs, font référence à une prise de position d'étirement rendue possible par l'action simultanée des muscles antagonistes et agonistes. Les muscles agonistes se contractent, amènent le segment qui leur est associé dans la position d'étirement. Simultanément, ils provoquent la relaxation des muscles antagonistes induisant ainsi leur étirement. L'étirement actif des muscles antagonistes est directement lié à la contraction des muscles agonistes, on parle d'inhibition réciproque.

Exemple : élévation vers l'avant d'un membre inférieur tendu. Tandis que les quadriceps se contractent, les ischio-jambiers se relâchent et s'étirent.

Les étirements actifs accroissent la souplesse active et renforcent les muscles agonistes par le biais de contractions isométriques. Ces étirements sont souvent très difficiles à tenir pendant plus de 10 secondes et il est peu utile de les tenir pendant plus de 15 secondes.

Les étirements passifs

Les étirements passifs aussi appelés étirements de relaxation sont des étirements où la position est tenue par l'intermédiaire d'une aide, d'un support. Les muscles agonistes sont totalement relâchés grâce au support qui maintient sans effort de contraction le membre dans la position d'étirement. Leur efficacité optimale apparaît après 30 secondes.

Les étirements statiques

Ces étirements se démarquent des étirements passifs par le fait qu'ils sont poussés à l'extrême. Si dans le cas ci-dessus l'étirement était atteint par le plus grand relâchement possible, ici, les positions sont poussées au point d'étirement maximal puis maintenues. Ils peuvent être réalisés de manière passive ou active, prenant donc les noms respectifs d'étirements statiques passifs et d'étirements statiques actifs.

Les étirements isométriques

Cette forme d'étirement est un étirement statique conjugué à une contraction isométrique. La méthode consiste à se placer dans la position d'un étirement passif et une fois « bloqué » dans la position, de contracter isométriquement le muscle pendant 7 à 15 secondes. Un repos d'environ 20 secondes doit être observé avant toute nouvelle sollicitation.

Cette méthode est parmi les plus efficaces pour développer la souplesse passive et contribue grandement à l'acquisition de la souplesse active. Elle semble aussi réduire la douleur généralement associée à l'étirement. La sollicitation liée à ce type d'étirement est très forte à tous les niveaux (tendons, ligaments, muscles, articulation).

Les étirements en méthodes contrastées (PNF)

(Proprioceptive Neuromuscular Facilitation)

Il s'agit de méthodes combinant des étirements passifs, des étirements isométriques, des phases de relaxation ou de contraction isométrique des muscles antagonistes aux muscles étirés (rappelez-vous l'inhibition réciproque). Cette forme d'étirement est connue pour être la plus rapide et la plus rentable des façons pour augmenter la souplesse passive.

La première méthode consiste après s'être placé dans une position d'étirement passif pendant 7 à15 secondes, de réaliser un étirement isométrique (*contraction isométrique du muscle étiré*) pendant la même durée puis après une courte phase de repos (2 à 3 secondes) de revenir à l'étirement passif pour une durée de 7 à 15 secondes. Une période d'environ 20 secondes doit être respectée avant tout autre sollicitation.

La seconde méthode consiste après s'être placé dans une position d'étirement passif pendant 7 à 15 secondes, de substituer l'étirement par une *contraction isométrique des muscles antagonistes aux muscles étirés* (l'inhibition réciproque) pour une durée similaire et de revenir à l'étirement passif pendant 7 à 15 secondes. Une période d'environ 20 secondes doit être respectée avant tout autre sollicitation.

La troisième méthode consiste après s'être placé dans une position d'étirement passif pendant 7 à 15 secondes, de substituer l'étirement passif par un étirement balistique et de revenir à l'étirement passif pendant 7 à 15 secondes. Une période d'environ 20 secondes doit être respectée avant tout autre sollicitation. **Cette méthode est particulièrement dangereuse et ne peut concerner que des athlètes ayant acquis un haut niveau de contrôle psychomoteur.**

Remarque : la nomenclature des types d'exercices diffère d'un auteur à un autre. Concernant la notion statique ou non des exercices passifs ou actifs, certains la mettent en évidence par le biais du caractère d'assouplissement ou d'étirement de l'exercice, aussi pour eux ils n'existent pas de différence entre statique passif et passif (pareillement pour actif). La composition des exercices contrastés, de même, varie. Une raison : pratiques empiriques et scientifiques offrent des solutions différentes à de mêmes problèmes. Cet ouvrage n'a pas la prétention de traiter de ce point, et ce n'est pas du tout son sujet.

Une méthode ?

En fonction des auteurs, des époques, on s'aperçoit que les pratiques d'étirement changent, évoluent. Des méthodes affirment des règles fondamentales, puis elles sont remises en cause par de nouvelles études. En particulier les durées à donner aux différentes phases d'étirement varient d'un auteur à un autre. Il en va de même pour les temps de repos. Au travers de tout ça, il apparaît des règles que tous respectent.

Précisons qu'une bonne connaissance de l'anatomie humaine permet d'appréhender au mieux les placements nécessaires pour l'étirement. En effet, la connaissance de l'orientation des faisceaux musculaires, leurs insertions, les mouvements qu'ils engendrent lors de leur contraction, soit de manière isolée soit synergique, permet de trouver le bon placement et le bon mouvement pour un étirement optimal !

Quelques règles fondamentales

L'étirement musculaire est réalisé par le placement articulaire induisant le plus grand éloignement de points d'insertion du ou des muscles visés. Il vise à améliorer ou à conserver les qualités de souplesse de ses différentes composantes.

L'étirement articulaire est réalisé par le placement dans une position induisant le plus grand éloignement des points d'attache des différents éléments entourant les parties osseuses (capsule, ligaments). Ces étirements concernent essentiellement les diarthroses. Une trop grande souplesse articulaire n'est pas toujours une qualité. On parle d'hyperlaxité.

Les étirements sont tenus jusqu'au seuil de la douleur ressentie par le sujet étiré.
Un étirement excessif peut léser le tissu musculaire, et ainsi d'une part, le contraindre à un repos obligatoire allant jusqu'à 45 jours et de l'autre de perdre en fin de compte en souplesse car une fibre cicatrisée est moins souple.

L'efficacité d'un étirement dépend très largement de la capacité à ne pas le compenser par une mauvaise posture du buste (dos rond), du bassin (rétroversion), ou des membres (rotation).
Un étirement prend nécessairement en compte l'agencement de tous les segments osseux (posture d'étirement) pouvant influer sur lui. Les appuis au sol respectent des alignements segmentaires sécuritaires garantissant la prise d'une bonne position d'équilibre.
« Toucher ses pieds lors de l'étirement des ischio-jambiers n'est en rien une garantie de leur souplesse. Y réussir dos plat, membres inférieurs tendus, l'est ! ». Concernant l'étirement des ischio-jambiers, les principales erreurs sont la rotation soit de la hanche soit du fémur et l'enroulement du rachis.

Les étirements statiques sont amenés lentement pour éviter toute contraction réflexe défensive (réflexe myotatique**) et favoriser le relâchement musculaire** (réflexe myotatique inverse).

Les étirements doivent être réalisés alors que le sujet est calme, relâché. La respiration est maitrisée, l'expiration accompagne l'étirement. L'objectif est de réduire le tonus musculaire.

La souplesse poussée à l'extrême peut être nuisible particulièrement si aucun renforcement musculaire n'est entrepris. L'hyperlaxité peut conduire à des blessures articulaires graves.

La souplesse doit être entrainée régulièrement pour progresser voire simplement la maintenir.

La forme, l'intensité, la durée dédiée aux exercices d'étirement se différencient dès lors qu'ils concernent une séance d'assouplissement ou qu'ils s'intègrent dans une séance APS d'un autre propos (renforcement musculaire, activation cardio-vasculaire…).

Les séances d'assouplissement ont comme objectif l'amélioration ou le maintien de la souplesse.

Pour les sédentaires, la souplesse générale sera visée. Elle doit leur permettre d'appréhender les gestes de tous les jours avec aisance. Pour les sportifs, elle vise la capacité à réaliser les différents gestes sportifs dans l'amplitude optimale tout en conservant une « réserve de souplesse » leur permettant de ne pas avoir à forcer lors de la réalisation de ces mêmes gestes sportifs. L'aisance dans la gestuelle est donc pareillement recherchée lors des séances d'étirement !

Des étirements dans l'échauffement ?

Un débat a toujours lieu concernant l'intérêt des étirements dans les phases d'échauffement.

Pascal Prevost, dans son étude parue dans Sciensport fait la somme des points négatifs des étirements, Tom Kurz va dans le même sens mais permet des exercices proches des étirements dynamiques. Kurz les insère dans l'échauffement spécifique, ces étirements rappellent la pratique sportive dans la forme et l'amplitude maximale nécessaire (rappels proprioceptifs). Tous deux rappellent la baisse de puissance, de réactivités musculaires momentanées (jusqu'à une heure) qu'induisent les étirements et nuiront à la séance à venir. Pascal Prevost démontre de même que ces derniers n'apportent pas non plus de solution quant à la prévention des blessures.

L'intérêt des étirements dans les phases de récupération.

Une séance de sport difficile peut avoir comme effet négatif la crispation du muscle. Le tonus musculaire de repos augmente et réduit d'autant la souplesse par un raccourcissement de la longueur du muscle au repos, il s'agit de la rétractation musculaire. En prévention, l'utilisation d'étirements passifs est conseillée en fin de séance. Leur objectif ne vise pas un gain de souplesse mais plutôt une récupération, une décrispation, un retour à un tonus musculaire « normal », à une longueur musculaire au repos normale. De par le fait que l'étirement ne soit pas forcé, les fibres musculaires ne sont pas écrasées les unes contre les autres permettant ainsi au muscle de maintenir ses échanges intra et extra cellulaires (échange gazeux, évacuation des résidus lactiques…) nécessaires à sa récupération. Les étirements passifs permettent donc de décontracter, de relâcher les muscles travaillés. Concernant leur effet sur la réduction des courbatures, il semblerait que ceux-ci ne deviennent efficaces qu'au long terme en limitant leur apparition (P. Prevost). Il est évident que ces exercices d'étirement ne représentent qu'une partie de la phase de récupération.

Principales modifications des exercices d'étirement induites par l'environnement aquatique

Les postures d'étirement

Les postures d'étirement dépendent du muscle visé mais aussi du lieu où se déroule la séance. Ceci est particulièrement vrai en gymnastique aquatique. En effet, hormis si l'on décide de sortir de l'eau ou de n'étirer que les membres supérieurs, auquel cas le problème ne se poserait plus, le niveau d'eau va largement influer sur les exercices d'étirement. Concernant les exercices au sol, il ne viendrait pas à l'idée d'un animateur aquagym de les proposer sous peine de devoir prêter en même temps un équipement subaquatique ! Même si cela était possible, imaginons une zone très peu profonde, cela ne se ferait pas pour différentes raisons comme juste l'idée…de le faire ! Une exception peut être faite concernant des bassins ayant en leur pourtour, non trop loin de la surface, une haute et large marche permettant aux pratiquants de s'y asseoir donc d'y pratiquer des exercices d'étirement en position assise.

Les étirements statiques actifs des membres inférieurs

La présence de l'eau modère les effets des étirements passifs actifs. En effet la poussée d'Archimède réduit largement le poids du membre inférieur « porté » grâce à la contraction isométrique du muscle antagoniste, l'exercice sera donc très facilité. Il pourra même s'apparenter à un étirement quasi passif.

Les étirements statiques passifs des membres inférieurs

Pour le cas des étirements statiques passifs des membres inférieurs certains d'entre eux nécessitent un placement mettant en avant une angulation articulaire induisant un abaissement du centre de gravité du corps et / ou une flexion du buste. En fonction du niveau de l'eau, leur réalisation peut être impossible de par l'obligation d'une immersion totale pour atteindre la position d'étirement.

Les étirements dynamiques

En ce qui concerne les étirements dynamiques, l'eau va retenir le membre « lancé », la position du pied ou de la main coupant ou non le liquide aura une influence remarquable sur la quantité de mouvement qu'aura ce même membre en fin de course au moment de l'étirement effectif. Le travail du muscle générant le mouvement est accentué tandis que l'étirement de son antagoniste est largement diminué.

Principaux changements à apporter aux exercices d'étirement visant la décontraction musculaire

Contrairement aux séances d'étirement en salle consacrant une partie importante au travail au sol en position assise ou allongée, les étirements en aquagym doivent être réalisés debout avec ou sans l'aide d'appuis liée à l'utilisation de l'environnement comme un mur, une rampe, une marche ou pour les étirements du bas du corps à l'utilisation des bras saisissant le segment à étirer et forcer son placement à une angulation articulaire maximale.

Le fait d'être dans l'eau réduit très largement la difficulté de trouver l'équilibre sur une seule jambe, aussi les étirements debout sont très abordables pour tous les publics. La difficulté concernera le modèle gestuel hors de l'eau donc de l'animateur ne bénéficiant pas des avantages de l'eau.

La grande déperdition de chaleur liée au différentiel de température entre l'eau et le corps chauffé par la séance d'entrainement induit une sensation très rapide de froid. Celle-ci doit être prise en compte lors de la tenue des étirements, peut-être est-il nécessaire de réduire leur durée optimale pour ne pas finir la séance, sur une note très désagréable pouvant en réduire sa qualité apparente et rebuter certains pratiquants plus frileux que les autres. Il est possible de limiter cette sensation par l'alternance d'exercices de mobilisation générale avec ceux d'étirement, ce point est abordé dans le chapitre sur la conception de séance.

Les étirements du haut du corps restent inchangés par rapport à ceux effectués à sec.

Réflexion sur l'« Aquastretching »

Il est difficile de donner un avis objectif sur ce genre de cours car au-delà des recueils indiquant des positions d'étirements, aucune méthode fondée sur des données scientifiques n'a été publiée, et encore moins dont les effets auraient été démontrés. Donc si l'aquastretching partage les mêmes objectifs que les séances d'assouplissement à sec, il est assez difficile de prouver l'intérêt de ce genre de cours. Les remarques faites ci-dessus tentent plutôt à montrer l'eau comme un facteur limitant pour les étirements dynamiques et statiques passifs et facilitant pour les statiques actifs. Bien que Sapega et coll. (1981) aient montré que les effets d'un étirement sont plus durables lorsqu'il est réalisé sur un muscle froid, cela ne veut pas dire qu'il faille avoir froid. D'expérience, sans mouvements à caractère cardio-vasculaire, une eau à 32°C est nécessaire pour garder une chaleur suffisante. Or, hormis pour les séances « périnatales » ou d'éveil aquatique, les bassins sont chauffés aux environs de 28°C. Cette température ne permet probablement pas d'atteindre un niveau de relaxation et de maîtrise de la respiration propice à l'assouplissement pour un grand nombre de pratiquants. Certainement que, alliée à des exercices de relaxation, dans une eau chauffée adéquatement, l'aquastrecthing peut être très intéressante pour un public en quête de quiétude, de sérénité…

Le Cardio-training

Base théorique sur l'entraînement cardio-vasculaire

Les Sources d'Energie de la Contraction Musculaire

Le muscle par sa qualité de contraction est le moteur du mouvement. Ce « moteur » a à disposition trois sources d'énergie, trois filières énergétiques lui permettant de fonctionner à différents régimes. L'entraînement cardio-vasculaire a pour but d'améliorer les performances de ces sources. Ces performances s'expriment en termes de capacité, de puissance et d'endurance.

- La capacité est le potentiel énergétique qu'a une filière de permettre un effort à une intensité en relation avec son régime. Simplement formulé, c'est le stock de substrat (carburant) disponible pour fournir un effort d'une intensité et durée permis par ce même carburant. Chaque filière se caractérise par la nature de son substrat et des processus pour le transformer. Contrairement aux idées reçues, chaque filière dispose d'une capacité maximale !
- La puissance se définit par un travail par unité de temps. Elle est donc la mesure de l'intensité de l'effort réalisé par unité de temps. C'est la propriété d'une filière à fournir une certaine quantité d'énergie issue de son substrat par unité de temps. Chaque filière dispose donc d'une puissance maximale !
- L'endurance est d'une certaine manière l'expression en temps de la capacité d'une filière à supporter un effort d'une intensité incluse dans l'intervalle caractérisant son régime. On peut donc définir une endurance pour chaque filière !

Entrainer ces trois filières revient donc à accroître ces trois facteurs et à raccourcir le plus possible leur délai de mise en route, s'il y a.

Bien que différentes, ces filières ont toutes la même finalité : produire, à partir d'éléments (ADP : Adénosine Diphosphate, Pi : phosphate inorganique) déjà présents dans la cellule musculaire, l'A.T.P (Adénosine Triphosphate). Seule sa dégradation, en un site particulier de la cellule, permet de libérer l'énergie effectivement responsable de la contraction musculaire.

En fonction de la durée de l'effort, de son intensité, le muscle va en même temps dégrader et synthétiser l'ATP selon un cycle utilisant de manière prépondérante une des trois filières énergétiques

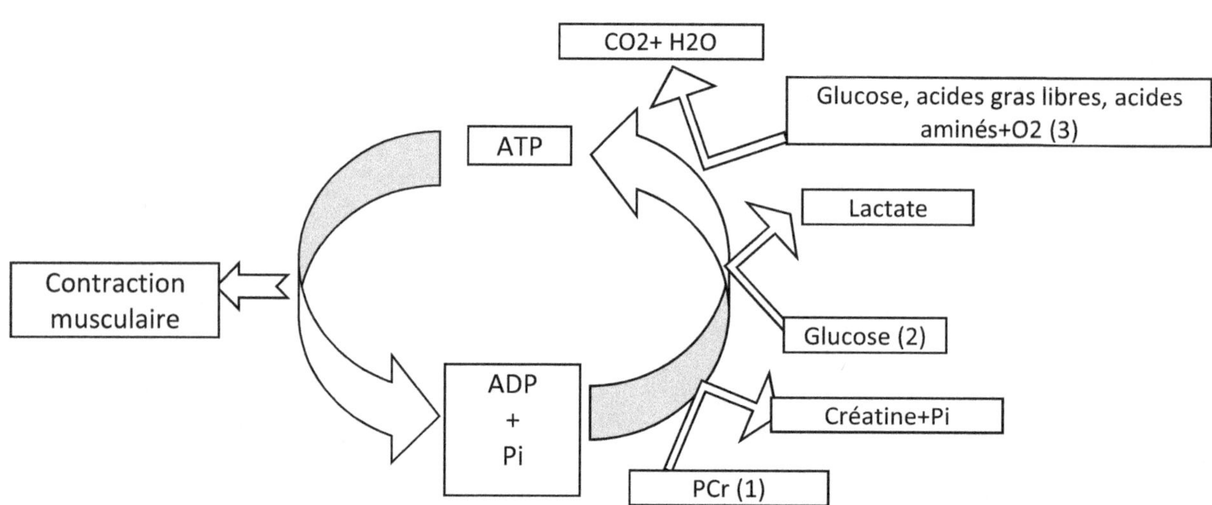

144

La filière aérobie (3)

Cette filière est certainement la plus importante des trois car elle permet « la vie de tous les jours ». Aussi son entrainement est prioritaire pour être en bonne santé et supporter sans difficulté les efforts quotidiens qui sont le lot de nos « vies pressées ».

Pour fonctionner, cette filière nécessite la présence d'oxygène en quantité suffisante au niveau musculaire.

L'apport en oxygène permet la dégradation complète des molécules de glucose, de lipide, ou de protide issues de l'alimentation. C'est grâce à l'énergie libérée par ce phénomène que sont synthétisées les molécules d'ATP. Lors d'un effort physique, cette filière est relativement longue à se mettre en route et ne devient prépondérante par rapport aux autres filières qu'après quelques minutes. Ceci reste vrai tant que la puissance de l'effort demandé reste inférieure à la puissance maximale de ce processus (PMA, puissance maximale aérobie). A ce niveau, le système cardio-vasculaire atteint sa limite caractérisée par un volume maximum d'oxygène consommée par unité de temps, le $\dot{V}O_2max$. Rappelons que ce $\dot{V}O_2max$ est un débit d'où le point sur le V signifiant sa variation dans le temps (dV/dt)

En dessous d'une certaine limite inférieure au $\dot{V}O_2max$ (souvent appelée seuil anaérobie ou lactique), le processus peut théoriquement se poursuivre très longtemps, il ne génère pas d'accumulation importante d'un résidu acide (acide lactique) dans les muscles dont l'effet est, au-delà d'un certain seuil, l'interruption de leur fonctionnement. Les substrats utilisés pour la synthèse de l'ATP sont réduits essentiellement en eau et gaz carbonique, on parle ici de catalyse.

Source d'énergie	Substrats	Production d'ATP	Délai de production optimale	Capacité	Puissance	Endurance
Très retardée : oxydative *aérobie*	Glycogène + glucose +Ac. Gras libre +AAR +Alanine	Très importante 1Gl.= 39ATP	Long: 2 à 3min	Très élevée: 1500 à 5300kJ	Faible: 60 à 90 kJ/min peut être maintenue de 3 à 15min	Dépend du % de $\dot{V}O_2max$ sollicité (entre 70 et 90% de VAM, vitesse maximale aérobie)
Valeurs haut niveau			1 à 1min30	45000 à 80000kJ	135 à 155kJ/min	

D'après G. Cazorla et L Léger 2004

La filière anaérobie lactique (2)

Lors du début d'un exercice musculaire pour répondre le plus possible à un besoin accru d'énergie ou si cet exercice dépasse la puissance maximale aérobie (PMA), le muscle produit un résidu : le lactate. Ce processus permet de répondre à un besoin énergétique brutal et important mais plutôt de courte durée. Si la puissance n'est pas réduite, il s'accumule au sein de la cellule musculaire et provoque à un certain niveau (seuil de tolérance aux lactates) le dysfonctionnement du muscle : contraction défaillante, baisse de la performance, arrêt de l'exercice. Le substrat de cette filière est le glucose. L'oxygène n'est pas nécessaire à son fonctionnement.

Cette filière permet des efforts intenses de durée limitée, allant de 10 secondes à une minute voire trois minutes maximum en fonction du niveau d'entrainement.

Source d'énergie	Substrats	Production d'ATP	Délai de production optimale	Capacité	Puissance	Endurance
Retardée: glycolyse lactique *anaérobie lactique*	Glycogène	Faible 1GL.=3 ATP	Court: 15 à 20 sec	Faible: 75- 200 kJ	Elevée: 110 à 200 kJ/min	Entre 1 et 3 min, dépend de % de PMA (entre 90 et 140% de PMA)
Valeurs haut niveau				*130à 210 kJ*	*500kJ/min*	

D'après G. Cazorla et L Léger 2004

La filière anaérobie alactique (1)

Le muscle est capable de fournir pendant un très bref instant, un effort maximal ne nécessitant pas d'oxygène, ni de sucre. L'A.T.P, seule molécule directement utilisable par les cellules musculaires est synthétisée par le biais d'un composé phosphoré présent en elles, *la créatine phosphate ou phosphocréatine (PCr),* immédiatement disponible. Cette filière fonctionne jusqu'à ce que les réserves de PCr s'épuisent : moins de 10 secondes, voire 20 pour des sujets très spécialisés.

Source d'énergie	Substrats	Production d'ATP	Délai de production optimale	Capacité	Puissance	Endurance
immédiate: phosphagènes *anaérobie alactique*	PCr	Très faible 1PCr= 1ATP	Nul	Très faible: 20- 60 kJ	Très élevée: 250 à 530 kJ/min 1 à 3sec	≤ 15- 20sec dépend du % de puissance max (jamais inférieur à 95% de la puissance maximale)
Valeurs haut niveau				*65kJ*	*750kJ/min 4sec*	

D'après G. Cazorla et L Léger 2004

Mise en jeu des filières lors d'un exercice physique, complémentarité

Bien que lors d'un exercice, les trois filières se mettent en route simultanément, en fonction de sa durée, de son intensité, une source d'énergie sera prépondérante par rapport aux deux autres. L'énergie disponible pour l'effort est donc la somme des énergies fournies par les trois filières.

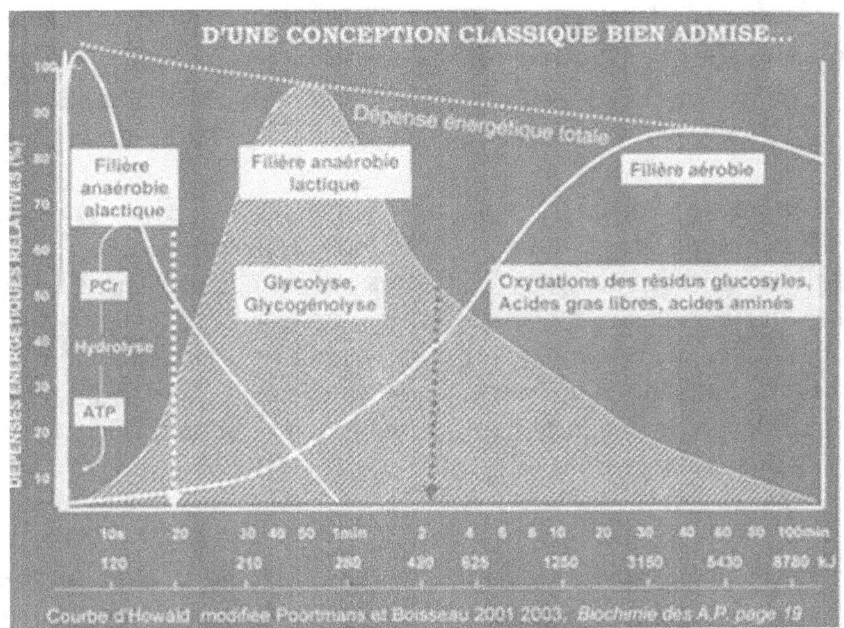

Mise en jeu des 3 filières énergétiques
Howald modifié par Poortmans et Boisseau 2001-2003

Amélioration de la filière aérobie

La principale filière qui va nous intéresser pour l'aquagym est la filière aérobie. Le développement des filières anaérobies est plutôt une affaire d'entraînement. Ce dernier est difficile et doit être suivi par des spécialistes du sport, de plus, il est propre à une discipline « sportive de compétition », nous sortons donc de notre cadre d'activité lequel est le sport pour tous ! L'amélioration, ou simplement le maintien de la filière aérobie permet de conserver ou d'améliorer sa condition physique. Le système cardio-vasculaire étant entretenu, les risques de maladies cardio-vasculaires sont largement diminués, surtout si une bonne hygiène de vie accompagne la pratique sportive. Le système cardio-ventilatoire, sollicité régulièrement permet d'ajuster facilement les variations des besoins énergétiques sans sensation de fatigue. Le pratiquant est donc plus en forme ! Il est plus réactif, plus dynamique. Les systèmes enzymatiques, responsables de la production d'énergie, entraînés, permettent une meilleure et plus rapide utilisation des réserves énergétiques et retardent la hausse de la lactatémie (augmentation de la teneur en lactate en fonction de la puissance).

Comprenons bien que l'activation cardiovasculaire ne s'entend pas sans sollicitation musculaire ! Aussi cette activation contribue à un renforcement musculaire. Mais celui-ci sera global : l'ensemble du train postérieur sera en mouvement, ou bien l'ensemble du corps. Le but recherché étant l'accroissement du besoin d'oxygène, plus il y aura de masse musculaire en mouvement à un rythme conséquent, plus le besoin d'oxygène sera important et plus le cœur sera contraint d'accélérer ses battements, accélérant la circulation sanguine dans le corps puis au niveau cellulaire. En 1996, Michel Pradet mit en avant 5 principes pour développer les processus énergétiques :

1. Utiliser des activités globales, c'est-à-dire mettant en jeu plus de 2/3 des masses musculaires.
2. Il existe, pour développer chaque processus une intensité minimale efficace.
3. Il faut développer la puissance maximale et la capacité maximale d'un processus.
4. La puissance se développe par des efforts d'intensité maximale (voire supra-maximale) pendant des durées inférieures à la durée maximale du processus.
5. La capacité se développe par des efforts d'intensité inférieure à l'intensité maximale du processus, mais pendant des durées supérieures à la durée maximale de celui-ci.

D'une certaine manière, M. Pradet, par ses principes 4 et 5, signifie que pour développer une filière il est nécessaire de travailler « autour » de celle-ci, en ce qui concerne l'aérobie il est donc utile de travailler aux intensités des filières anaérobies mais pendant des durées courtes et que le travail à basse intensité n'a d'intérêt que s'il est long. Le principe 2 signifie qu'il est nécessaire de travailler suffisamment fort pour obtenir un changement. Il s'agit de solliciter les pratiquants jusqu'à l'atteinte d'un seuil, d'une intensité d'effort minimum pendant un temps minimum, d'une dose d'effort minimum en dessous de laquelle l'organisme n'engage pas de modification : **la dose réponse**.

Exercices utilisés pour le développement de la filière aérobie

Améliorer la filière aérobie revient, d'un point de vue général, à accroitre les qualités du système cardio-vasculaire, cardio-respiratoire, et « fournisseur de sucre » (système hépatique, entre autres) permettant au système locomoteur de fonctionner mieux. D'un point de vue local, au niveau musculaire, ce sont les cellules qui doivent subir des améliorations structurelles, autant en termes de capillarisation, de nature de fibres (fibres de type 1 ou 2), que de la présence en plus grand nombre de différents éléments lui permettant d'être plus fonctionnelle (enzyme, mitochondrie…). Par l'entrainement, les muscles et le système cardio-vasculaire, répondent mieux et plus rapidement à un effort de plus en plus intense et long jusqu'à une limite infranchissable propre à chaque individu, le $\dot{V}O2max$. Celui-ci peut être amélioré mais seulement jusqu'à un certain niveau fixé génétiquement.

A la lecture des paragraphes ci-dessus, on comprend que pour entraîner cette filière, il est nécessaire de procéder à des exercices de longue durée ou dont la somme des parties est de longue durée. L'intensité sera, en règle générale, inférieure à celle permise par le $\dot{V}O2max$.

Plusieurs formes d'exercice à caractère CV existent, il est intéressant de les connaitre et de s'en inspirer pour atteindre les objectifs CV prévus, ils sont au nombre de trois :

Travail continu : il s'agit de réaliser un effort de longue durée à une intensité fixée. Ce type de travail développe la capacité aérobie. La durée est inversement proportionnelle à l'intensité mais est supérieure à plusieurs minutes. Le rythme cardiaque est constant.

Fartleck : une forme de travail continue composée de variations de rythme. Certaines phases sont plus rapides, d'autres plus lentes, plus longues, plus courtes. Il s'agit d'une forme très libre d'entrainement. Le fartlek signifie jeu de course. Le rythme cardiaque varie en fonction de l'intensité des efforts. Ce type de travail développe la capacité aérobie ou la puissance en fonction de l'intensité et de la durée des différentes phases de travail.

Intervalle-training (travail fractionné) : il s'agit ici d'alterner des phases de travail avec des phases de récupération de courte durée. Ce type de travail s'axe surtout vers le développement de la puissance aérobie et des filières anaérobies.

La qualité et la dureté des formes d'exercices ci-dessus dépendent de leur durée et intensité. Plus l'intensité et la durée sont élevées, plus l'exercice sera difficile voire impossible ou tout au moins sortira du cadre de l'entrainement de la filière aérobie pour entrer dans l'anaérobie lactique. Fixer ces deux paramètres est certainement la tâche la plus difficile à réaliser en cours collectif. L'expérience, la connaissance des publics, l'observation, permet d'y arriver. Ils restent de toute façon approximatifs. L'organisation en circuit training, la pré-chorégraphie semble être des formes de séance propices à ce travail fractionné.

Exercices et impacts physiologiques

Intensité et impacts physiologiques

Intensité	Puissance maximale aérobie (PMA) et %	%Fréquence cardiaque maximale (approximation)
infra maximale $<\dot{V}O2max$ ou FCMAX	60 à 80%: endurance aérobie	65 à 85%
	80 à 100%: puissance aérobie maximale et endurance de la glycolyse lactique	85 à 100%
Maximale: $\dot{V}O2max$	Puissance aérobie maximale et endurance glycolyse lactique	100%
Supra maximale $>\dot{V}O2max$	100 à 110%: puissance glycolyse lactique 110 à 150%: puissance glycolyse lactique +150%: endurance et puissance et anaérobie alactique	

D'après G. Cazorla et L Léger 2004 pour les 2 premières colonnes
AN : seules les deux premières lignes du tableau intéressent la filière aérobie.
AN2 : La troisième colonne met en avant une très grosse approximation entre PMA et FCmax suffisante pour la pratique d'activités physiques dont la mesure de l'effort ne nécessite pas une trop grande précision :
$$X\% \text{ PMA} = (X+5)\%\text{FCmax}.$$

Ce tableau met en évidence un intervalle d'intensité pour l'amélioration de l'endurance aérobie, il ne précise pas les durées nécessaires des efforts :

- L'intervalle de travail de l'endurance aérobie est compris entre 60% et 80% de la puissance aérobie maximale ou approximativement entre 65 et 85% de la FCmax.

Il met aussi en évidence un intervalle d'intensité pour l'amélioration de la puissance aérobie :

➖ L'intervalle de travail de la puissance aérobie est compris entre 80% et 100% de la puissance aérobie maximale ou approximativement entre 85% à 100% de la FCmax.

Au-delà de 100% de la PMA, en fonction des durées de sollicitations, l'exercice change de filière majoritaire et passe en anaérobie lactique.

Intensité, durée, forme et impacts physiologique

Exercices		Récupération		Impacts physiologiques
Intensité	Durée	Nature	Durée	
70 à 75% de VAM*	20 min			Endurance aérobie
60 à 65% de VAM + accélérations pendant 5 à 10sec toutes les 2 min	20 min	active		Endurance aérobie + PAM
85 à 100% de VAM	6 min x 3	passive	1 min x 2	PAM + capacité lactique
100% De VAM	2 min x 4	passive	4 min x 3	Capacité lactique + PAM
110 à 130% de VAM	15 sec x 40	passive	15 sec x 40	Puissance aérobie maximale

D'après G. Cazorla et L Léger 2004
**Vitesse aérobie maximale*

Ce tableau permet de mieux appréhender la structure d'exercices à caractère aérobie. On remarque que l'entrainement de la puissance aérobie nécessite des vitesses très élevées, proches de la VMA (vitesse maximale aérobie), voire supra maximale incluant des variations de rythme. De même, on distingue l'importance du dosage dans la durée des phases d'efforts et de repos quant à l'atteinte des objectifs fixés. Travailler à cette vitesse signifie travailler à FCmax, ce qui est particulièrement pénible et potentiellement dangereux pour une clientèle aussi hétérogène que celle des cours d'aquagym. De plus, on remarque que certaines personnes peu habituées aux changements de rythme n'arrivent pas à accélérer et restent à des vitesses moyenne quoiqu'il soit demandé. Le dosage des différentes phases des exercices ne peut être que très approximatif de par le fait qu'il devrait s'établir sur des compétences individuelles. Aussi, en cours collectif, ce travail, s'il est recherché, ne pourra être qu'approximatif.

Utilisation des lipides lors d'un exercice aérobie

➖ Le concept cross-over *(Brooks et Mercier, 1994)*

Le métabolisme dans son régime aérobie utilise essentiellement deux substrats : les glucides et les lipides. L'utilisation des glucides s'appelle la glycolyse et celle des lipides, la lipolyse. Ces phénomènes sont en compétition, la proportion à laquelle ils interviennent dans l'énergie totale disponible pour l'effort dépend de l'intensité de ce dernier. Au repos, la lipolyse est prédominante, la dépense énergétique est très limitée (1MET, environ 1kcal/kg de poids de corps/heure). Plus l'exercice accroît son intensité, plus la glycolyse augmente à la défaveur de la lipolyse. Au point de « Cross-over », les deux phénomènes s'égalent, c'est-à-dire qu'il y a autant d'énergie fournit par les glucides que par les lipides. La valeur du cross over dépend du niveau d'entrainement. Un sujet entrainé voit son cross over décalé vers les hautes intentés (pourcentage de $\dot{V}O2max$ élevé), un sujet peu entrainé à l'image d'un sédentaire, d'un obèse, voit son cross-over décalé à l'inverse (figure ci-dessous). Concrètement, cela signifie que l'entrainement CV permet d'améliorer la contribution de la lipolyse à l'énergie totale sur un plus grand intervalle d'effort. Un sportif sera capable d'exploiter ses réserves lipidiques sur un plus grand intervalle de vitesse que les sédentaires. Le métabolisme des sédentaires est peu efficace, et la lipolyse cesse très tôt alors que l'effort augmente, ces derniers ne disposent plus que de la glycolyse pour fournir l'énergie nécessaire. Paradoxalement, les sédentaires même disposant d'importantes réserves de graisse sont contraints de cesser leur effort par manque d'énergie disponible au niveau musculaire alors que les personnes entrainées continueront leurs efforts sans problème énergétique.

La valeur du cross-over est une donnée individuelle, elle dépend de l'hérédité, du niveau d'entrainement.

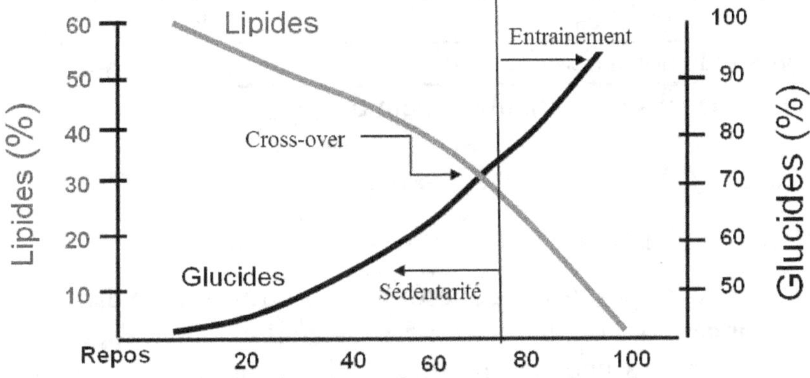

Intensité (% de VO_2max)

Un modèle de réentraînement basé sur l'oxydation maximale des lipides
(Brooks et Mercier, 1994 ; Perez-Martin et coll, 2001; Dumortier et coll, 2003; Brandou et coll, 2003)

<u>Interprétation</u>

- ✓ A 70 % de $\dot{V}O2max$: on utilise 30 % de lipide et 70% de glucide. Si l'on considère que 1 g de glucide donne 4,1 kcal ; 1 g de lipide donne 9,3 kcal, alors approximativement, à cette intensité la moitié des calories viennent des lipides et l'autre moitié des glucides : c'est la définition du cross-over.
- ✓ L'entraînement en endurance favorise l'utilisation des lipides mais seulement à intensité faible à modérée.
- ✓ A haute intensité, les glucides restent le substrat majeur.
- ✓ L'entrainement modifie la position du cross over.

L'entrainement au Lipoxmax

Dans le cadre d'un entrainement visant l'utilisation maximale des lipides comme source d'énergie, un ensemble de chercheurs a mis en évidence l'existence d'une intensité de travail cardio-vasculaire répondant à cet objectif. Il s'agit du Lipox max : oxydation maximum des lipides. La mise en évidence de cette intensité se fait par la méthode de la calorimétrie indirecte et nécessite plusieurs étapes réalisées sous contrôle médical. Le point de Lipoxmax est fonction du point de cross-over. Il est déterminé par la plus haute dépense lipidique en fonction de la dépense d'énergie totale : au fur et à mesure que la dépense d'énergie totale augmente, la lipolyse décroit à la faveur de la glycolyse, mais la dépense énergétique totale étant supérieur, la dépense lipidique augmente néanmoins jusqu'à un maximum : le lipoxmax. Au-dessus de ce point, la part liée à la glycolyse devient prédominante, la dépense lipidique décroît au profit de la dépense glucidique.

Le lipoxmax dépend du niveau d'entrainement du sujet, cette donnée, comme le cross over, est individuelle. Néanmoins d'après une parution du ministère de la santé (programme national, nutrition santé), on a en moyenne pour des adultes :

Adulte sédentaire, obèse	30 % $\dot{V}O2max$ env.
Adulte asymptomatique normalement actif	45% $\dot{V}O2max$ env.

Il est à noter que ces valeurs sont particulièrement basses.

Entrainement cardio-vasculaire en aquagym

Intervalles de travail cardio-vasculaire

Au vu de la clientèle, de ses désirs et besoins, de sa très grande diversité, l'aquagym doit proposer un entrainement cardio-vasculaire adapté et diversifié. Allant d'une activité de maintien voire de mobilisation générale, à une activité intense d'activation cardio-vasculaire, l'aquagym doit proposer une large gamme de séances permettant de satisfaire tous ses publics. Une activité de maintien comme par exemple l'aquasénior, proposera un travail cardio-vasculaire dont l'intensité sera principalement basse à modérée et plutôt constante.

Il est couramment admis pour <u>les publics asymptomatiques</u> lors des cours collectifs en activation cardiovasculaire, une répartition en 4 zones du travail aérobie fixant des objectifs généraux aux différents niveaux de travail.

Zone	Objectifs	Intensité Cardiaque
1	Réentrainement, efforts de faible intensité, lipolyse	50 à 60% FCmax
2	Lipolyse (dépense lipidique optimale)	50 à 70% FCmax
3	Seuil aérobie, amélioration de l'endurance aérobie	70 à 80% FC max
4	Seuil anaérobie, amélioration de la puissance aérobie	80à 90% FC max

Evaluation de la fréquence cardiaque Cible

Un critère simplement vérifiable permettant d'atteindre ses objectifs d'entraînement cardio-vasculaire est de réguler sa fréquence cardiaque lors de l'entraînement. Celle-ci s'exprime en fonction de la fréquence cardiaque maximale théorique et de la fréquence cardiaque de repos. Ces fréquences s'expriment en battements cardiaques par minute.

Fréquence cardiaque maximale théorique (FCmaxT)

<u>Homme</u> :
FCmaxT= (220 - âge du pratiquant)

<u>Femme</u> :
FCmaxT= (226 - âge de la pratiquante)

La FC max théorique est comme il est dit, théorique, certaines personnes ne respectent pas cette règle. En fait, elle diffère en fonction du niveau d'entraînement du sujet, des paramètres cardio-vasculaires qui lui sont propres (hérédité). La prise en compte de la fréquence cardiaque réelle lorsque l'individu est au repos permet de nuancer la FCmax théorique.

Fréquence cardiaque de réserve (FCR)

FCR= FCmaxT- FCrepos

La fréquence cardiaque de repos (FCrepos) doit être mesurée le matin juste après le réveil.

Fréquence cardiaque cible (FCcible)

La FC cible est une fraction de la FCmax, elle correspond au niveau de sollicitation fixé pour l'exercice physique, soit X% la fraction de la FCmax, avec X compris entre 0 et 100 :

FCcible = X%*FCR +FCrepos

Mise en pratique

Deux questions se posent quant à la mise en place d'un exercice ayant la prétention de prendre en compte comme paramètre de travail, la mesure de fréquence cardiaque :

- ✓ Comment le pratiquant peut-il savoir qu'il travaille à un rythme cardio-vasculaire donné ?
- ✓ Comment l'éducateur peut-il savoir que ses pratiquants travaillent au rythme CV désiré ?

Certaines formes d'aquagym ont résolu ce problème : les pratiquants travaillent avec un cardio-fréquencemètre. Leur FCmax est évaluée lors de tests préliminaires puis équipés de cet instrument de mesure, ils réalisent les différents exercices proposés par l'intervenant qui en plus fixe un rythme cardiaque à atteindre et à conserver pendant un temps donné. La forme gestuelle des exercices a pour but d'orienter la sollicitation sur des muscles précis. Concernant les pratiquants, avec l'expérience, ils auront une bonne perception de l'intensité de l'effort réalisé et pourront travailler « au ressenti » et se passeront du cardio-fréquencemètre. La gestion de l'effort sera certes moins précise, mais suffisante pour la plupart des publics s'engageant dans une activité collective de remise en forme.

Il n'est pas rare de remarquer certains pratiquants ne semblant jamais être fatigués malgré la tendance de l'animateur à accélérer encore plus son exercice. Curieusement, quand une personne maitrisant bien les appuis aquatiques s'y essaie, rapidement il passe en régime lactique et est contraint soit d'arrêter l'exercice, soit de tricher en réduisant considérablement l'amplitude de ses mouvements ou/et en faisant disparaître leur résistance par des placements d'appuis fuyants. Il est bien évident pourtant que cette résistance est un facteur essentiel au travail cardio-vasculaire ainsi que l'amplitude du geste moteur. Ces deux éléments sont primordiaux pour l'amélioration des qualités CV qui rappelons-nous, concerne le niveau musculaire jusqu'au niveau pulmonaire. L'amplitude du mouvement, les contraintes appliquées, la vitesse, sont autant de facteurs participant à l'amélioration du système cardio-vasculaire. Son atteinte passe par la maitrise de ces différents éléments. L'amplitude gestuelle permet d'améliorer la contraction musculaire sur l'ensemble de ces fibres et favorise donc son bon fonctionnement. La gestion de l'hydrorésistance permet de rendre plus dur un mouvement, augmentant ainsi la dépense énergétique sans pour autant devoir atteindre des vitesses de déplacement qui ne sont pas en relation avec le milieu aquatique.

Qu'est-ce que cela signifie dans la mise en pratique pour l'aquagym en CV ?

Au-delà du rythme des exercices, l'orientation des pieds, des mains, des parties du corps en général, ont un rôle prépondérant dans l'exercice cardio-vasculaire. De ce placement dépend la résistance de l'eau au mouvement, lequel, joint à un travail en amplitude permettra d'atteindre des intensités cardio-vasculaires élevées avec des vitesses d'activation en cohérence avec le milieu aquatique : plus lente qu'en milieu terrestre. Cela ne signifie pas qu'il faille obligatoirement se placer dans des conditions de résistance et d'amplitude maximale, cela signifie par contre que procéder à des exercices s'apparentant plus à du secouage de personne ne permet pas d'accéder à un travail CV de qualité, ceci est particulièrement vrai pour les cours CV en aquafitness. L'éducateur doit réussir à doser savamment résistance, amplitude et cadence de mouvement : un bon moyen d'y réussir ? Essayer soi-même les exercices proposés et les adapter en fonction du public visé. Il doit aussi contrôler que ses pratiquants appliquent bien les consignes, et ne pas hésiter à reformuler les sensations qu'ils sont sensés induire ou à remontrer la gestuelle.

Les paramètres à prendre en compte pour l'activation CV en milieu aquatique sont :

- **Vitesse de mouvement**
- **Amplitude de mouvement**
- **Résistance au mouvement**
- **Durée totale de la mise en mouvement**
- **Durée des repos**
- **Alternance des phases de travail et de repos.**

Plusieurs variantes concernant la position des mains et des pieds, du buste, peuvent être proposées, influant grandement sur le travail de résistance et donc CV.

Concernant les mains :
Du plus résistant au moins résistant.

- Mains ouvertes, doigts regroupés non serrés paumes de mains placées perpendiculairement au déplacement.
- Mains ouvertes, doigts écartés, paumes placées perpendiculairement au déplacement.
- Poings fermés.
- Mains souples, poignets relâchés, l'eau place spontanément la main
- Mains en position de moindre résistance, paumes placées parallèlement au déplacement (la main coupe l'eau).

Concernant les pieds :
- Pieds en flexion dorsale (dit communément pieds flex).
- Pieds en extension dorsale (dit pieds pointes).
- Pieds souples, chevilles relâchées, l'eau place spontanément le pied

En fonction des mouvements, pour atteindre une résistance maximum, le dos du pied ou sa plante, seront placés perpendiculairement au mouvement.

Exemple de placement en grande résistance
- Coup de pied (style penalty en football) : pieds en grande pointe, résistance sur le dessus du pied
- Coup de pied latéral (style karaté) : pied en flexion, résistance sur la plante de pied.

Concernant le buste :
Du plus résistant au moins résistant
- Buste de face, vertical lors des déplacements horizontaux (course, marche, brasse en position assise...)
- Buste de face incliné vers l'avant (les épaules sont évidemment dans l'eau)
- Buste de profil par rapport au déplacement (pas chassés, pas croisés, grapevine...)

Mouvements d'aquagym en activation cardio-vasculaire

Contrairement au renforcement musculaire lequel a tendance à localiser le travail musculaire à un muscle ou à un ensemble de muscles synergiques limitant potentiellement la dépense énergétique, l'activation cardio-vasculaire va étendre ce travail au corps entier sur des durées importantes. L'animateur peut s'inspirer de différentes techniques d'entraînement du système cardio-vasculaire pour rythmer sa séance (travail continu, fartleck...). Les phases dites de repos peuvent s'apparenter aux phases d'apprentissage de l'exercice, de l'enchaînement. Les périodes actives peuvent quant à elles, présenter différentes intensités et durée en fonction de l'objectif cardio-vasculaire.

Concernant les mouvements proprement dits, ils dépendront de la forme de l'aquagym considérée s'étant inspirée de disciplines d'horizons différents (arts martiaux, dance, aérobic...), on parle de registre gestuel.

Aquagym classique

L'aquagym classique a la particularité de ne pas utiliser de musique pour rythmer ses exercices, nous avons vu que l'usage d'un cardio-fréquencemètre peut être une solution au contrôle des régimes de travail CV. Malheureusement, de fait, peu de personnes ont recours à cet outil, aussi une solution, certes empirique, peut être donnée : Sous les conseils de l'éducateur sportif, avec le temps, le pratiquant peut réussir à maitriser des rythmes, des allures différenciées. Il semble que la maitrise de 4 niveaux d'intensité puisse être facilement acquise pour celui qui s'en donne la peine et lui permette d'entrainer son système CV avec de bons résultats :

Niveaux d'intensité CV	*Objectif*
Rythme lent ou relation vitesse-résistance faible	échauffement, récupération active, apprentissage, retour au calme (lipoxmax)
Rythme modéré ou relation vitesse-résistance modérée	Echauffement, apprentissage, travail de capacité aérobie (seuil aérobie)
Rythme élevé ou relation vitesse-résistance élevée	Travail de capacité aérobie, puissance aérobie (seuil anaérobie)
Vitesse maximale ou relation vitesse-résistance maximum	Travail de puissance aérobie, anaérobie

Nb : l'atteinte des objectifs dépend largement de la durée des exercices et de l'organisation de leurs phases de travail et de repos.

Formes d'exercices en AQG classique

Le guide des mouvements en cardio training permet d'avoir une base de pas et de mouvements du corps pouvant être utilisés soit seul en répétition, à différentes vitesses, amplitudes, de manière postée ou en déplacement, en base de marche ou de course, soit combinés au travers de gestuelles plus complexes, soit pré-chorégraphiés, soit chorégraphiés. Au-delà des déplacements chorégraphiés, toutes ces gestuelles peuvent se faire en déplacement en avant, en arrière, de profil (le pas chassé en donne un exemple), en épis (un pas en avant à droite, un pas en avant à gauche), en cercle, de « long en large », en contre-courant, porté par le courant, en position haute, basse, en suspension, avec l'aide de mouvement de bras de crawl, de brasse, de papillon, en « grand ou petit chien », en mouvement inversé… Les 1ères limites à la forme des mouvements sont l'imagination de son concepteur et les capacités des pratiquants.

Enchaînements binaires

Un enchaînement binaire est la base d'un pas ou mouvement du corps, son expression la plus simple. A partir d'une position initiale, la première phase du mouvement éloigne un ou plusieurs segments du corps de cette position tandis que la deuxième les y ramène. Il s'agit d'un mouvement en deux temps gestuels (voir chapitre relation musique-mouvements, structure gestuelle).

Lorsque les pas sont réalisés de manière postée, on constate une perte d'hydrorésistance liée à l'immobilité du buste, il en résulte donc, une dépense énergétique plus faible (analogie avec la course réelle et celle effectuée sur un tapis roulant).

Enchaînements complexes

Un enchaînement complexe est un pas ou une somme de pas ou mouvements du corps comportant plus de 2 phases (séquences). Il est souvent la somme de mouvements simples souvent binaires. La chorégraphie en est l'expression la plus complexe mais elle ne concerne pas l'aquagym classique. Une bonne maîtrise des pas de base permet à tout participant de ne pas se sentir perdu dans un exercice aussi complexe qu'il puisse paraître. Lorsque les exercices deviennent complexes, la nécessité d'une faculté supplémentaire vient se greffer : il s'agit de la mémorisation.

Un geste se compose de 2 parties : le mouvement lui-même et la posture concernant le reste du corps assurant la stabilité, la prévention des blessures, l'esthétisme. Multiplier le nombre de mouvements dans un exercice multipliant d'autant le nombre de postures associées, ou associer un mouvement du bas du corps à un autre du haut du corps, augmente le niveau d'exigence en psychomotricité et en mémorisation.

<u>Un exemple : le coup de pied latéral alterné (description des séquences gestuelles)</u>

1 Lever de genou droit (buste droit et vertical) – 2 coup de pied latéral droit (buste incliné à gauche légèrement tourné sur le ventre : respect de la rectitude du rachis)- 3 genou droit à la poitrine (buste droit et vertical) – 4 alterné de lever de genou droite gauche (buste droit vertical) - 5 coup de pied latéral gauche (buste incliné à droite légèrement tourné sur le ventre)- 6 genou poitrine gauche (buste droit et vertical) – 7 alterné de lever de genou gauche droite (buste droit vertical) -8 retour à la position initiale debout, jambes serrées.

D'autres mouvements sont développés dans le guide des mouvements en activation cardiovasculaire.

<u>*Différentes organisations des exercices*</u>
Exercice en déplacements différenciés

Le manque d'eau de certaines piscines, peut conduire l'animateur à proposer lors d'un travail en déplacement plusieurs types de mobilisations ne nécessitant pas le même environnement aquatique. L'intérêt de cette pratique est de garantir le rôle de l'eau dans l'exercice pratiqué, rappelons-nous que nous pratiquons de l'aquagym et non de la course à pieds de surcroit sans chaussure ou un quelconque autre exercice terrestre ! Par exemple, lors d'un parcours en cercle, dans la partie très peu profonde, un déplacement mettant en avant une posture baissée (fente avant, groupé, déplacement en suspension …) peut être proposé, et dans la partie plus profonde, un déplacement en position debout (course, marche, levers de genoux…) ou en suspension. Procéder ainsi permet aussi de prévenir tout traumatisme lié à une pratique dans un environnement trop peu profond.

Le travail posté

Une tendance fait que les cours d'aquagymnastique sont de plus en plus postés (non pas statiques comme certaines personnes le disent à tort). Le travail en poste ou posté, se distingue du travail en déplacement par le fait qu'il limite les déplacements du groupe, les deux formes se ressemblent par le fait que tout deux proposent des exercices dynamiques. Le travail posté peut néanmoins permettre un déplacement autour d'une position initiale, il peut être le point de départ d'un exercice CV pour lequel les pas auraient été appris posté pour ensuite en donner une évolution en déplacement. L'emplacement choisi pour se posté dépend de la taille des pratiquants relativement à la profondeur du bassin et de l'exercice à réaliser. Aussi, il est tout à fait possible de changer de « poste » en fonction de l'exercice ou du niveau de difficulté souhaité lors d'exercices en poids partiel (un squat par exemple)

L'organisation postée permet d'accroitre le nombre d'élèves par cours. Mais une densité trop importante de participants, le fait qu'ils soient trop près les uns des autres, limite potentiellement l'amplitude des mouvements proposés, voire même, en interdit certains comme ceux inspirés des arts martiaux ou trouvant leur finalité dans un déplacement ordonné. Une densité trop forte nuit donc de manière importante à la qualité de la pratique et potentiellement représente un frein quant à l'atteinte des objectifs visant la forme.

Succession d'exercices, le parcours training

L'objectif est de faire se succéder différents types d'exercices n'ayant pas forcément une relation entre eux hormis le fait qu'ils sollicitent le système CV. Tout le monde fait la même chose au même moment. Cette façon d'organiser l'exercice ressemble un peu au parcours du combattant. Notez la différence avec le circuit training !

- Balancement des bras en résistance maximale 10 répétitions, courses variées, squats sautés amortis 10 répétitions…

Travail par atelier, le circuit training

Cette méthode oblige ou permet de séparer le groupe en autant de sous-groupes que d'ateliers, cela permet de palier à une quantité insuffisante de matériel ou à un problème lié à la configuration du bassin d'aquagym en relation avec le nombre de pratiquants.

Le groupe est divisé en sous-groupes et réalise une succession d'exercices à caractère CV.

Poste 1 (partie la plus profonde, les pratiquants ont pied) : coups de pied alternés en position debout, poussée simultanée des bras d'avant en arrière.

Poste 2 (partie intermédiaire) : Jumping Jack, coups de poing simultanés donnés lors de la flexion.

Poste 3 (partie très peu profonde) : pompes avec battements de jambes en position ventrale mains en appui sur les marches.

Le point commun de toutes ces méthodes de travail est qu'elles sont simples ou relativement simples à mettre en œuvre. Les mouvements issus de l'aquagym classique sont simples et la répétition, de mise. Etant simples, ces exercices permettent d'accéder rapidement à l'atteinte des objectifs CV. En ce qui concerne des objectifs secondaires comme le développement des compétences psychomotrices, cette aquagym atteindra ses limites rapidement. Mais si l'on prend en compte que la clientèle aquagym est très généralement différente de celle des salles de remise en forme, déjà, elle rencontrera un challenge pour réaliser le « geste juste » autant dans le mouvement au niveau de sa forme, de son amplitude, de sa vitesse, de sa posture assurant stabilité, résistance optimale et absence de risque de traumatisme, particulièrement au niveau du dos.

Le point mis en défaut de cette aquagym est la mémorisation. En effet, le fait qu'il n'y ait pas de longs enchainements gestuels ne permet pas d'accéder à cet objectif.

Aquagym en eau profonde

Par définition, ces séances se déroulent sans appuis au sol, du matériel permettant la flottaison est très largement utilisé. Des ceintures d'aqua-jogging, des frites, moins fréquemment des planches de natation sont employées. L'avantage de l'emploi de la ceinture est qu'il permet une liberté de mouvements des bras lesquels peuvent ainsi être « occupés » à autre chose que le maintien de la tête hors de l'eau, il permet une liberté supérieure de mouvement. Bien que la forme prioritaire de cette aquagym soit le déplacement, il est tout à fait possible d'alterner des exercices postés et de déplacement.

__Aqua jogging__

On s'inspire ici directement des structures d'amélioration des qualités cardiovasculaires des séances d'athlétisme en variant l'amplitude et la forme du pas. Les bras pourront jouer un rôle très significatif quant à la sollicitation cardio-vasculaire :

- ➢ Course avec grands mouvements d'appuis alternés en avant et en arrière des bras.
- ➢ Course en genoux poitrine avec différentes inclinaisons du corps, déplacement aidé par les bras.

__Aqua palme__

Si pour l'aqua jogging le mouvement de base est le pas de course, le mouvement de base de l'aqua palme est le battement ! L'amplitude, la fréquence, la plus ou moins grande flexion extension de la jambe sur la cuisse (battement plus ou moins en jambe tendue), la variation du synchronisme entre les deux membres inférieurs (une jambe fixe, l'autre mobile ; ondulation…), la direction de la propulsion, la position du corps par rapport à la surface (position ventrale, dorsale, costale, verticale, assise) sont autant de facteurs sur lesquels l'animateur peut influer. Encore une fois, les bras peuvent être mobilisés de manière à durcir l'exercice.

- ⤶ Palmage en position assise, frite dans les mains, avant-bras à la verticale, flexion extension des bras et avant-bras (dips).
- ⤶ Palmage en grande amplitude, corps à la verticale, battement de jambes tendues, alterné avec des phases de battements rapide de type natation course.
- ⤶ Battements ventraux, frites dans les mains, pompes aquatiques.

__Aqua suspension__

L'aqua suspension est une forme libre dans laquelle tout type d'exercices n'appartenant pas forcément aux deux formes présentées ci-dessus est mis en pratique. De nombreux exercices de l'aquagym classique en petite profondeur peuvent être repris. Une adaptation particulière concernant le maintien de l'équilibre doit être faite, la godille aura un rôle privilégié si la ceinture n'est pas utilisé. Le matériel aidant à la flottaison est recommandé. En général, l'aqua suspension mélange exercices CV et RM.

Quelques exemples

- ⤶ Grande bascule du buste en avant et arrière : position ventrale allongée, bascule en position groupée, position dorsale allongée.

- Grande bascule latérale corps tendu : le corps passe d'une position costale droite à gauche en restant corps tendu
- Ciseaux de jambes tendues position assise, bras en ouverture fermeture
- 2 « pompes battement », bascule jusqu'à la position carpé (position équerre), 2 « adduction abduction » des membres supérieurs (montée descente latérale des bras tendus).
- Position carpé, déplacement en bras de brasse
- Rameur : poussée simultanée des jambes, fermeture ouverture horizontale des bras (déplacement en marche arrière).
- Tous les exercices en battements sans palme

  <u>A noter</u> : A cause des problèmes de motricité de certains dus à un manque de maîtrise du battement de natation ou de raideur des chevilles, ces exercices peuvent s'avérer être bien plus difficiles qu'en aqua palme et ne pas donner les mêmes résultats quant à l'atteinte des objectifs CV et à la gestion du groupe (certains se déplaceront vite tandis que d'autres resteront sur place voire n'arriveront peut-être même pas à prendre la bonne position si celle-ci est liée à la portance générée par le battement).

Aquafitness en activation cardio-vasculaire

Ces cours ont la particularité d'utiliser la musique pour rythmer leurs exercices. Ceux-ci génèrent un mouvement d'ensemble, en effet, tous les participants font la même chose au même moment. L'intensité des mouvements est guidée par le tempo de la musique. Les mouvements peuvent être liés formant des enchaînements plus ou moins sophistiqués. Il est évident que cette pratique oblige les pratiquants à développer des compétences de mémorisation et psychomotrices plus importantes que pour les autres formes de cours de gymnastique aquatique. Lorsque ces compétences font trop défaut, les objectifs cardio-vasculaires ne sont pas atteints, les pratiquants sont en échec et il est possible que certains arrêtent l'activité.

Cette aquagym demande un niveau de compétence de la part de l'intervenant assez élevé autant sur le plan technique, pédagogique que sur la connaissance des publics. Ses compétences lui permettront d'adapter sa séance en fonction des capacités des participants soit en proposant des alternatives ou tout simplement en limitant spontanément la complexité des enchaînements prévus. Le travail en association sportive, de ce point de vue, est plus facile car les pratiquants sont suivis toute une saison, un apprentissage progressif permettra d'atteindre de bons résultats à condition d'avoir l'approbation du groupe de participer à ce genre de projet. De manière à faciliter l'apprentissage et l'atteinte d'objectifs cardio-vasculaires par les adhérents, ces cours, quand ils intègrent des chorégraphies ou pré-chorégraphies, doivent être répétés pendant un certain temps. Cela facilite la mémorisation et la qualité des gestes moteurs. Cette répétition permet aux pratiquants connaissant mieux les gestuelles de s'engager plus fortement dans le travail cardio-vasculaire.

Concernant la forme des mouvements, celle-ci va s'inspirer soit :
- de la boxe thaïlandaise pour l'aqua kick boxing, aqua punch…
- de l'aérobic, de la gym tonique pour l'aquatonic
- du step pour l'aquastep…

En fonction des inspirations, l'aquafitness portera un nom qui y sera relatif. Maîtriser l'aquafitness signifie donc de s'ouvrir aux autres pratiques physiques et sportives, de les adapter et de les rythmer par de la musique sélectionnée à cet effet.

Les différents publics

Le public intéressé par la gymnastique aquatique est très diversifié. Cette diversité met en évidence de très grandes disparités dans les compétences physiques et psychomotrices, les attentes, les besoins caractérisant ce dit public. Ce fait est particulièrement marqué au niveau des attentes qui peuvent même s'opposer. Aussi à un groupe très hétérogène, ne peut convenir qu'un cours moyen, à mi-chemin entre toutes les attentes, ne pouvant répondre que partiellement aux besoins des pratiquants. Une bonne animation sera indispensable pour gérer au mieux cette difficulté.

L'aquagym peut séduire tout type de public, des adolescents jusqu'aux seniors, hommes et femmes pouvant de plus présenter différentes pathologies d'ordre traumatique. Une exception pourrait être faite pour des personnes ayant développé une pathologie d'ordre infectieuse, allergique (allergie aux produits de traitement de l'eau) ou bien présentant une aquaphobie préjudiciable à leur intégrité psychologique.

À l'évidence, plus la mobilité ou le dynamisme du pratiquant est réduite, plus la gymnastique aquatique proposée ne devra proposer qu'une forme simple et lente. À l'inverse, pour les pratiquants dynamiques et aimant le challenge, l'aquagym devra être capable d'offrir des formes mettant l'accent sur des objectifs de renforcement musculaire et cardio-vasculaire élevés. Elle pourra aussi prendre des formes d'expressions gestuelles mettant en avant des enchaînements de mouvements, voire des chorégraphies de plus en plus complexes permettant un développement des aptitudes psychomotrices et de la mémorisation.

Malgré tout, il existe un type de public qui semble être très peu intéressé par l'aquagym peu importe sa forme, il s'agit des adolescents, plus précisément des garçons. Ils relèvent un défaut de challenge, la gymnastique de remise en forme en salle souffre du même problème. Ces activités sont identifiées comme des activités féminines, elles ne mettent pas en valeur l'ego de cette jeune clientèle. Un constat peut être fait au sujet du public fréquentant activement les cours d'aquagym. On remarque que cette activité souffre de « l'image de sa naissance ». Celle d'une activité douce ne visant qu'une population ne pouvant pas faire d'activités physiques et sportives en salle. L'aquagym est régulièrement citée comme une activité analogue à la gymnastique douce d'entretien. L'existence d'animateurs manquant de diversité, ne pouvant pas proposer différents types de séances adaptées à un public plus dynamique conforte cette image. Aussi, cette clientèle est bien sur majoritairement féminine, plutôt à tendance sédentaire, d'âge généralement compris entre 35 et 75 ans. Une clientèle plus jeune et dynamique existe, elle est plutôt minoritaire mais en très large progression dès que le cours utilise de la musique et propose une intensité de travail plus élevée. Ce constat diffère en fonction des lieux d'exercice, des horaires de séances et de l'animateur. Les salles de fitness proposant des séances d'aquagym voient une clientèle plus active à leurs cours. Une raison est que les adhérents payent une prestation englobant l'ensemble des activités autant en salle qu'en piscine. Aussi, ces derniers seront plus facilement tentés d'essayer un cours de gymnastique aquatique, vu qu'ils n'auront pas besoin de dépenser plus d'argent. Cette séance est quelque fois envisagée comme une récupération après un cours en salle. On remarque aussi une volonté des centres de remise en forme à proposer des cours plus dynamiques et musicaux, dans la mouvance des aquafitness. La séance pratiquée devient une vraie séance d'entrainement dont le niveau d'effort proposé peut être très élevé autant d'un point de vue de l'intensité que de la technicité. Ces cours obligent à des compétences élevées autant de la part des pratiquants que de l'animateur investi physiquement dans la séance pour montrer l'exemple (modèle gestuel).

La demande pour des aquagyms plus dynamiques, complexes ou musicales croît, avec ce phénomène, la clientèle se diversifie tellement qu'il devient obligatoire de la fractionner en groupes plus homogènes. Ils peuvent se catégoriser comme suit :

- Les adultes à tendance sédentaire. Certains souffrant de traumatisme leur interdisant certaines pratiques sportives, d'autres ayant un schéma moteur particulièrement peu développé ou juste peu investis dans l'activité physique qu'ils ne pratiquent que par acquis de conscience.

- Les adultes à tendance sportive de loisirs ou de compétition : contrairement aux premiers, ils sont très investis dans l'activité physique, ils sont hyperfréquentants, sont en bonne forme, pratiquent par plaisir, et demandent que chaque cours soit un défi accessible à relever.

- Les personnes dites âgées, lesquelles doivent être plus certainement nommées en fonction de leurs compétences physiques et intellectuelles que de leur âge.

- Les personnes souffrant d'obésité, adulte et enfant.

- Les femmes en période périnatale.

Il est indispensable de pouvoir proposer à tous ces publics, plusieurs types de cours aquagymniques dont les objectifs et gestuelles sont construits pour répondre à leurs demandes. Elles sont bien sûr créées et enseignées dans le respect des particularités des publics visés. Ceci n'est possible qu'à partir d'une bonne connaissance de ces derniers.

Cet ouvrage ne développera pas le thème concernant les femmes en période périnatale. La forme de l'activité est très spécifique, en effet elle s'oriente vers la préparation à l'accouchement et le maintien d'un « bon » état de forme physique et psychologique en relation avec la grossesse d'une part, et de l'autre, vers la reconquête d'un état de forme « normal » perdu lors de cette dernière en prenant en compte les particularités liées à un accouchement récent.

Les adultes asymptomatiques

Les sociétés industrialisées sont de plus en plus confrontées au problème de la sédentarité de leur population. Si celles-ci concernaient surtout les adultes, elles touchent maintenant un nombre important d'enfants et d'adolescents. À ce manque d'exercice physique, voire même d'activités physiques, s'ajoute une alimentation trop riche, souvent déséquilibrée, pauvre en vitamines et minéraux. La nécessité d'une alimentation saine est reconnue par le plus grand nombre comme une priorité pour l'amélioration de la santé, il en va de même pour l'activité physique mais peu en saisissent la portée et encore moins la signification réelle. Au-delà de la performance, de l'aspect esthétique, l'activité physique protège l'organisme contre de nombreuses maladies graves telles que les maladies cardio-vasculaires, l'hypertension, le diabète, l'obésité, le cancer du côlon, la mort prématurée, les maladies cérébro-vasculaires (AVC), les maladies liées aux différentes substances contenues dans le sang (diabète)... Il est établi que bouger plus favorise un meilleur état de santé mais des doutes subsistent sur la manière de bouger c'est-à-dire sur la « dose réponse » nécessaire pour bénéficier des effets de l'activité physique. En 1996, l'US Department of Health and Human services précise « qu'il est recommandé que tous les adultes pratiquent 30 minutes d'activités physiques à une intensité modérée de façon quotidienne ». Mais il reconnaît aussi qu'une pratique plus intense, de plus longue durée pourrait permettre d'atteindre de meilleurs résultats. Le comité scientifique de Kino Québec s'appuyant sur des études faites à ce sujet, précise la notion de dose réponse et la rend plus concrète. Il est important de saisir que celle-ci varie en fonction des indicateurs de santé visée. Par exemple, la dose réponse visant la prévention des maladies cardio-vasculaires est différente de celles visant la prévention de l'hypertension, etc. Néanmoins, concernant l'adulte asymptomatique c'est-à-dire ne présentant pas de problèmes de santé particulier, d'âge compris entre 20 et 64 ans, les résultats de plusieurs études épidémiologiques et des données de recherches expérimentales permettent d'estimer la quantité d'activités physiques nécessaires pour passer d'un état sédentaire à un mode de vie physiquement actif. Comme le suggère la courbe 1, une dépense énergétique variant de 1000 kcal à 1500 kcal par semaine au-dessus d'un mode de vie sédentaire représente une zone clef. En effet, les avantages notables sont observés avec une dépense d'énergie hebdomadaire de l'ordre de 1000 kcal au-delà de l'état sédentaire, mais des bénéfices encore plus marqués sont obtenus lorsque cette dernière atteint environ 1500 kcal par semaine. Des bénéfices supérieurs sont notés lorsque les personnes effectuent une dépense approximative de 2000 kcal par semaine au-delà de l'état sédentaire. Au-dessus de ce niveau le rythme d'accroissement des bénéfices pour la santé semble atteindre un plateau. Peu de bénéfices supplémentaires sont enregistrés au-delà de 3000 kcal par semaine (interprétation du comité Kino Québec). L'entrainement à très haut niveau, peut au contraire entrainer une baisse de la qualité de vie à long terme (problèmes d'ordre mécanique).

Précisons la notion de «au-dessus d'un mode de vie sédentaire » : l'organisme pour vivre a besoin d'une certaine quantité d'énergie, le métabolisme de repos, la thermogénèse alimentaire liée à la digestion représente cette dépense d'énergie. L'échelle de valeurs MET (métabolique équivalent) mesure la dépense d'énergie en multiples de l'énergie nécessaire au métabolisme de repos, 1 MET est égal à l'énergie nécessaire pour vivre à l'état sédentaire. 1 MET équivaut à 3,5 ml d'O2/kg de poids de corps/min ou à environ 1 kcal/kg de poids de corps/heure.

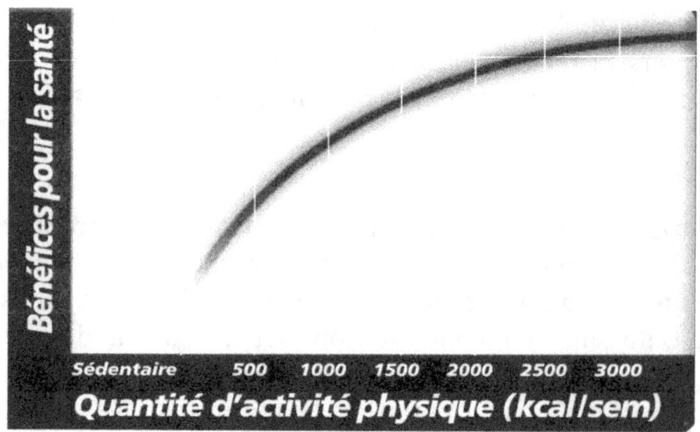

Figure 1. Relation quantité d'activité physique – bénéfices pour la santé.

Source : Avis du comité scientifique Kino-Québec. Quantité d'activité physique pour en tirer des bénéfices pour la santé-1999

Organisation de l'activité physique

Il est essentiel de prendre en compte que la durée de l'activité physique ainsi que sa fréquence hebdomadaire ont une importance sur l'amélioration de la santé. L'activité est la plus bénéfique lorsqu'elle est réalisée tous les jours, il semble qu'une fois tous les 2 jours soit suffisant. Concernant la durée, 30 minutes d'efforts à intensité moyenne en continu ou fractionnées en trois fois avec un repos de deux minutes semblent être un minimum. Si l'activité est réalisée à intensité faible, la durée d'exercice doit être rehaussée à 60 minutes. L'âge, l'état de forme, permettent de définir l'intensité de l'entraînement. Plus l'intensité est basse, plus le temps nécessaire à consacrer à l'activité physique sera grand pour atteindre la dépense énergétique prévue. Une pratique assidue permet une adaptation à la charge de travail laquelle pourra être réévaluée à la hausse vers de meilleurs résultats pour la santé. **C'est la somme des activités physiques pratiquées hebdomadairement qui est à prendre en compte** : tout compte ! La diversité des pratiques est un avantage pour un développement plus global des aptitudes psychomotrices. Ce dernier point est naturellement conditionné par la réalité et la justesse de l'apport technique lié à ces mêmes pratiques. La répétition d'une gestuelle approximative, non maitrisée entraine certes une meilleure condition physique mais ne peut améliorer la psychomotricité du sujet du point de vue de la précision du geste et de son efficacité. Concernant la gymnastique aquatique, sa forme classique en mobilisation générale caractérisée par une gestuelle globale peu maitrisée, très répétitive ne peut parvenir à améliorer la coordination, à l'inverse, elle peut même lui nuire de par le conditionnement qu'elle induit. Cette forme est très souvent caractérisée par une absence de contrôle (peu ou pas de correction) de la technicité voire de modèle gestuel.

Comment mesurer la dépense d'énergie lors d'une séance de remise en forme aquatique ?

Le changement de rythme, de direction, d'amplitude gestuelle, de vitesse de mouvements, de la résistance de l'eau aux mouvements, du niveau d'immersion, de la sollicitation des différentes parties du corps (sollicitation physique localisée ou générale) rend difficile la mesure de la dépense énergétique. Un indicateur subsiste néanmoins, il s'agit du pourcentage de la fréquence cardiaque maximale atteinte pendant la durée de l'exercice.

La fréquence cardiaque atteinte lors des exercices physiques, la durée de ces derniers permet une mesure de la dépense énergétique. Certains cardio-fréquencemètres donnent une mesure directe de la dépense énergétique totale. L'expérience, le ressenti en termes d'efforts en relation avec sa durée peut aussi permettre de donner une idée de l'énergie dépensée. Mais, la meilleure mesure du travail en cardio-training reste néanmoins celle donnée par le cardio-fréquencemètre. Concernant la dépense d'énergie en renforcement musculaire la mesure sera plutôt à mettre en relation avec l'énergie mécanique totale dépensée lors des exercices.

Quelle forme d'aquagym pratiquer ?

Pour répondre en un mot : celle qui donne du plaisir de manière à ce qu'elle puisse s'insérer dans une pratique régulière, pérenne et qui améliore ou au moins, maintient l'état de forme de la personne concernée. Celle mettant en adéquation les objectifs du cours avec les besoins, attentes et compétences initiales du sujet concerné.

Plus précisément, la gymnastique aquatique se décline de nos jours, en de nombreuses formes (voir chapitre le trouble des appellations). L'intérêt majeur de cette diversité est de répondre à une demande variée émanant d'un public toujours plus large en attentes et en besoins. On distingue deux grands groupes de public au sein du public adulte asymptomatique : le public à tendance sportive et celui à tendance sédentaire.

Le public à tendance sportive

Il est régulier, de nos jours, d'avoir en cours des dits « sportifs ». Leur culture sportive, leur expérience des activités physiques les rend plus exigeants. Ils désirent une séance présentant un « challenge accessible » autant au niveau du travail cardio-vasculaire et ou du renforcement musculaire que sur la forme de la gestuelle. Autrement dit, l'exercice doit occuper le corps et l'esprit. La coordination, la relation musique mouvements ont une importance capitale pour « nourrir » l'esprit. On peut noter une certaine relation entre le niveau de performance du public et de qualité de l'animateur. Pour ces raisons, les sportifs sont plus attirés par les formes d'aquagym musicale à bonne ou haute intensité autant en petite qu'en grande profondeur. **Sa dépense énergétique hebdomadaire peut dépasser largement le seuil des 3000 kcals, celle-ci répond à un besoin d'être en bonne santé mais aussi à un besoin psychologique de bouger, d'être performant, à un besoin esthétique.** Leur niveau de motivation concernant la pratique est élevé, ils veulent des résultats et s'en donnent les moyens autant physiques qu'intellectuels, ils sont ouverts à l'apprentissage de nouvelles gestuelles. Concernant le besoin de reconnaissance sociale et le gain financier, si ceux-là sont recherchés via la pratique sportive, la gymnastique aquatique ne peut y répondre, aussi cette activité ne sera pas l'activité principale de ces sportifs, seule une activité de compétition mettant en avant une élite est adéquate, l'aquagym peut néanmoins être une forme annexe entrant dans une préparation physique de récupération ou en PPG (préparation physique générale).

Les attentes des sportifs dépassent régulièrement les besoins pour la santé, leurs compétences élevées requièrent de la part de l'animateur un fort niveau de compétences techniques, physiques, pédagogiques. Un public à tendance sportive n'est pas là pour se donner bonne conscience mais veut des résultats, si l'activité lui semble inutile pour atteindre ses objectifs, il cessera de venir aux cours. La création d'une ambiance joviale est aussi indispensable pour dégager une énergie positive au sein du cours et contribue largement à l'assiduité des participants.

Ce public n'est pas majoritaire en aquagym, et pratique avant tout une autre activité sportive ou de remise en forme terrestre, aussi ils se rencontrent le plus souvent en club privé.

Encore, relativement aux attentes, il est nécessaire de discerner des sous-catégories, on observe : les techniques, les physiques, les adeptes de la musculation ou du cardio training, les « danseurs », les « réfléchis ». Tous bougent suffisamment mais dans des activités différentes et potentiellement exclusives. Ce phénomène est très marqué dans le fitness, moins en aquagym.

- ✓ *Les techniques* recherchent un challenge psychomoteur, la gestuelle doit être un challenge « accessible », leur activité doit leur donner à réfléchir. Ces pratiquants sont plutôt adeptes d'activités comme le step, le LIA (low impact aerobic).

- ✓ Les « physiques » recherchent un challenge physique, la gestuelle doit avant tout leur permettre d'accéder à un état de fatigue, de douleur physique, cardio-vasculaire ou / et musculaire, une satisfaction d'avoir accompli un effort intense. Ces pratiquants se croisent surtout dans les activités telles que le cardiogym, le bodyscult, le bodycombat (Les Mills), le bodyattack (Les Mills), le RPM (Les Mills), le bodypump (Les Mills), ou leurs cours analogues.

✓ Les adeptes du RM ou Cardio recherchent une activité essentiellement musculaire ou cardiovasculaire, leur intérêt est dans l'atteinte d'un objectif esthétique ou sportif par dans le 1er cas, un travail visant l'amélioration de leur silhouette (galbe, perte de poids), dans le 2ème cas, une amélioration de leurs performances cardiovasculaires. Ils se croisent dans des activités comme mentionnés ci-dessus et aussi en cours plus classiques comme les cours d'« abdo-fessiers », de musculation, de « cardio gym »…

✓ Les « danseurs » recherchent l'esthétisme dans le geste (pas forcément la complexité !), finir une séance physiquement épuisés n'est pas une de leurs attentes. Le step avancé, le LIA avancé, la zumba fitness (Zumba), le bodyjam (Les Mills) sont leur cours de prédilection.

✓ Les « réfléchis » recherchent une activité plus posée, plus réfléchie plus sereine peut-être, plus calme, pas plus facile. L'ambiance « boîte de nuit » n'est vraiment pas leur affaire. On les rencontre en Pilates, Yoga, Bobybalance (Les Mills), Chi gong.

Le public à tendance sédentaire

Le public à tendance sédentaire vient à l'aquagym par souci d'être en meilleure forme, mais aussi pour se donner bonne conscience. Ses connaissances en matière sportive étant très réduites, il est facile à priori, de répondre à ses attentes d'où peut-être l'abus de certains animateurs aquagym qui animent sans jamais se soucier de l'impact réel de leur travail sur la santé. Au mieux, ils sont créateurs d'ambiance mais n'œuvrent pas dans le respect des valeurs de la remise en forme (développement, entretien des qualités cardio-vasculaires, musculaires, de coordination, de mémorisation…). « Se faire du bien ? Oui, mais surtout sans se faire mal !». Voilà comment nous pourrions résumer l'état d'esprit de ces pratiquants par rapport aux activités physiques, passer un moment de grande convivialité, initialement, le challenge n'est pas de mise. Leur niveau de motivation est moyen à faible, ils sont moins assidus que les sportifs, ils sont moyennement à peu disponibles pour l'apprentissage d'une nouvelle gestuelle nécessitant un certain investissement. Celle-ci doit rester abordable sans trop d'efforts intellectuels et de mémorisation. Leurs compétences psychomotrices, physiques, de mémorisation, peuvent aller de mauvaises à modérées. L'entraînement réalisé dans l'eau modifiant la proprioception, réduit initialement encore plus la psychomotricité. Le travail de coordination ou rythmique, s'il est recherché, paraîtra encore plus laborieux que s'il était réalisé en salle. L'amélioration de la coordination forçant la réflexion sur le geste à réaliser peut même entrainer une frustration si celle-ci est trop importante. Une programmation sur une période plus ou moins longue intégrant une augmentation progressive de la dépense énergétique liée à une activité cardio-vasculaire et de renforcement musculaire incluant un apprentissage technique, permet de garantir l'atteinte d'un niveau d'activité physique nécessaire à l'acquisition d'un meilleur état de santé. Concernant l'apport technique, celui-ci doit donc être sujet à grandes précautions car un niveau trop élevé pourrait entraîner dégoûts, frustrations et l'échec dans l'atteinte des objectifs visés, voire l'arrêt de la pratique.

Quelle forme d'aquagym pour ce public ?

L'aquagym classique offrant un travail non cadencé par la musique permet une très grande adaptabilité, le pratiquant réalise ses exercices au rythme le plus adéquate. Cette forme de gymnastique ne présente pas de chorégraphie mais favorise plutôt une mobilisation répétitive enclin au développement d'une coordination précise simple. L'absence de musique permet de favoriser la communication orale entre le groupe et l'animateur. Ainsi, il a le temps et le silence pour justifier ses exercices, les adapter en temps réel aux besoins et attentes de ses pratiquants. On retrouve ici une ambiance « coaching ». Mais, l'aquagym musicale dispose néanmoins d'un atout de taille permettant de séduire ce public : la musique elle-même lorsqu'elle correspond au goût des participants, d'où la nécessité de sa sélection judicieuse. La musique est entrainante, motive, favorise la mise en mouvement, elle peut donc être un atout pour fidéliser ce public…

Les attentes d'une telle clientèle étant quelquefois très loin de leurs besoins, sa bonne prise en charge n'est donc pas facile mais requiert un bon niveau d'observation pour la correction, de qualité d'écoute, de persuasion, de justification, de patience, de diplomatie, pour l'encourager, pour créer une ambiance positive, pour la guider vers de meilleures compétences, lui faire aimer l'activité et la rendre pérenne. Un challenge pour l'animateur ? Transformer cette clientèle en sportif ! Concernant ce public, il est fréquent que l'aquagym soit leur seule activité physique et sportive.

Une autre classification

Le milieu du fitness utilise une grille de classification pour classer ses publics en cours collectifs. Ils sont répartis en 4 niveaux fonction de leurs compétences psychomotrices. Il s'agit des débutants, initiés, confirmés, avancés. En fonction de leur avancé dans la grille, ils maitrisent de plus en plus finement un répertoire gestuel de plus en plus important et compliqué (mouvement dans un ou plusieurs plans, avec un ou deux appuis au sol, alliant un ou des mouvements du corps et/ou des bras) exécutable lors d'enchainements plus ou moins long, dans n'importe quelle orientation (face, dos, profil) et associé à n'importe quel déplacement dans l'espace (linéaire, curviligne, en avant en arrière, sur les côtés, en pivot, en tour, combiné de tout ou partie de ceux-là). Ce classement juge aussi de leur capacité à apprendre et à restituer toute nouvelle gestuelle plus ou moins rapidement en fonction de sa complexité et longueur. Cette classification met en évidence la nécessité d'enseigner un lexique gestuel à partir duquel les pratiquants se mettent en mouvement. Au fur et à mesure du temps, des expériences, ils l'enrichissent augmentant par la même leurs compétences. **Concernant les débutants, il est donc essentiel de commencer par construire un lexique précis de pas de base dans tous les domaines pratiqués de la remise en forme aquatique (cardiotraining, renforcement musculaire, souplesse) car il est le socle des niveaux supérieurs.**

Présence Potentielle de pratiquants en fonction des exigences techniques et d'efforts imposées pour un exercice

Le schéma suivant met en relation la probabilité de présence des pratiquants sédentaires et sportifs en fonction du paramétrage en termes de technicité et d'effort des exercices.

Deux cas de figure se présentent.

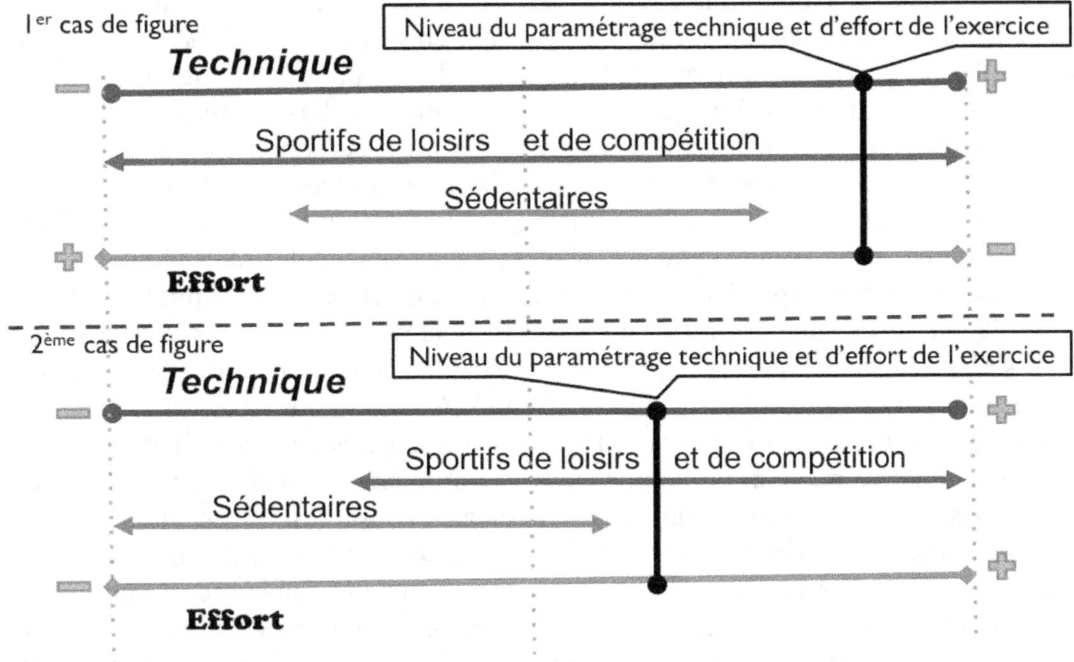

✓ 1er cas de figure : exercice dont le niveau de technicité est inversement proportionnel à l'effort.

✓ 2ème cas de figure : exercice dont le niveau de technicité est proportionnel à celui de l'effort.

On remarque que le public sportif est plus ouvert à différentes activités plus spécialisées. Une activité mettant en jeu, une technicité (apparente) simple à condition qu'elle procure un effort intense pourra satisfaire un sportif. Le vélo en est un bon exemple. Pour le sédentaire, cette activité devra être agrémentée d'exercices autres, telles que du renforcement musculaire, aussi non, il s'ennuie.

Concernant les activités engageant une technicité proportionnelle à l'effort, elles trouveront adeptes, dans leur paramétrage minimum chez les sédentaires de par le fait qu'une frange de cette catégorie est venue seulement pour se donner bonne conscience et qu'une telle activité favorise les bavardages.

Le public obèse

L'obésité, un problème majeur

Une alimentation en excès, la malbouffe, un engouement prononcé pour des activités sédentarisantes (télévision, Internet, jeux vidéo…), un profond manque de motivation à pratiquer une activité physique : voilà le cocktail explosif qui fait de l'obésité avec l'alcoolisme et le tabagisme l'un des plus importants problèmes de santé des sociétés industrielles. 28 % des femmes et 49 % des hommes âgés de 35 à 59 ans sont en surpoids, 5 à 7 % de la population totale souffrent d'obésité grave. Tout en sachant que la surcharge pondérale augmente avec l'âge, que l'obésité infantile croît de manière conséquente, le futur ne laisse présager rien de bon si la tendance n'est pas rapidement inversée. Le problème n'est certainement pas d'ordre esthétique, ne pas correspondre aux canons de beauté définis arbitrairement par la mode n'étant en rien dangereux, voire au contraire ! Non, le problème concerne les maladies attenantes à une prise de poids inconsidérée, il concerne l'état de sédentarité dans lequel l'obésité pourrait engager la personne. Une étude menée par Steven Blair (université d'Alabama, Birmingham) tend à prouver d'un point de vue de la santé qu'il vaut mieux être en surpoids ($25 < IMC < 29,9 kg/m^2$) et actif que maigre et sédentaire. Pour s'en convaincre, il suffit de s'intéresser aux risques liés à l'état de sédentarité (voir paragraphe public asymptomatique). Autre fait à relever est le coût exorbitant de la prise en charge médicale de l'obésité et les frais indirects liés à l'absentéisme et l'incapacité de travailler de ce type de personne. Thomas et Wolf ont mené une recherche systématique dans la littérature portant sur l'évaluation des coûts médicaux consacrés à l'obésité. Sur 18 études, il apparaît que l'obésité absorbe 5,5 à 7 % du budget national de la santé aux Etats-Unis et de 2 à 3,5 % du budget de la santé dans les autres pays. Aux USA, avec certes une prévalence de l'obésité plus élevée qu'en Europe, on note une dépense annuelle de 68 milliards de dollars par an en coûts médicaux liés à la prise en charge et au traitement de l'obésité. Vu la prévalence en augmentation observée en Europe occidentale, on s'attend à y connaître un pareil impact économique.

Définition

L'obésité est caractérisée par l'accumulation excessive de graisse dans le corps. Cet excès est défini par rapport à une norme en dessous ou en dessus de laquelle l'individu court un plus grand risque de contracter des pathologies réduisant sa qualité et son espérance de vie.

La localisation de la graisse joue un rôle important dans la nature des pathologies encourues.

Aussi, on discerne deux profils d'obésité, le profil en poire et en pomme. L'indice de masse corporelle (IMC) avec la mesure du tour de taille ou le rapport de circonférence abdomen/hanches détermine le degré général d'obésité. L'IMC met en relation le niveau de risque encouru avec le niveau de surpoids de la personne.

L'IMC est le rapport du poids (kg) du sujet par sa taille au carré (m²).

Catégorie	IMC (kg/m²)	Risques de co-morbidités
Sous la normale	<18,5	faibles (mais plus grands risques pour d'autres problèmes cliniques dont la mortalité)
Normale	18,5 – 24,9	faibles
Embonpoint, surpoids	25,0 – 29,9	certains risques
Obèse :	>30,0	
Classe I	30 -34,9	élevées
Classe II	35- 39,9	très élevés
Classe III, obèse morbide	>40,0	extrêmement élevés

La mesure du tour de taille où le rapport circonférence abdomen-hanches met en évidence la prévalence du risque lié à une obésité intra-abdominale (forme en pomme). Elle varie en fonction du sexe.

Tour de taille

Sexe	Souhaitable	Risques accrus	Risques élevés
Homme (cm)	<94	>94	>102
Femmes (cm)	<80	>80	>88

Rapport circonférence abdomen-hanches

Tour de taille divisé par le tour de hanches.

Sexe	Intervalle de normalité
Femmes	0,64 – 0,85
Hommes	0,85 – 0,95

Causes de l'obésité

Si l'excès de poids, et en particulier l'obésité, est en partie lié à des facteurs génétiques, hormonaux ou bien médicamenteux, ces derniers ne peuvent justifier cet accroissement brutal de la corpulence. De nombreux facteurs sociaux, économiques et culturaux ont une part belle dans l'origine de ce phénomène. L'obésité naît d'un déséquilibre aigu et durable entre apport calorique issu de l'alimentation et la dépense énergétique issue d'une vie physiquement active. Manger trop, à toute heure, consommer en excès des produits gras et/ou sucrés entraîne irrémédiablement une prise de poids importante. Cette prise de poids rend l'exercice physique plus difficile, douloureux, ainsi, elle représente un frein à sa pratique. D'un point de vue social, si faire du sport s'apparente trop souvent à faire la preuve de son incompétence et incapacité à faire aussi bien que les autres plus maigres, que l'on n'appartient donc pas au groupe de par des performances trop en dessous, ce ne peut être qu'un facteur de démotivation entraînant le sujet un peu plus loin dans la sédentarité et le dégoût de l'activité physique et sportive. Se décrit ici un cercle vicieux : l'obésité poussant à la sédentarité et la sédentarité aggravant un peu plus l'obésité. Casser ce cercle durablement semble très difficile tant les causes peuvent être nombreuses : troubles comportementaux, problèmes d'ordre psychologique (dépression nerveuse), problèmes liés à l'alimentation et au rapport que le sujet peut avoir avec elle (problèmes comportementaux), problèmes sociaux et économiques, habitudes culturelles, problèmes d'ordre éducatif relatifs à la pratique d'activités physiques, à l'adoption d'une hygiène alimentaire, plus généralement au respect des règles conduisant à une vie en bonne santé... Sans oublier les causes d'ordre génétiques, hormonales et médicamenteuses.

Risques liés à l'obésité

Les spécialistes de la santé, partout dans le monde, sont unanimes : l'obésité en fonction de sa sévérité, de la localisation des graisses nuit plus ou moins gravement à la qualité et à l'espérance de vie. Elle induit un risque accru de développer une ou des pathologies graves et peut avoir des conséquences sociales, professionnelles et psychologiques néfastes.

Quelques pathologies

- ✓ Diabète de type II (non insulinodépendant)
- ✓ Troubles lipidiques (taux de cholestérol élevé...)
- ✓ Syndrome métabolique (dérèglement du métabolisme)
- ✓ Affections cardio-vasculaires (hypertension, maladies coronariennes, accidents vasculaires cérébrales...)
- ✓ Troubles respiratoires (apnée du sommeil, asthme, syndrome obésités hypoventilation, ...)
- ✓ Cirrhose hépatique
- ✓ Goutte, phlébite, varices
- ✓ Cancer (cancer des intestins, du sein, du pancréas...)
- ✓ Troubles squelettiques (arthrose, pieds plats, arthrite...)

L'obésité en forme de pomme caractérise une obésité intra-abdominale induisant un plus grand risque de développer un diabète de type II, des complications cardio-vasculaires et métaboliques. La forme en poire montre une obésité non intra-abdominale et accroît, entre autres, des risques de développer des complications mécaniques (troubles squelettiques).

Au-delà des problèmes de santé, d'autres risques tout aussi importants liés à l'obésité sont à craindre. La population obèse est souvent stigmatisée, ceci peut avoir des conséquences psychologiques graves :

- ✓ Perturbations de l'image du corps : rejet de sa propre image.
- ✓ Perte de l'estime de soi : culpabilisation, dégoût de sa personne.
- ✓ Discrimination et exclusion professionnelle et sociale : plus grande difficulté à l'embauche, moindre rémunération, difficulté d'intégrer des groupes pour lesquels l'image du corps et /ou la performance physique ont une certaine importance.

Traitement de l'obésité

Il n'existe pas de traitement miracle contre l'obésité, mais plutôt un ensemble de mesures qui sans une volonté à toute épreuve et durable du patient ne peut mener qu'à une rechute dans un futur plus ou moins lointain. Plus qu'un traitement, il s'agit d'une thérapie, d'un accompagnement personnalisé prenant en compte toutes les facettes du problème. Cette thérapie dite comportementale consiste à modifier les habitudes de vie tout en assurant un soutien social et psychologique tout au long du processus de perte de poids. Un régime adapté mettant en avant des objectifs réalistes doit être suivi. Ce dernier doit guider les patients vers une nouvelle hygiène alimentaire à adopter à vie. Tout ceci s'accompagne d'une pratique d'activités physiques adaptées. **Le niveau de pratique semble être le même que pour le sédentaire**, la nature des exercices doit être en adéquation avec le handicap que pourrait représenter le surpoids autant d'un point de vue médical que mécanique. Quant à la perte de poids, l'exercice physique joue surtout un rôle important au niveau de la phase de stabilisation du poids. Initialement, au cours de la phase de perte de poids, il trouve tout son sens dans le maintien des masses sèches (muscles) et de la lutte contre les nombreuses pathologies liées à la sédentarité et l'obésité.

Pour information, il existe deux autres méthodes pour lutter contre l'obésité : la pharmacothérapie et la chirurgie bariatrique. La première consiste en la prescription de médicaments influant sur la satiété, sur l'assimilation des graisses par l'organisme. Leur efficacité reste modérée au long terme. La deuxième méthode est réservée aux obèses morbides (classe III) pour qui les autres méthodes ont échoué.

L'activité physique chez les obèses

L'état de surpoids modifie l'état de santé des patients, il s'accompagne souvent d'un long passé sédentaire. Ces modifications sont d'ordre médical, psychologique et physique. L'avis médical initial ainsi qu'un suivi individualisé est essentiel à l'établissement et à la conduite du programme de l'activité physique. La remise en mouvement (le réentraînement), la pratique régulière change les données physiologiques des personnes concernées. Ces changements sont progressifs et individuels. Le suivi médical permet de les identifier et de réévaluer les différents paramètres fixant l'activité physique au fur et à mesure que les changements s'opèrent.

Les différents paramètres fixant l'activité physique (nature, forme d'exercice, durée, intensité) sont individuels. Les goûts et le niveau de motivation du sujet ainsi que son état de santé sont à prendre en compte. L'activité physique ne peut être pérenne que si elle procure du plaisir.

Quelques données de la littérature scientifique sur les effets d'une activité physique et régulière

Effets de l'exercice régulier chez personnes obèses :

- ➢ Amélioration des aptitudes physiques en aérobie, de la forme physique et de l'endurance cardiovasculaire (*De Fronzo et coll, 1996 ; Rice et coll, 1999*)

- ➢ Amélioration de l'insulino-résistance *(De Fronzo et coll, 1996; Rice et coll, 1999) : lutte contre le diabète.*

- ➢ Amélioration de la pression sanguine *(Fagard et coll, 1995) : lutte contre l'hypertension, réduit les risques cardiaques et vasculaires.*

- ➢ Amélioration du profil lipidique *(Wood et coll, 1988) : lutte contre le cholestérol.*

Type d'entraînement et effets sur le métabolisme chez les sujets obèses (pour revue, voir Mercier et coll, 1999)

- • ***Effets aigus et chroniques de l'exercice aérobie***

  - ➢ Baisse de l'insulino-résistance : *lutte contre le diabète*

> ➢ La contraction musculaire favorise la translocation des GLUT-4 : *lutte contre le diabète*

> ➢ Augmentation de la capillarisation des muscles : favorise la perte de poids local, favorise leur fonctionnement

> ➢ Augmentation des activités hexokinase (HK) et du glycogène synthétase (GS) : favorise la synthèse de glycogène

- ***Effets aigus et chroniques de l'exercice de résistance (force – musculation)***

> ➢ Augmentation de l'insulino-sensibilité : lutte contre le diabète

> ➢ Amélioration de la capacité de stockage du glycogène dans les muscles, favorable à une production de GH (Hormone de Croissance, pour une stimulation de l'effet lipolytique)

> ➢ Augmentation de la capillarisation : améliore le fonctionnement des muscles

Le lipoxmax

Dans le cadre de la perte de poids, l'entrainement basé sur l'oxydation maximale des lipides, semble être le plus indiqué.

Un ensemble de chercheurs *(Brooks et Mercier, 1994 ; Perez-Martin et coll, 2001; Dumortier et coll, 2003; Brandou et coll, 2003)* ont mis en évidence l'existence d'une intensité de travail cardio-vasculaire répondant à cet objectif. Il s'agit du Lipoxmax : oxydation maximum des lipides.

La mise en évidence de cette intensité se fait par la méthode de la calorimétrie indirecte et nécessite plusieurs étapes :

> ➢ Caractérisation de la pathologie (anthropométrie et morphologie, glycémie, insulinémie…)

> ➢ Epreuve d'effort pour évaluer le métabolisme énergétique et la dépendance vis-à-vis des substrats énergétiques (cross-over concept, voir chapitre sur le travail cardio-vasculaire en aérobie)

> ➢ Détermination de l'intensité individuelle de réentraînement permettant théoriquement une utilisation maximale des lipides et une perte de poids maximale (LIPOXMAX)

> ➢ Suivi des modifications des mesures des différentes variables calculées précédemment.

L'ensemble de ces étapes se réalise sous contrôle médical. Les résultats sont exploités lors de l'activité physique.

<u>Comparaison du cross over et du LIPOXMAX *entre un sujet normal et obèse*</u>

Le cross-over est détaillé dans le chapitre Activation CV, succinctement c'est la valeur de l'intensité d'effort pour laquelle l'apport énergétique en régime aérobie provient à part égale du substrat lipidique (graisse, fat) et glycolytique (sucre, CHO).

D'après l'étude de Dumortier et coll (2003)

<u>Sujet normal A</u>

1)   cross-over, croisement des substrats à intensité élevée (55% Pmax$_{th,}$ 125W),

2) LIPOXmax =115 Watts

<u>Sujet obèse B</u>

2) LIPOXmax = 30 Watts

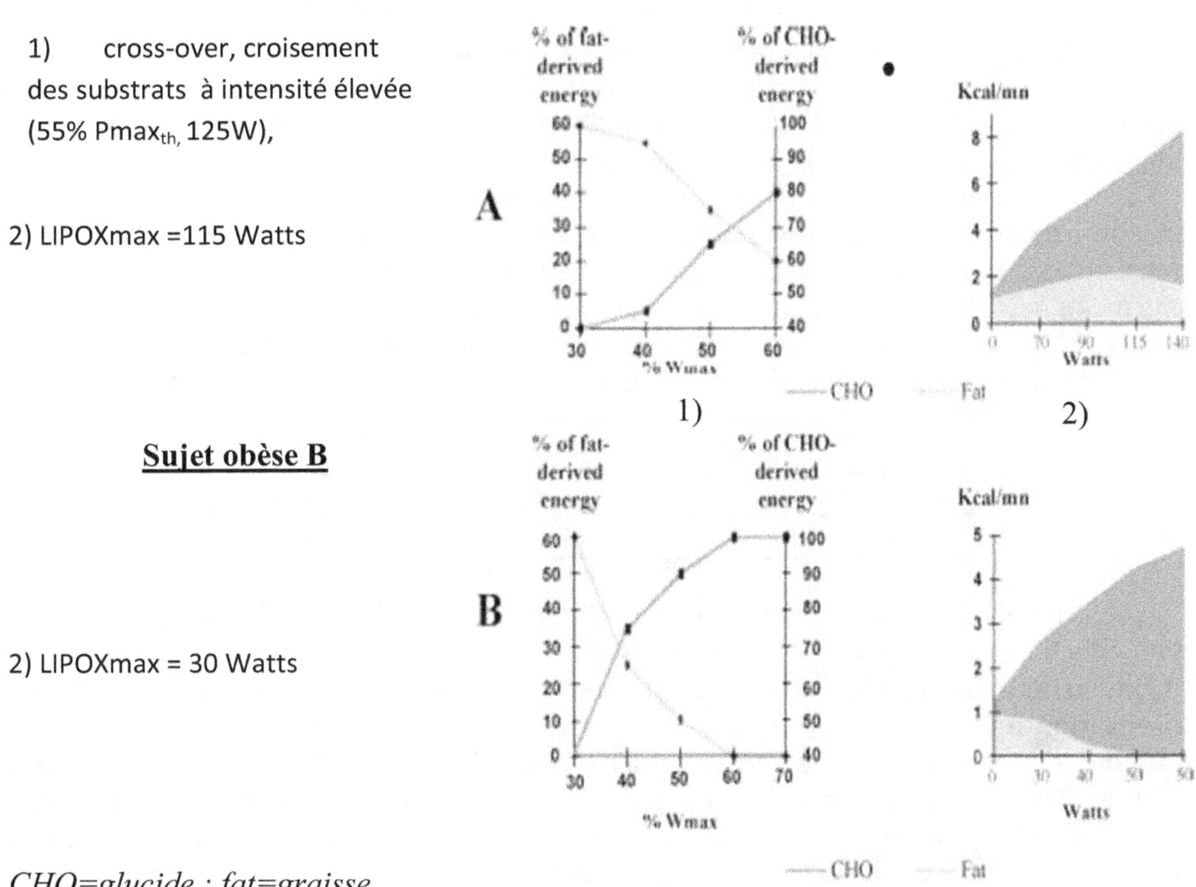

CHO=glucide ; fat=graisse

A gauche, les courbes montrent les contributions respectives (%) des graisses et des sucres dans la dépense d'énergie totale à chaque intensité relative (%Wmax). A droite, les graphiques illustrent les valeurs absolues d'énergie dérivée des sucres et des graisses aux différentes étapes du test (exprimées en watts).
Le sujet A, un homme de 35 ans de poids normal (IMC=23kg/m^2) met en évidence un point de cross over à 125Watt et un taux maximum de consommation des lipides par oxydation à 115W (48% Wmax), alors que le sujet B, une femme de 50 ans en surpoids (IMC= 29,6kg/m^2), atteint son point de cross over à 35W (30%Wmax) et son taux maximum de consommation des lipides par oxydation à 30W (26% Wmax).

Effet du réentraînement sur le Cross-over et le LIPOXMAX

- Déplacement vers la droite du point de cross-over : les sujets utilisent des lipides pour des intensités plus élevées qu'avant entraînement.

- Le point de LIPOXMAX apparaît pour une intensité plus élevée : modification des paramètres de réentraînement.

- Le débit d'oxydation lipidique est plus important sur un plus grand intervalle d'intensité de travail : la contribution de la lipolyse à l'énergie totale est plus importante sur un intervalle de travail plus grand, les graisses sont plus utilisées

- Le réentraînement au LIPOXMAX permet une perte de poids, une baisse de l'IMC, une diminution du tour de taille et de hanche et une amélioration du $\dot{V}O_{2max}$

Cette étude démontre que le réentraînement des obèses en vue de la perte de poids doit se faire à intensité très faible. Par la suite, il s'agira de réévaluer le point de cross-over pour mesurer les changements métaboliques (dépendance vis-à-vis des substrats pour une intensité de travail donnée) et de réajuster le LIPOXMAX pour recadrer l'intensité de réentraînement.

Pour une perte de poids optimal, il s'agira de fixer l'intensité de l'exercice en aérobie, aux environs de :

Adulte obèse	30 % $\dot{V}O_{2max}$ env.
Adulte normal	45% $\dot{V}O_{2max}$ env.

Il s'agit ici d'une approximation donnée par le ministère de la santé, le lipoxmax est une valeur individuelle, qui se modifie avec l'entrainement.

L'intensité à laquelle le patient doit pratiquer son exercice doit être en corrélation avec la sensation d'effort ressentie qui doit être facile à moyenne, juste avant la sensation d'essoufflement. Ceci signifie que contrairement aux idées reçues il n'est pas nécessaire, voire faux de faire travailler un obèse à une haute intensité en lui promettant qu'ainsi il perdra du poids. C'est douloureux, et décourageant ! Optez donc pour un entraînement à relativement faible intensité mais sur de longues durées.

Le réentraînement des personnes obèses

Nature et intensité de l'exercice

Des effets bénéfiques pour la santé sont notés pour les efforts de type renforcement musculaire et cardio-vasculaire (CV) en aérobie.

Pour l'activation CV, des effets positifs existent pour des efforts à intensité faible favorisant la lipolyse (perte de poids et amélioration de l'insulino-sensibilité) comme à intensité plus élevée favorisant quant à eux la glycolyse (lutte contre les hyperglycémies). L'entrainement à l'intensité lipoxmax semble être indiqué pour la perte de poids.

Un avis médical, ainsi qu'un suivi permet de planifier les exercices en fonction des besoins individuels du pratiquant.

Fréquence de l'entrainement

La pratique d'exercice physique n'est bénéfique que si elle est pratiquée régulièrement. Elle doit s'inscrire dans les habitudes de vie à partir de l'enfance et pour toujours. Il est inutile de faire une « boulimie » de sport, d'atteindre des niveaux d'excellence pendant les jeunes années pour tout cesser dès l'entrée dans la vie d'adulte. Nombre de grands sportifs dans leurs 25 premières années de vie sont devenus en surpoids voire obèse par la suite !

3 à 5 séances par semaine sont préconisées.

Cette fréquence correspond aux recommandations internationales pour la santé.

La proportion d'activités d'ordre cardiovasculaire et de renforcement musculaire n'est pas précisée, elle dépend de l'état de santé du patient et des objectifs précis donnés à l'entrainement.

Après un long arrêt, la reprise doit être progressive autant d'un point de vue de la durée que de l'intensité. Le corps doit se réhabituer à réaliser des efforts physiques.

Durée de l'entrainement :

45 à 60 min en une fois ou en trois fois 20 minutes pour permettre l'utilisation des lipides sans risque d'hypoglycémie causée par une déplétion glycogénique, semble être une durée adéquate. La durée plus longue que celle prévue pour les sédentaires s'explique par l'intensité faible de l'entraînement ciblant le lipoxmax et la dose réponse pour la santé.

L'adaptation à l'aquagym

Les obèses sont tout de suite confrontés au problème de leur surpoids lors de la pratique d'activités physiques et sportives. Ce poids représente un danger pour les articulations lorsqu'il s'agit d'un exercice incluant de la course, des sautillements, des sauts. Il rend l'exercice très rapidement pénible et douloureux limitant ainsi sa durée. Imaginons-nous devoir réaliser nos activités sportives avec le double de notre poids. Une très bonne manière d'en avoir un aperçu est de se vêtir d'une combinaison de plongée bien trop grande, d'entrer dans l'eau de manière à la remplir d'eau et d'en sortir : la sensation ressentie est très désagréable, on se sent très lourd mais surtout entravé, gêné par cette masse d'eau à chaque nouveau mouvement effectué. Cette lourdeur, cette entrave ne sont ressenties qu'au moment de s'extraire de l'eau, immergé, on est léger, voire gracieux. Libéré de la sensation de ce fardeau pesant grâce à la portance de l'eau, bouger devient un plaisir. C'est certainement ce que peuvent ressentir les personnes obèses lors de la réalisation d'activités aquatiques : du plaisir. Or celui-ci est un moteur essentiel à la continuité de la pratique sportive sans lequel elles ont très peu de chances d'être pérennisées pour ainsi faire partie intégrante d'une nouvelle habitude de vie. L'exercice physique dit « porté », c'est à dire en limitant largement l'effet du poids de corps, rend possible un travail de longue durée et d'intensité très progressive sans que celui-ci ne soit un facteur limitant voire aggravant l'état de santé du patient à cause des traumatismes qu'il pourrait engager suite à l'effet de chocs répétés sur le système locomoteur, en particulier sur les articulations. L'exercice porté peut prendre toutes les formes, il peut être d'ordre cardio-vasculaire ou de renforcement musculaire, sans négliger la relaxation. Il peut mettre en avant des gestuelles des plus diverses. Concernant les sauts ceux-là pourraient être tentés à condition que leur réception immerge leurs « initiateurs » jusqu'aux épaules de manière à limiter les impacts. Mais surement, il serait plus favorable de préférer les groupés lesquels permettent aussi une perte d'appuis mais tout en conservant une immersion constante. Encore une fois, la meilleure pratique sera celle guidée par un suivi médical lequel donnera les orientations de l'entrainement autant sur la gestuelle que sur la nature des efforts (intensité, activation cardiovasculaire, renforcement musculaire…). Ces orientations prennent en compte les différentes pathologies des patients, ceci en fonction de leur adaptation à l'exercice lui-même et de l'aggravation ou de l'amélioration de leur état de santé.

Toutes les pratiques physiques et sportives aquatiques sont des formes d'activités portées, mais seule la gymnastique aquatique permet une expression gestuelle et une modulation de l'effort aussi variées. Ses principes fondamentaux, sa définition en font la preuve.

Comment l'aquagym peut-elle apporter une réponse favorable à la prise en charge de l'obèse dans sa pratique d'activités physiques ?

Problèmes mécaniques au niveau du système locomoteur, douleurs liées à la pratique sportive	L'exercice porté libère les tensions liées au poids exercées sur le système locomoteur en particulier sur les articulations : l'AQG n'aggrave pas l'état du système locomoteur.
Sensation d'entrave, de lourdeur limitant les formes gestuelles. Plaisir à pratiquer une activité physique.	L'immersion permet une sensation de légèreté, de liberté pouvant rendre plaisante l'activité physique. Les exercices peuvent prendre toutes formes gestuelles dès lors qu'elles favorisent la portance, l'absence de chocs sur le système locomoteur.
Progressivité du réentrainement	Grande adaptabilité de l'intensité des exercices cardiovasculaires et de renforcement musculaire. L'intervalle d'effort est compris entre 0 (immobilité en flottaison) et maximum : Intensité = fonction(résistance, vitesse de déplacement) En milieu terrestre, le pratiquant doit au minimum supporter son poids.
Travail cardio-vasculaire favorisant la lipolyse (visant la perte de poids).	Aquagym cardio-vasculaire (CV) avec exercices portés pour favoriser la durée et l'intensité basse correspondant au Lipoxmax. (un cardio-fréquencemètre permet la précision de la dose réponse et de l'intensité cible : le lipoxmax).
Travail cardio-vasculaire favorisant la glycolyse (visant la lutte contre les hyperglycémies).	Aquagym cardio-vasculaire avec exercices portés à caractère CV pour favoriser la durée longue et l'intensité modérée à élevée sur courtes durées. (un cardio-fréquencemètre permet la précision de la dose réponse et de l'intensité cible).
Travail en renforcement musculaire (maintien ou augmentation de la masse musculaire dont la perte est liée soit à la sédentarité, soit au régime)	Aquagym en renforcement musculaire en opposition à l'hydrorésistance, à la flottabilité, au poids (partiel) de corps, à différentes intensités sur les différents groupes musculaires en favorisant les muscles posturaux. (le poids partiel utilisé pour le travail des membres inférieurs doit être soumis aux précautions liées aux différentes pathologies d'ordre mécanique des pratiquants).

Prise en charge et conduite de la séance requérant une intervention précise et individualisée	Le groupe devrait être globalement homogène et peu nombreux de manière à augmenter le temps de prise en charge par individu de même classe et réussir l'individualisation par le fait de la relativement faible disparité des compétences, des besoins et attentes. Les compétences et motivation des animateurs sont importantes. Le cardio-fréquencemètre est un outil visant la précision de la dose-réponse.
Prise en compte de la perturbation de l'image du corps : désagrément à montrer son corps	L'eau, par l'immersion cache le corps. Les moments passés dans les vestiaires pour se changer ainsi que l'entrée et la sortie de l'eau, préconisent que les séances soient réalisées sans que d'autres activités ne soient réalisées en même temps (ceci est tout à fait possible lorsque les séances se déroulent dans des petites structures, plus difficile dans les autres cas). Le public de la séance devrait être exclusivement constitué de personnes en surpoids.
Prise en compte de la basse estime de soi, de la rapide démotivation.	La prise en charge par l'intervenant doit être en adéquation avec une connaissance de leur psychologie (en plus de celle concernant leur besoins et compétences en termes d'exercices physiques). Les regards, les paroles, les attitudes de l'intervenant ainsi que des personnes aux alentours peuvent être mal interprétés quelques fois à tort ou à raison ! L'ambiance de la séance doit être favorable au plaisir, à l'oubli de son obésité.
Discrimination sociale, difficulté à intégrer un groupe d'activité physique sans être perçu comme différent, pour les cas les plus extrêmes comme une anomalie… Ne pas avoir à subir des regards désobligeants ou moqueurs.	La séance devrait être réservée à la clientèle en surpoids de manière à ce qu'elle puisse être identifiée comme la leur et ne pas se sentir en trop. Un autre courant d'idée vient s'opposer à cette première en prônant une ouverture aux différents publics de manière à favoriser l'intégration des obèses dans la société : éviter une sorte de communautarisme, venant accroitre l'exclusion. Les objectifs de cours restent orientés vers les besoins des obèses en termes d'activités physiques. L'organisation la plus adéquate dépend certainement de l'état psychologique dans lequel se trouve le pratiquant... La motivation de l'animateur, son professionnalisme et son humanité permettent d'aborder ces pratiquants sans jugement de valeur.

Ce tableau met en évidence les atouts dont dispose la gymnastique aquatique quant à la prise en charge des obèses. Il montre qu'à priori aucune autre activité ne semble être plus adéquate !

Les séniors

De manière à mieux cerner le sujet, nous devons d'abord nous poser la question : « à quel âge sommes-nous considérés comme vieux ? » : Autrefois, la fin de la vie active ou autrement formulé, professionnellement active, nous faisait irrémédiablement passer dans le troisième âge, on était à la retraite : on était vieux !

Depuis quelques décades, ce segment de la population a subi des changements importants remettant en cause les fondements mêmes de ce groupe, il devient très hétérogène.

L'avènement des « papy boomers » ne fait qu'accentuer cette évolution. Que ce soit en termes de revenus, de santé, de mode de vie, les plus de 65 ans sont de plus en plus différents les uns des autres. Une étude canadienne de « Statistique Canada » met en évidence que les trois quarts des jeunes âgés se disent en bonne, voire très bonne forme, et qu'après 75 ans cette proportion décline assez rapidement. Elle montre aussi que seulement 16 % des jeunes âgés a recours à des soins à domicile, contre plus de 60 % après 85 ans. Concernant le monde du travail, la proportion des personnes âgées décidant de continuer leur activité professionnelle croît, leurs investissements dans des activités autrefois limitées à une pratique par des plus jeunes augmentent aussi. Peter Laslett met en évidence par ses études, ce sentiment général qu'il ne peut plus y avoir une classification en trois âges mais en quatre. Pour lui, ce qui change n'est pas le quatrième âge, celui de la vieillesse, mais ce nouveau troisième âge propre aux sociétés modernes. D'après le professeur Lagaré, la limite entre le troisième et quatrième âge ne peut pas être déterminée en fonction d'un âge précis mais plutôt de l'élément le plus caractéristique de la vieillesse : **la dépendance.** Cette dépendance n'est pas forcément synonyme de maladie mais s'exprime avant tout en termes de limitation des capacités fonctionnelles dues au vieillissement. Dans la gestion de l'activité physique, « Médecine and science in sport » met en avant une cinquième catégorie, elle se compose des personnes très faibles, porteuses, à cause des effets de la vieillesse, d'handicaps ou de maladies physiques et/ou mentales leur ayant fait perdre en très grande partie leur autonomie.

La durée de vie de la population s'allonge, les plus de 100 ans ne sont plus rares. Cet allongement rend nécessaire la compréhension de comment les activités physiques peuvent améliorer la santé et l'autonomie de cette population. La vieillesse, ou sénescence est un processus complexe, incluant de nombreuses variables (génétiques, mode de vie actuel et passé, antécédents médicaux…) interagissant les unes avec les autres et influençant grandement la manière dont nous vieillissons. La participation régulière et mesurée à des activités physiques autant cardio-vasculaires que de renforcement musculaire apporte une réponse favorable dans le maintien voire l'amélioration de la qualité de vie. L'adhésion à un programme d'exercices est une méthode adéquate pour réduire, pour prévenir un nombre important de facteurs caractérisant le déclin fonctionnel lié à la vieillesse. La possibilité d'entraîner les seniors, en particulier les octogénaires et les nonagénaires, est mis en évidence par leur capacité à répondre et s'adapter aux stimulations cardio-vasculaires et musculaires.

L'entraînement cardio-vasculaire adapté aux séniors

L'entraînement cardio-vasculaire permet de maintenir, peut-être, d'améliorer plusieurs aspects de la fonction cardio-vasculaire (débit cardiaque, tension artérielle, saturation en oxygène de l'hémoglobine), plus simplement, d'améliorer la performance sous-maximale mais aussi de réduire les facteurs de risques responsables des maladies (maladies cardiaques, diabète, maladies nerveuses…). Associé à un entraînement musculaire, il participe à limiter la perte de masse musculaire et de force induite par le processus normal de vieillesse. Parallèlement, cet entraînement trouve bénéfice dans le maintien d'une qualité de la structure osseuse et articulaire réduisant en autre, les risques d'ostéoporose. Une pratique régulière permet aussi d'améliorer la stabilité posturale réduisant ainsi les risques de chute, donc de fracture potentielle. Encore, elle rend possible un gain de souplesse et de capacité de mouvements dont dépend l'autonomie fonctionnelle (capacité à réaliser différents mouvements liés à la vie de tous les jours). En dernier lieu, bien que les études scientifiques semblent être insuffisantes pour quantifier son influence, l'entraînement apporte un bénéfice quant à la préservation des fonctions cognitives, à la réduction des symptômes du comportement dépressif et améliore le sentiment d'indépendance et d'estime de soi. Il est important de noter que les résultats de l'entraînement physique ne se chiffrent pas en termes d'amélioration de la performance mais en termes de réduction des risques de maladie, de maintien des capacités fonctionnelles donc de maintien de la qualité de vie. Des études rapportent que chez les hommes âgés, une perte de poids de 2,5kg (en masse grasse) grâce à l'entraînement, permet une réduction de 25% de la graisse abdominale (il est à noter que celle-ci a un rôle non négligeable sur l'augmentation des risques de maladies cardio-vasculaires). Elles démontrent aussi son incidence dans la réduction du rythme cardiaque au repos, dans l'amélioration de la réponse cardio-vasculaire lors d'un exercice sub-maximal et dans la réduction des risques de contracter un infarctus du myocarde.

Contre-indications à l'entraînement cardio-vasculaire

Il est évident qu'il existe des contre-indications au travail cardio-vasculaire, un avis médical précisant les limites de l'entraînement est recommandé. Peu de médecins ont une idée juste de ce qu'est l'aquagym. Un certificat d'aptitude à la pratique de cette activité à destination de certaines personnes pourrait être par exemple, tout aussi étonnant que le conseil donné à une personne souffrant de mal de dos à pratiquer la natation alors qu'elle ne sait nager qu'une brasse tête hors de l'eau ! Concrètement, il existe peu d'états de santé interdisant complètement l'activité cardio-vasculaire mais, beaucoup le nécessitant à un niveau modéré et dont l'excès serait aussi néfaste que son absence. Cette activité doit donc être mesurée en fonction des différents paramètres de santé des personnes considérées.

Recommandations

Il est essentiel de placer l'intérêt de la pratique de l'aquagym dans une somme de pratique d'activités physiques. En effet c'est la dépense d'énergie totale hebdomadaire qui doit être prise en compte. La diversité des activités physiques est un avantage qui permet un travail cardio-vasculaire initié par une mobilisation variée. Aussi, la pratique de trois quarts d'heure de gymnastique aquatique par semaine peut sembler inutile, mais lorsque celle-ci est ajoutée aux autres activités physiques, elle y trouve tout son sens. Comme il est vu en détail dans le chapitre « activation cardio-vasculaire », les exercices mobilisant des masses musculaires importantes doivent être retenus. Bien que les exercices à un rythme modéré à élevé semblent être requis pour une adaptation du système cardio-vasculaire et une réduction des risques de maladies cardio-vasculaires, un rythme faible à modéré optimise la santé (CDC/ACSM guideline). Planifiés dans le cadre de la vie courante, pratiqués avec régularité, le plus tôt possible dans la vie, ils ralentissent la dégénérescence des fonctions physiologiques liée à la vieillesse. Finalement, il en résulte un bénéfice autant sur la qualité que sur l'augmentation de l'espérance de vie.

Le renforcement musculaire adapté aux séniors

La perte de force musculaire est une composante normale du vieillissement, une étude montre que 40 % des femmes de 55 à 64 ans, 45 % de 65 à 74 ans et 65 % de 75 à 84 ans ne sont pas capables de lever une charge de 4,5 kg (l'étude ne précise pas la manière, peut-être s'agit-il de la porter à bout de bras ?). On estime à 30 % la perte de force entre 50 et 70 ans puis de 30 % par décade. Cette diminution de la force est due principalement à une atrophie de la masse musculaire (particulièrement des fibres musculaires de type II). Le déclin de la force associé au vieillissement a pour conséquence une baisse importante des capacités fonctionnelles (marcher, porter, se lever…) pouvant conduire à l'impotence. Il est à noter que ce phénomène est plus marqué chez les femmes à cause de la ménopause. Un entraînement musculaire à haut niveau de stimulations (toujours en relation avec les capacités maximales du sujet) a un effet positif sur le ralentissement de la perte de masse musculaire et sur l'ostéoporose. Il accroît la force, améliore l'équilibre dynamique et induit une activité physique spontanée plus importante.

Remarque importante :
Le niveau de stimulation est toujours proportionnel aux capacités musculaires maximales du sujet. L'intensité de la charge (voir chapitre sur le renforcement musculaire) peut très largement variée en fonction des personnes considérées. En gymnastique aquatique, tandis que certaines personnes trouveront leurs limites musculaires (100% de la force maximale) dans l'enfoncement d'une frite de volume faible (équivalent à 4kg poids force), d'autres auront besoin de deux frites de volume bien plus conséquent (équivalent à 2x 8,5kg poids force, par exemple), et certains encore ne pourront pas les atteindre par le biais du matériel flottant normalement utilisé pour cette pratique aquatique car étant tout simplement trop fort.

L'entrainement de l'équilibre

Le vieillissement a un effet sur la perte d'équilibre entraînant la chute et dans certains cas, des fractures. On observe avec l'âge, un accroissement des déficiences du système sensitivomoteur. Ceci est lié à une perception du milieu environnant (vu, système sensoriel) inexacte et/ou à une réponse inappropriée du système locomoteur. Des études ont mis en évidence que l'entraînement de l'équilibre permet d'améliorer la stabilité posturale. Le système locomoteur répond plus rapidement aux variations du milieu extérieur. L'individu entraîné traite mieux l'information et apporte une réponse plus adéquate : sa posture est en perpétuelle adéquation avec son environnement. Bien qu'il reste encore beaucoup de questions concernant la forme et la fréquence des exercices d'équilibre postural au regard de l'amélioration de la qualité de vie des seniors, il est évident qu'ils doivent être intégrés dans la planification d'entraînement. Les exercices d'équilibre statique (maintien d'un équilibre), d'équilibre dynamique (transfert du poids de corps d'un appui plantaire à un autre, passage d'un équilibre à un autre) semblent être indiqués. Concernant la fréquence de l'entraînement, peu d'éléments sont donnés permettant de la fixer. Peut-être, les exercices cardio-vasculaires et de renforcement musculaire pourraient intégrer une composante visant ce travail. En aquagym, cette méthode combinant travail physique et équilibre semble être indiquée pour éviter la sensation de froid liée à une faible mobilisation dans le milieu aquatique.

L'entrainement de la souplesse

La souplesse est la capacité d'une articulation ou d'un ensemble d'articulations à réaliser un mouvement avec la plus grande amplitude. La vie de tous les jours requiert une souplesse suffisante pour réaliser les tâches ordinaires qui lui sont propres. Le vieillissement joue négativement sur les différentes composantes de la souplesse (les os, les muscles, les tissus conjonctifs) et ajoute d'autres facteurs néfastes comme la douleur et la perte de force (incapacité à porter ou déplacer les différents segments considérés à cause de leurs poids : impotence). Ainsi, ils réduisent ce niveau de souplesse indispensable à la réalisation des gestes les plus simples. Concernant les tissus conjonctifs (ligaments, tendons, aponévroses des muscles), le vieillissement affecte principalement la nature de leur composant principal : le collagène. Celui-ci perd en élasticité, rendant les articulations et les muscles plus raides. Bien qu'il semble évident de comprendre l'intérêt des exercices d'étirement, peu d'études, encore permettent de fixer leur planification et leur forme. Au minimum, et de la même manière que pour les exercices d'équilibre, les exercices cardio-vasculaires et de renforcement musculaire pourraient intégrer une composante d'étirement dynamique, (gestuelle en amplitude maximum) et passif lors de la fin de séance (voir chapitre sur la structure des séances d'activités physiques et sportives).

L'activité physique : un atout pour le corps et l'esprit

Le vieillissement mène son action de destruction, rien ne peut l'éviter. Le maintien de l'activité physique permet de moins ressentir ses symptômes. Ces derniers se répartissent en deux groupes, le premier, vu ci-dessus, concerne le corps, le deuxième concerne « l'esprit ». Il est reconnu que l'activité physique a une action positive sur la fonction cognitive (mémoire, attention, temps de réaction, intelligence), sur la réduction des risques de développer une dépression nerveuse, sur la sensation d'autonomie, l'estime de soi… Néanmoins, de nombreuses études sont encore nécessaires pour bien comprendre leurs interactions. Concernant l'aquagym, il est courant de noter un grand contentement et fierté de la part des pratiquants seniors lorsqu'ils prennent conscience des progrès qu'ils ont accomplis au niveau psychomoteur. Ceci ne peut être observé que si les exercices proposés mettent en avant un « défi accessible » concernant le développement des aptitudes motrices. La gymnastique aquatique simple de mobilisation générale ne permet pas d'atteindre de tels desseins.

L'aquagym, une activité adaptée aux seniors

Rappelons-nous quelques principes fondamentaux de l'aquagym :
- activité physique non traumatisante, d'intensité modulable, progressive adaptable à tous publics.
- stress articulaire résultant du poids de corps largement diminué.

Rappelons-nous aussi d'une propriété physique du milieu aquatique : l'inertie de l'eau en mouvement induit de plus ou moins grands déséquilibres.

Ces différents éléments semblent montrer l'aquagym comme une activité prédestinée aux seniors. Elles possèdent la capacité de mettre en place des exercices d'intensité faible à très élevée pour l'ensemble des principaux groupes musculaires et ceci même pour des personnes du 5ème âge. Il est évident que l'encadrement de ces derniers sera important, dans certains cas, nécessitant un encadrant pour un participant. La pratique d'exercices de déplacement à contre-courant ou non, d'exercices postés réalisés dans un objectif premier d'activation cardio-vasculaire ou de renforcement musculaire développe transversalement des compétences d'équilibre et de souplesse. L'augmentation du niveau d'immersion réduisant le poids partiel et augmentant la force de poussée de l'eau sur le corps, les différentes vitesses d'exécution viennent accroître le travail d'équilibre. Concernant le travail de la souplesse, la mise en œuvre d'exercice à amplitude maximale, la réalisation d'étirements passifs en fin de séance semble être une bonne conduite à tenir pour le maintien des qualités de souplesse.

Si l'exercice porté est essentiel dans la prise en charge de l'obèse, il ne l'est pas forcément pour le sénior, voire inadéquat lors d'exercices visant la prévention de l'ostéoporose. En effet, ce sont les stimuli transmis au système squelettique par le biais d'exercice préférentiellement de renforcement musculaire qui préviennent la décalcification osseuse. Le travail en poids partiel sur les membres inférieurs semble être une solution d'entrainement. La charge en poids partiel sera réglée de manière inversement proportionnelle au degré de pathologie et ceci en accord avec les recommandations données soit par le médecin traitant soit par le tableau ci-après. Il est important de préciser qu'un travail plus intense cardiovasculaire et musculaire ne signifie à aucun moment en aquagym, une augmentation des chocs ou traumatismes liée certes à un exercice plus dur mais surtout plus violent et donc inapproprié (les sauts en tout genre réalisés de plus en plus vite ne sont pas la seule façon d'augmenter l'intensité de travail cardiovasculaire !). La prise en compte des différentes pathologies d'ordre mécanique est indispensable et sujette à un avis médical précisant les paramètres de l'entrainement.

Il n'est pas rare de rencontrer des non-nageurs parmi le public âgé. Il est tout à fait possible d'avoir à prendre en compte des personnes ayant une très faible expérience du milieu aquatique. Leurs compétences, en termes de natation mais aussi dans le domaine de l'aisance en petite profondeur basée en partie sur la gestion des équilibres et plus précisément des déséquilibres, sont faibles à inexistantes. Une immersion partielle trop prononcée peut provoquer une perte d'équilibre, une chute puis si ce n'est une noyade, un grand traumatisme psychologique. Il est évident que ce type de personne doit être repéré dès son entrée dans l'eau et doit être sujet à une surveillance accrue et doit bénéficier de dispositions permettant de la rassurer et de l'aider à appréhender à son rythme, le milieu aquatique. Dans ces conditions, peut-être, le travail visant la santé physique ne sera pas atteint aux cours des premières séances mais augmentera au fur et à mesure de la prise d'aisance, il ne s'agit pas d'apprendre à nager à ces personnes mais juste leur permettre de maitriser ces dits équilibres, et de développer des d'appuis autant podaux (pieds) que palmaires (mains).

Les exercices ayant une visée sur la prévention de l'isolement ne doivent pas nécessairement conduire à apparier les pratiquants. L'atmosphère joviale, le repérage des personnes semblant esseulées, l'encouragement à « entrer dans le groupe », à y jouer une part active, à favoriser le dialogue lors de l'échauffement et de la récupération peuvent être suffisants dans la lutte contre l'isolement. Il est à noter que certaines personnes sont très rétissantes à être touchées, de surcroît par des inconnus. Aussi, l'option de contact ne devrait être proposée que si les participants se connaissent déjà, qu'ils n'y sont pas opposés et celle-ci ne devrait pas être systématique. Les groupes, en fonction des liens qui s'y sont tissés, du milieu social, de l'ambiance régnant lors de la séance, des habitudes, de l'intervenant, font que cette option peut être très bien acceptée ou détestée.

Synthèses des recommandations d'exercices cardio-vasculaires, musculaires, de souplesse et d'équilibre pour différents types de personnes présentant différents états ou symptômes.

Recommandations	Activité cardio-vasculaire			Activité musculaire			
	Fréquence	Intensité	Durée	Fréquence	Exercice	Séries et répétitions	Souplesse et équilibre
Adultes en bonne santé ACSM/AHA 2007	1séance/jour 5jours/semaine à Intensité modérée 1séance/jour 3jours/semaine à Intensité élevée	Intensité moyenne: 3 à 6 METS [1] Intensité élevée: +6 METS [1]	30min d'efforts continus ou 3X 10 min mini 20 min minimum	2 séances par semaine minimum	8 à 10 exercices incluant les principaux groupes musculaires	8 à 12 répétitions	
Adultes âgés ACSM/AHA 2007	1séance/jour 5jours/semaine à Intensité modérée 1séance/jour 3jours/semaine à Intensité élevée	Intensité moyenne: 5 à 6 sur l'échelle de Borg[2] Intensité élevée: 7 à 8 sur l'échelle de Borg[2]	30min d'efforts continus ou 3X 10min mini 20min minimum	2 séances par semaine minimum	8 à 10 exercices incluant les principaux groupes musculaires	10 à 15 répétitions	Souplesse 2 séances/semaine; inclure des exercices d'équilibre pour ceux ayant un risque de chute
Santé osseuse ostéoporose; Rapport de la chirurgie générale, 2004	3 séances/semaine	Séance d'intensité progressive de 60% à 85% de la Fc max	30 min d'efforts /séance. Pour ceux en reprise d'activité commencer par 5 à 10 min d'activité/ jour	2 à 3 séances/se maine	Programme progressif concernant tous les groupes musculaires	Intensité suffisante pour permettre l'amélioration de la force,	Inclure des exercices d'équilibre dans le programme d'activités physiques
Adultes âgés Health Canada, 1999	4 à 7 séances/semaine	Intensité modérée avec option de progression à intensité élevée	30 à 60 min d'efforts modérés ou par période d'au moins 10min.	2 à 4 séances/se maine		Intensité suffisante pour pouvoir réaliser au maximum 10 répétitions	
Maladie coronarienne Maladie vasculaire; AHA, 2001	3 séances/semaine minimum	Intensité modérée à 40/60% de la FC de réserve; intensité élevée à 60/80% de la FC de réserve si tolérée					

Recommandations	Activité cardio-vasculaire			Activité musculaire			
	Fréquence	Intensité	Durée	Fréquence	Exercice	Séries et répétitions	Souplesse et équilibre
Maladie cardiovasculaire AHA, 2000 recommandations pour l'entrainement musculaire et de souplesse				2 à 3 séances/semaine	8 à 10 exercices incluant les principaux groupes musculaires	1 série de 8 à 15 répétitions (possibilité d'augmenter le nombre de série)	2 à 3 séances/semaine
Hypertension ACSM, 2004	1 séance/ jour	intensité moyenne, 40 à 60% de la VO2 max de réserve	30 à 60 min d'efforts modérés ou par période d'au moins 10min.	2 à 3 séances/semaine (en incluant des exercices CV)	8 à 10 exercices incluant les principaux groupes musculaires	1 série de 8 à 15 répétitions	
Diabète type 2 American diabetes association, 2004	3 séances/semaine minimum sans dépasser 2 jours consécutifs d'inactivité	intensité modérée à 50-70% de la FC de réserve; intensité élevée à plus de 70% de la FC de réserve	150 min/semaine à intensité moyenne et/ou 90 min/semaine à intensité élevée	3 séance/semaine	tous les groupes musculaires principaux	progresser jusqu'à 3 séries de 8-10 répétitions avec des poids ne pouvant pas être levé plus de 10 fois	
Cholestérol National cholesterol education program, 2001	De préférence 1 séance/ jour	Intensité modérée	30 min minimum/séance	l'activité de renforcement musculaire est bénéfique			l'activité d'assouplissement est bénéfique

Remarque : les valeurs du tableau ci-dessus doivent toujours être appliquées avec précaution et soumise à une individualisation que seul un médecin peut faire. De nouvelles études modifient régulièrement ces indications, aussi est-il nécessaire de rester le plus informé possible sur ces

Recommandations	Activité cardio-vasculaire			Activité musculaire			
	Fréquence	Intensité	Durée	Fréquence	Exercice	Séries et répétitions	Souplesse et équilibre
Maladie cérébro-vasculaire AHA, 2004	3 à 7 séances/semaine	50-80% de la FC max	20 à 60 min/séance ou par sessions de 10 minutes	2 à 3 séances/semaine	8 à 10 exercices incluant les principaux groupes musculaires	1 à 3 séries de 10 à 15 répétitions	2 à 3 séances/semaine
Ostéoporose American Geriatrics society, 2001	3 à 5 séances/semaine	50-60% de la FC max	débuter par 20 à 30 min (si possible) adapter selon les progrès	2 à 3 séances/semaine d'exercices isotoniques (des exercices isométriques sont aussi recommandés)	8 à 10 exercices isotoniques incluant les principaux groupes musculaires (les exercices isométriques peuvent être recommandés)		3 à 5 séances/semaine

changements.

[1]L'unité MET (METabolic equivalents, équivalent métabolique) est utilisée pour mesurer la dépense énergétique. Un MET correspond au besoin d'oxygène pour une personne au repos, c'est à dire environ 3,5 ml d'oxygène par kilo corporel et par minute (3,5 ml/KG/minute). Pour référence, un effort inférieur mesuré à moins de 5 MET est dit de faible intensité tandis que supérieur à 10 est dit de haute intensité.

[2] L'échelle de Borg est une échelle de valeur permettant de mesurer l'intensité de l'effort cardiovasculaire par la perception de la douleur qu'elle fait subir au sujet, elle compte 10 niveaux.

0) Aucune douleur
1) Très faible
2) Faible
3) Un peu forte
4)

5) Forte douleur
6)
7) Très forte douleur
8)
9)
10) Douleur maximale

Le trouble des appellations

Un état de fait

« Aqua tout » et n'importe quoi

Des noms différents pour une même aquagym sont donnés de manière à faire croire à un changement alors que les contenus restent identiques, voire indéfinis. Certains cours manquent cruellement de structuration. D'autres, de préparation, ou de variétés, d'autres encore de compétence de la part de leur intervenant. L'aspect marketing que revêt une nouvelle dénomination permet de faire croire à un nouveau produit attirant ainsi la curiosité de la clientèle, donc en perspective une plus grande fréquentation entraînant ainsi un plus grand gain financier.

« Aquafourtout»

A cause d'un manque de structuration des séances d'aquagym, un seul nom «aquagym» est donné à l'ensemble des séances. Ces séances revêtent pourtant des contenus divers. Ces derniers changent sans logique dans la séance, ou au fur et à mesure qu'elles se succèdent dans l'année. On ne remarque aucune programmation planifiée, elles sont souvent soumises à la fantaisie, à l'humeur, à l'improvisation de l'animateur. Certaines séances voient le déballage de matériel sans utilisation cohérente en vue de l'atteinte d'un objectif de renforcement musculaire ou cardio-vasculaire. Ce déballage fonctionne comme un tape-à-l'œil, il donne une impression de changement pour casser la routine, son objectif n'est que psychologique. Certaines séances, encore, ne respectent tout simplement pas les principes de l'aquagym en mettant en avant un travail utilisant exclusivement la pesanteur : les pratiquants sont sortis de l'eau et travaillent avec leur poids de corps, avec des haltères massifs ou des lests comme en salle de remise en forme. Notons que ces exercices peuvent être de bonnes qualités mais ne correspondent pas à des exercices aquagymniques tels que définis au chapitre premier. Encore, les exercices sont réalisés sans prise en compte des principes permettant l'amélioration des qualités physiques des pratiquants.

Un nom en cohérence avec un contenu de séance

Un nom, une appellation de cours doit permettre au pratiquant de se repérer quant à la nature de ce cours. Un cours d'aquagym ? Oui ! Peut-être est-il nécessaire d'être plus précis ! Nous faisons de l'aquagym, d'accord ! Mais qu'allons-nous travailler ? Quels sont nos objectifs ? Comment l'instructeur va-t-il parvenir à les atteindre ? Quel public celui-ci vise-t-il ?

Trop souvent, aller à un cours d'aquagym, ressemble à l'ouverture d'une pochette surprise, on ne sait jamais à l'avance comment et ce que l'on va travailler. D'ailleurs, un grand nombre de clients fidèles à l'aquagym, identifie son cours non pas par son contenu mais uniquement par le nom de l'intervenant qui dirige ce même cours. Cette clientèle ne participe pas à une aquagym de renforcement musculaire ou cardio-vasculaire, mais à l'aquagym de Pierre, Paul ou Jacques.

Préciser le nom de la séance, respecter ses objectifs, permettra l'apport d'une meilleure crédibilité, d'une mise en évidence de plus grandes compétences. Cela apportera un service de meilleure qualité, permettra de répondre à une demande de plus en plus diversifiée d'un public soucieux de qualité et exigeant.

Différents types d'appellations

Tous les cours vus ci-après existent soit à l'étranger ou dans des structures privées, associatives, ou publiques.

Aquagyms de rééducation

> ➢ Aquabackpain : cours visant une rééquilibration du tonus musculaire du dos (du tronc) et d'exercices d'étirement et de relaxation.
> ➢ Aquagym en kinésithérapie : cours paramédical organisé par les kinésithérapeutes

Aquagyms de mobilisation dynamique

> ➢ Aquagym classique : cours mixte, cardio-vasculaire et de renforcement musculaire sans musique ou sans que celle-ci ne soit la base rythmique de la séance (on parle de cours à ambiance musicale). Cours posté ou en déplacement, très diversifié. Très répandu !

Aquagyms inspirées du monde du fitness

> ➢ Aquafitness : cours rythmé par le biais de la musique, plutôt posté, mettant en avant des enchaînements, des chorégraphies. Il peut être à caractère cardio-vasculaire ou musculaire, intense ou modéré.
> ➢ Aquazumba : cours dansé sur la base de musiques surtout latines inspiré de la Zumba fitness (cours déposé par Zumba).
> ➢ Aquadynamic : cours musical pré chorégraphié de remise en forme aquatique C'est un cours mixte (cardio-vasculaire et musculaire), enchaînant des mini-chorégraphies organisées autour d'un objectif physique, une pré-chorégraphie développant un exercice par chanson. (cours déposé par Planète-aqua, Planet fitness).

Aquagym inspiré du monde du nautisme

> ➢ Aquastand up : cours cardiovasculaire et de renforcement musculaire pratiqué en équilibre sur une « stand up board » (SUB) gonflable amarrée aux bords du bassin. Une variante plus accessible existe, remplaçant la planche par un grand et épais tapis flottant.

Aquagyms dont l'appellation dérive de la nature du cours

> ➢ Aquacardio : cours cardio-vasculaire, la forme est libre, le champ de réalisation est très large.
> ➢ Aquabuilding / Aquascult : cours en renforcement musculaire intense.
> ➢ Aquapunch / Aquacombat : cours cardio-vasculaire musical mettant en avant des enchaînements de mouvements ou des pré-chorégraphies, basés sur des techniques empruntées à la boxe anglaise, thaïlandaise, à différents arts martiaux

➤ Aquajogging / Aquarunning: cours basé sur de la course en suspension souvent assisté d'une ceinture flottante ou de « frites ». Une variante en appuis au sol existe.

Aquagym dont l'appellation dérive du matériel utilisé :

➤ Aquastep : cours musical cardio-vasculaire et renforcement musculaire du bas du corps lié à l'usage d'un step aquatique.

➤ Aquapalmage : cours en eau profonde cardio-vasculaire et de renforcement du bas du corps lié à l'usage de palmes.

➤ AquaBall : cours de renforcement musculaire lié à l'utilisation d'un ballon mou (soft ball ou ballon paille)

➤ Aquabiking : cours à caractère cardio-vasculaire lié à l'usage d'un vélo type vélo d'appartement immergé (appelé aussi aqua-spinning). Très régulièrement on remarque que ce cours propose des exercices sans lien avec le vélo comme par exemple, avec l'utilisation d'haltères ou d'élastiques.

Aquagym dont l'appellation dérive du public ciblé

➤ Aqua-senior : cours de mobilisation générale prenant en compte les particularités des séniors.

➤ Aquapoussette : cours canadien permettant aux nouvelles mamans d'avoir une activité de remise en forme postnatale et en parallèle pour leur bébé placé dans des « poussettes flottantes » de participer à des activités d'éveil.

➤ Aqua-prénatal : cours prenant en compte les besoins et attentes des futures mamans. Des activités de mobilisation, de relaxation, de préparation à l'accouchement sont programmées. Ces cours sont souvent réalisés sous le couvert d'une sage-femme.

➤ Aqua-postnatal : remise en forme postnatal

Les concepts aquagymniques déposés

Un concept est un cours d'activités physiques et sportives répondant à un cahier des charges dans lequel sont consignés le cadre, les méthodes, les gestuelles utilisées, l'ensemble est protégé par un nom déposé. Nul ne peut utiliser ce cours sans autorisation préalable de son propriétaire. Le 1er nom déposé en gymnastique aquatique a été « aquagym », par Christiane Gourlaouen, mais il est passé dans le langage courant.

Concernant l'enseignement contre rémunération, en France, des concepts déposés d'aquagym (aquadynamic, aquazumba ...), ces derniers requièrent d'une part la détention d'une autorisation de l'Etat (souvent le titre de MNS) et de l'autre, la certification par l'organisme détenteur des droits légaux du dit-concept. Certains concepts permettent au certifié d'enseigner en tout lieu (aquazumba de Zumba). L'enseignant certifié paye des droits mensuels pour pouvoir utiliser le nom du concept pour son propre compte. D'autres concepts ne peuvent être enseignés qu'uniquement dans des établissements dépositaires, ces derniers payent annuellement des droits à cet effet (aquadynamic, aquabodybike, aquawork de Planet-fitness). Dans les deux cas, la certification est octroyée au stagiaire après une formation initiale suivie d'une évaluation sommative. Certains organismes obligent ou plutôt proposent à leurs certifiés une formation continue.

<u>Remarque</u> : La notion de concept, plus précisément de concept déposé, s'oppose souvent et à tort, à celle du « freestyle » lequel signifie libre style, c'est-à-dire lié à la conception et prestation personnelle de l'animateur. Lorsque la conception est absente, on parle alors d'improvisation. L'improvisation ne permet pas de développer de séances sophistiquées, précises. Seuls des animateurs d'expérience pourraient proposer un contenu « à la hauteur » et pourraient même utiliser cette improvisation pour s'adapter plus rapidement à leur public. Il est important de comprendre que ces derniers utilisent des exercices, des séquences de travail maitrisées lors d'entrainements antérieurs, un débutant ne peut que très certainement…faire n'importe quoi. Trop fréquemment, free style et improvisation sont confondus. Les cours les plus complexes sont des cours free style en travail chorégraphié (Step, LIA…), leur « haut niveau » demande une préparation que les concepts déposés de par leur forme pré chorégraphiée, ne peuvent pas égaler.

7 Concepts de cours

Contexte

Les activités sportives de loisirs ont pour objectif de maintenir, voire d'améliorer la santé et le bien-être de leurs pratiquants et pratiquantes. Elles ont une action sur la lutte contre la sédentarisation responsable de nombre de maladies d'origines métaboliques (diabète de type 2, cholestérol élevé, obésité…) et de troubles physiques (baisse du tonus musculaire, perte de masse musculaire, obésité) entrainant, à terme, une réduction de l'autonomie, de l'espérance de vie et de sa qualité dans tous les domaines.

Les activités aquatiques, par leur capacité à placer leur action dans un environnement porteur (réduction du poids de corps apparent), par la capacité de l'eau à adoucir ou à durcir un mouvement, leur donne un potentiel d'action nulle part égalé. En effet, elles peuvent apporter une solution à tout type de publics désireux d'améliorer sa santé à la condition sine qua non qu'elles s'axent autour de l'activation cardio vasculaire, du renforcement musculaire, de la souplesse et de l'équilibre.

Les séniors trouveront une activité modulable et individualisable visant la lutte contre la sénescence. Les sédentaires et les sportifs de loisirs trouveront une activité à la hauteur de leurs besoins et attentes, prenant en compte leurs capacités physiques et mentales. Les sportifs de compétition trouveront une activité de récupération, de préparation physique générale leur permettant de mieux appréhender leur discipline principale.

L'aspect collectif des cours, conduits par un éducateur qualifié, garantit une action sur la socialisation, la motivation, la sécurité des participants.

Cet ensemble de 7 cours différentiés organise le développement des 4 axes de travail visant le bien-être et la santé à différents niveaux de compétences, de besoins et d'attentes des pratiquants autant sportif, qu'à tendance sédentaire ou spécifique (âgé, obèse).

1. Aquagym classique
2. Aquafitness
3. Aquabike
4. Aquapowerbike
5. Circuit training
6. Aqua-jump
7. Aquabodysculpt

Pour ces 7 cours, nous aborderons les points essentiels de la conception, de l'animation et de la conduite de cours.

Ces cours sont définis par leur :

- Descriptif
- Objectifs (primaires et secondaires)
- Cible pratiquant
- Organisation générale (trame de séance)
- Effectif maximum
- Moyens matériels
- Intervalle horaire de programmation (fonction de la cible pratiquant)
- Durée de cours, durée de mise en place et de rangement
- Qualités de l'éducateur (qualité de conception, de conduite et d'animation de séance, qualité physique)
- La gestion musicale
- Exemple

L'aquagym « classique »

Descriptif

Activité physique aquatique de renforcement musculaire et d'activation cardio-vasculaire basée sur une gestuelle simple et linéaire exécutée à une intensité modérée individualisable, réalisée sans contrainte de cadence liée à l'emploi de musique comme outil rythmique.

Objectifs

- -permettre aux pratiquants de se placer dans un rythme de travail individualisé
- -réaliser une activité cardio-vasculaire et de renforcement musculaire sans contraintes techniques susceptibles d'entraîner une démotivation
- -favoriser la pratique d'activités physiques et sportives chez un public non sportif
- -enseigner une gestuelle linéaire axée sur un répertoire gymnique simple et précis
- -limiter la mémorisation.
- -Favoriser le relationnel.
- -Favoriser la perte de poids et le maintien de la masse musculaire.
- -Améliorer très progressivement la coordination.

Cible pratiquant

Public à tendance sédentaire, senior, obèse.

Public n'aimant pas la musique

Durée du cours

45 minutes de face-à-face pédagogique.

Durée de mise en place

≈5 minutes.

Durée de rangement

≈5 minutes

Intervalle horaire de programmation

De préférence en matinée ou en début d'après-midi.

Organisation générale (trame de séance)

Echauffement : cinq à sept minutes de mouvements à caractère cardio-vasculaire posté ou en déplacement en favorisant l'amplitude gestuelle.

Corps de séance : succession d'exercices à caractère cardio-vasculaire et de musculation dont la gestuelle reste simple et répétitive. Le paramétrage des efforts cardio-vasculaires s'organise autour d'efforts continus à une intensité aux environs de 65 % à 85 % de la fréquence cardiaque maximale théorique.

Exemple d'organisation des exercices
Croiser les parties en cardio-training et en RM:
1ère partie CV – 1ère partie RM exercices généraux + un exercice local éventuellement (prenant un aspect RA pour le CV) –
2ème partie CV – 2ème partie RM exercices régionaux + un exercice local éventuellement (prenant un aspect RA pour le CV).

Retour au calme : alternance d'exercices à caractère cardio-vasculaire à intensité basse favorisant l'amplitude thoracique et d'autres à visée d'étirement des muscles sollicités lors du corps de séance. La durée de cette partie ne devrait pas excéder cinq minutes en raison du refroidissement rapide des pratiquants.

Moyens matériels

❖ Petits matériels flottants et hydrorésistants.
❖ Si nécessaire, en cas de mise en place d'une ambiance musicale (fond sonore) : sono et mixte musicaux en relation avec les attentes des pratiquants.

Qualités de l'encadrant concepteur :

Pour la conception : modérées, exercices linéaires, de technicité simple, sans relation musique mouvements.

Pour l'animation : importantes de par l'absence de musique et la nécessité d'expliquer l'intérêt des différents exercices présentés.

Pour la conduite de séance : modérées de par la nature simple de la démonstration des exercices de faible technicité.

Qualités physiques : modérées, la nature des exercices, leur rythme, ne nécessitent pas une grande condition physique et coordination gestuelle.

L'aquafitness

Descriptif

Activité physique aquatique musicale de renforcement musculaire et de cardio-training basée sur une gestuelle très diverse allant de simple à complexe exécutée à une intensité en relation avec la musique.

Objectifs

- Permettre aux pratiquants de conserver ou d'améliorer leur état de forme par une activité physique aquatique dynamisée par la musique.
- Enseigner une gestuelle basée sur différents registres (aérobie gymnique, combat, danse latine, de musculation…)
- Améliorer la coordination par l'enseignement de gestuelles par le biais d'un travail en relation musique mouvements cadencé, pré-chorégraphique ou chorégraphique.
- Favoriser la mémorisation par l'enseignement de gestuelles plus complexes
- Favoriser la perte de poids, le galbe et l'affermissement du corps, le maintien ou l'augmentation de la masse musculaire.
- Augmenter significativement les qualités physiques (force, vitesse, endurance, souplesse dynamique, équilibre).
- Augmenter les qualités d'analyse, de compréhension, d'adaptation, liées à l'observation du modèle gestuel.

Cible pratiquant

Public à caractère sportif de loisirs ou de compétition

Durée du cours

45 minutes de face-à-face pédagogique.

Durée de mise en place

≈5 minutes.

Durée de rangement

≈5 minutes

Intervalle horaire de programmation

De préférence le midi, fin d'après-midi et soirée.

Organisation générale (trame de séance)

Echauffement : cinq à sept minutes de mouvements à caractère cardio-vasculaire posté ou en déplacement en favorisant l'amplitude gestuelle.

Corps de séance : succession d'exercices à caractère cardio-vasculaire et de musculation dont les proportions, les thèmes gestuels, les intensités de travail sont laissées à la discrétion du concepteur en fonction du niveau des pratiquants. Concernant les thèmes gestuels, ils peuvent être issus de la gymnastique aérobique (le plus courant), des arts martiaux, des danses modernes et latines (souvent sous la forme pré chorégraphique). Les constructions gestuelles peuvent être soit linéaires avec variations et additions, soit pré chorégraphiques, soit chorégraphique (peu fréquent). Ces dernières devront toujours rester très progressives et répéter consécutivement suffisamment chaque pas pour ne pas frustrer ou démotiver les pratiquants.

<u>Exemple de corps de séance mixte, CV et RM pour personne asymptomatique</u>
1ère partie, CV :
Travail continue en enchainement ou chorégraphie (sensation ressentie : ça travaille mais ça va, ce n'est pas trop dur, je ne suis pas essoufflé), 9 minutes à 70 à 80% de la FC max.
1ère partie, musculation à impact CV :
RM du bas du corps en hydro-résistance avec alternance d'exercices généraux à bonne impact CV et locaux, 8 minutes.
2ème partie, CV :
Travail en intervalle training ou en fartlek basé sur un enchainement, une pré-chorégraphie, 8 minutes à 80 à 90% de la FC max.
2ème et 3ème partie musculation :
RM haut du corps en opposition à la de force de flottaison et abdominaux avec matériel flottant utilisé comme support pour le placement en suspension, 10 minutes.

Retour au calme : alternance d'exercices à caractère cardio-vasculaire à intensité basse favorisant l'ouverture thoracique en amplitude et d'autres à viser d'étirement des muscles sollicités lors du corps de séance. La durée de cette partie ne devrait pas excéder cinq minutes en raison du refroidissement rapide des pratiquants.

Moyens matériels

❖ Petits matériels flottants et hydrorésistants.
❖ Sono et mixs musicaux en relation avec les gestuelles enseignées. Des mixs en « 32 temps musicaux » dont le tempo est compris entre 120 et 135 BPM devraient être recommandés pour les travail cadencé et chorégraphique, des playlists pour l'organisation des exercices en pré chorégraphie.

Qualités de l'encadrant concepteur :

Pour la conception : modérées à importantes, en fonction de la technicité des exercices, de la pédagogie des cours chorégraphiques et du niveau d'exigences dans le respect de la relation musique mouvements.

Pour l'animation : importantes de par le fait qu'elle est effectuée en même temps qu'est exécutée la démonstration physique des exercices, mais peu sophistiqués d'un point de vue verbal.

Pour la conduite de séance : modérées à importantes en fonction de la nature plus ou moins complexe des exercices et de la nécessité à anticiper l'annonce des mouvements à venir. En fonction de la complexité des exercices, la conduite peut nécessiter la maîtrise des modèles gestuelles en miroir gestuel et participant (voir chapitre sur la scénographie), du pied leader (voir chapitre sur les pas), de la relation musique mouvements dans son intégralité.

Qualités physiques : modérées à importantes en fonction de la démonstration à sec d'exercices plus ou moins techniques et intenses, du style lié aux gestuelles chorégraphiques qui peuvent être dansées ou issu du combat.

Le circuit training

Descriptif

Il s'agit d'une séance APS aquatique en intervalle training alternant des exercices en cardio training et en renforcement musculaire. L'intensité des exercices est élevée et leur durée doit être dans un intervalle de temps de 1 à 2 minutes. Le temps de repos entre 2 exercices doit rester court, inférieur à 30 secondes, il correspond au temps suffisant pour changer d'exercice. Les exercices sont matérialisés par des ateliers. Leur somme constitue le circuit training. Un cycle de travail est la réalisation de tous les ateliers, on parle de tour. En cours collectif, le nombre d'ateliers est d'environ cinq, rarement au-delà de 8. Ce nombre est en rapport avec la capacité de mémorisation des pratiquants et le risque de monotonie lié à trop peu d'ateliers. Un atelier se compose de postes de travail, chaque poste propose un travail techniquement identique mais peut différer au niveau de la charge (renforcement musculaire) ou de la résistance (cardio training). Le temps de repos entre chaque tour est plus long, quelques minutes, pendant lesquels l'éducateur reformule ou modifie les consignes liées soit à la gestuelle, soit à l'effort, soit à l'organisation générale Il peut aussi remotiver le groupe. Ce temps de pause est aussi l'occasion de se réhydrater. Au cours de la séance, les pratiquants réalisent autant de tours que possible. Ce nombre dépend de la quantité d'ateliers, de la durée des exercices, de la durée du cours. La musique est utilisée pour dynamiser, cadencer les exercices.

Remarque : concernant les publics plus fragiles, de par leurs difficultés ou réticences à se mettre en mouvement à une haute intensité, le temps plus important nécessaire à l'acquisition d'une bonne technique, il peut être judicieux d'augmenter les temps d'exécution au-delà de 2'. Il est à noter que ce changement d'intensité et de durée ne permet plus d'atteindre un impact physique à haute intensité mais garantit néanmoins une activité favorable à l'atteinte d'un meilleur état de santé.

Objectifs

- Permettre aux pratiquants de conserver ou d'améliorer leur état de forme par une activité physique aquatique à haute intensité.
- Mieux supporter l'alternance d'efforts cardio-vasculaires et musculaires.
- Améliorer la force endurance et vitesse afin de repousser le seuil de fatigabilité musculaire et augmenter la réactivité.
- Favoriser l'autonomie dans la pratique sportive
- Favoriser la perte de poids.
- Améliorer le galbe et la silhouette.
- Améliorer la puissance aérobie afin de mieux supporter les changements d'allure

Cible pratiquant

Public à caractère sportif de loisirs ou de compétition, (sédentaire en allongeant le temps d'exécution par atelier)

Durée du cours

45 minutes de face-à-face pédagogique.

Durée de mise en place

>15 minutes.

Durée de rangement

>15 minutes

Intervalle horaire de programmation

De préférence le midi, fin d'après-midi et soirée.
Lors de sessions privées pour la PPG d'équipes sportives.

Organisation générale (trame de séance)

Présentation des différents postes : moins de 5 minutes, démonstration réelle et commentée de tous les ateliers.

Echauffement : cinq à sept minutes de mouvements à caractère cardio-vasculaire posté ou en déplacement en favorisant l'amplitude gestuelle.

Répartition du groupe dans les différents ateliers

Corps de séance : mise en route, animation, surveillance des ateliers et des rotations pendant les tours. L'animateur « tourne » dans les différents ateliers et n'hésite pas à se placer face au pratiquant en difficulté pour reformuler la bonne gestuelle, le bon rythme afin de le corriger et/ou le motiver. **Il doit aussi proposer une option pour adapter l'exercice trop dur ou trop facile.**

Un challenge peut être organisé à la fin du corps de séance. Il s'agit de proposer aux participants de choisir le poste qu'ils ont le plus aimé et pour une durée donnée d'aller le plus vite possible, « histoire de se finir ». Cette possibilité a deux avantages, elle est stimulante et permet d'ajuster la fin de séance avec le temps restant s'il y a.

En fonction du nombre d'ateliers, du temps de l'exercice, de celui pour « tourner », de la durée de la pause inter-tour, bien-sûr de la durée du cours, on déduit le nombre de tours à faire. Dans la pratique, vos prévisions ne tomberont pas, alors vous vous arrangerez !

Retour au calme : alternance de mouvements à caractère cardio-vasculaire à intensité basse favorisant l'amplitude d'ouverture thoracique et d'autres à viser d'étirement des muscles sollicités lors du corps de séance. La durée de cette partie ne devrait pas excéder cinq minutes en raison du refroidissement rapide des pratiquants.

Moyens matériels

- ❖ Tapis de course
- ❖ Barres parallèles et dosserets
- ❖ Vélos
- ❖ Trampoline
- ❖ Elastique
- ❖ Petits matériels
- ❖ Sono et mixs musicaux.

Qualités de l'encadrant concepteur :

Pour la conception : simples, exercices simples, choix des matériels et des exercices composant les ateliers. Placement des ateliers les uns par rapport aux autres, de préférence en alternant ceux d'objectifs cardio vasculaire et musculaire.

Pour l'animation : simples en ce qui concerne l'engagement physique qui se limite à la bonne démonstration des exercices, plus élevées en ce qui concerne l'animation verbale ayant comme objectif le maintien d'une motivation forte dans l'effort.

Pour la conduite de séance : moyennes, l'animateur doit surveiller tous les postes en même temps, il doit apporter rapidement des corrections visant à garantir l'intégrité physique des participants. Il organise les passages dans les différents ateliers et garantit une mise en route dans un temps minimum. Il gère la durée de travail.

Qualités physiques : modérées, limitées à la démonstration de la technique gestuelle des différents exercices.

Choix et placement des ateliers

Les ateliers sont les exercices !

Alternez les ateliers à visés de cardio-training et de renforcement musculaire. Le circuit training aura la prédominance dans l'un ou l'autre des efforts en fonction du nombre d'ateliers visant ce même effort. En musculation, favorisez les exercices généraux à impact « cardio ».

Placez à l'avance suffisamment de postes de manière à pouvoir accueillir les pratiquants dans l'effectif maximum attendu.

Favoriser les gestuelles simples de manière à rendre plus facile la mémoration de l'ensemble des exercices, rappelez-vous il y en a autant que d'ateliers.

Pour chaque atelier, soyez capable de proposer au moins une variante à objectifs similaires. Par exemple, concernant un atelier cardio-vasculaire, il sera tout à fait possible de proposer des postes en tapis de course et d'autre en vélo pour ceux qui n'aiment pas courir. Rappelons-nous que ceci n'est pas une obligation mais seulement une possibilité, ces mêmes matériels auraient pu faire l'objet de deux ateliers distincts

Placez les ateliers de telle manière à ce que leur succession soit évidente, la disposition en cercle est celle qui pose le moins de problème. Si des numéros d'ordre peuvent leur être accolés, la circulation en sera encore facilitée.

Choix du matériel

L'utilisation du matériel répond à trois points, servir des objectifs physiologiques, apporter du changement par rapport à ce qui est fait en aquagym ou en aquafitness, donner du crédit, de la valeur, une apparence plus professionnelle à l'établissement d'APS. Mais, il n'est pas pour autant nécessaire de tout sortir ou de tout changer à chaque séance ! Quelques ateliers peuvent être sans matériel ! Les vélos aquatiques devraient peut-être être utilisés sans avoir à s'assoir pour résoudre un potentiel problème de réglage de selle…

Répéter un même circuit training pendant un cycle de travail, en relation avec une planification s'il y a. Une durée de cycle de 4 à 7 semaines, à voir avec les interruptions de pratique liées aux vacances scolaires, est envisageable. L'avantage de travailler selon des cycles est multiple :

-Réduction de la fréquence de travail de conception pour l'animateur

-Réduction progressive du temps de démonstration des exercices

-Meilleure compréhension des exercices par les pratiquants

-Permettre aux pratiquants de réaliser de mieux en mieux les exercices proposés.

-Permettre aux pratiquants d'avoir le temps de s'adapter aux efforts demandés en vue du prochain cycle.

*Le matériel à visée de cardio-training, les exercices associés

Les appareils cardio-vasculaires sont les vélos, les tapis de course, les trampolines les vélos elliptiques... Rappelons-nous qu'ils ne sont qu'une aide au travail cardio-vasculaire, il est tout à fait possible de faire sans matériel, mais ne passerions-nous pas à côté d'un des intérêts de leur utilisation qui est d'apporter de la diversité gestuelle et psychologique dans la pratique cardio vasculaire ?

Concernant les exercices, ils sont soit naturellement induits par le matériel sélectionné, soit en lien avec une gestuelle à caractère cardio vasculaire. Ces dernières sont référencées dans le lexique gestuel cardio-vasculaire. L'effort associé doit être intense, il est très courant que la consigne le concernant soit simple : le plus vite, le plus fort possible !!

*Le matériel à visée de renforcement musculaire, les exercices associés

Il s'agit ici du petit matériel hydrorésistant, flottant, des élastiques, de la partie peu profonde du bassin pour un travail en poids de corps, des portiques, des barres parallèles, des différentes parties du corps utilisées pour leur capacité hydrorésistante bien que la remarque fait plus haut est aussi vrai ici

Concernant les exercices, ils sont soit naturellement induits par le matériel sélectionné, soit en lien avec une gestuelle de musculation. Le lexique en renforcement musculaire énumère les différents mouvements possibles en fonction du matériel utilisé, hormis ceux réalisés avec élastique. L'effort associé doit être intense, il est très courant que la consigne soit la même : le plus vite, le plus fort possible !!

*La musique

Elle doit être en adéquation avec l'intensité d'effort que vous cherchez à donner à vos exercices. Des mixs cadencés à environ 120/135 BPM semblent être une bonne sélection intermédiaire, il sera toujours possible de travailler à une sous cadence de la musique (plus lentement que le tempo musical). Concernant le rythme musical, optez pour des morceaux musicaux explosifs, l'électro-dance en dispose de nombreux, mais ça ne reste qu'une possibilité. Il est intéressant de travailler avec des musiques en 32 temps, de manière à, en approximant 32 temps musicaux à 15 secondes environ, de compter facilement la durée de travail sans avoir recours à la montre.

Exemple

Une séance d'une heure pour structure avec peu de matériel, et public initié, (pour une séance de 45', enlever un atelier et paramétrer le temps par atelier à 2'00 au lieu de 2'30)

Mise en place de 7 ateliers à objectif cardiovasculaire et musculaire avec 4 postes par atelier pour un nombre maximum de 28 pratiquants.

Numéro	Objectif	Nom	Matériel
1	Cardiotraining résistance sur bas du corps	Aquabike	4 aquabike
2	Musculation haut du buste et cardio par mobilisation générale à rythme moyen	Ski de fond et dips en hydrorésisatne	4 paires de disques hydrorésistants
3	Cardio vitesse	Battement en position carpé, déplacement en allé retour en arrière (déplacement dos)	4 paires de frites
4	Musculation du bas du corps	squat	Pas de matériel
5	Musculation des abdominaux	Rotation du buste en position carpé avec émersion des pieds	4 paires de frites très flottantes
6	Cardiotraining résistance sur l'ensemble du corps	Kicks alternés en amplitude moyenne avec engagement des bras alterné mouvement avant-arrière	Pas de matériel (pieds en flexion dorsal, pieds « flex »)
7	Musculation du haut du buste (Chaine synergique de pectoraux, épaules, triceps)	Pompes aquatique	4 paires d'haltères flottantes

Le temps par ateliers est paramétré à 2'30 pour permettre des efforts intenses à très intenses, le temps de rotation est de 30'', le temps inter-tour est de 2'00 pour permettre une récupération partielle, l'hydratation, et la reformulation des exercices.

2 tours et un challenge sont programmés : 1er tour à efforts moyens, 2ème tour à efforts intenses et constants sur la durée de l'exercice.

1 Challenge : un passage sur l'exercice de son choix (en fonction des places disponibles), intensité maximum

Gestion du temps - séance 1h00

Échauffement et démonstration des ateliers 8'00

7 ateliers

2'30/ atelier +30'' / tps de rotation=3'

7*3'00 = 21' /tour

2 rotations

2*21'=42'

1 pause inter-tour de 2'00

1 Challenge

2'00 challenge effort max, atelier au choix +2'00 pause inter-tour

Cool down 4'00

Durée Total: 8'+21'+2'+21'+2'+2'+4'=60'00

Plan du circuit training

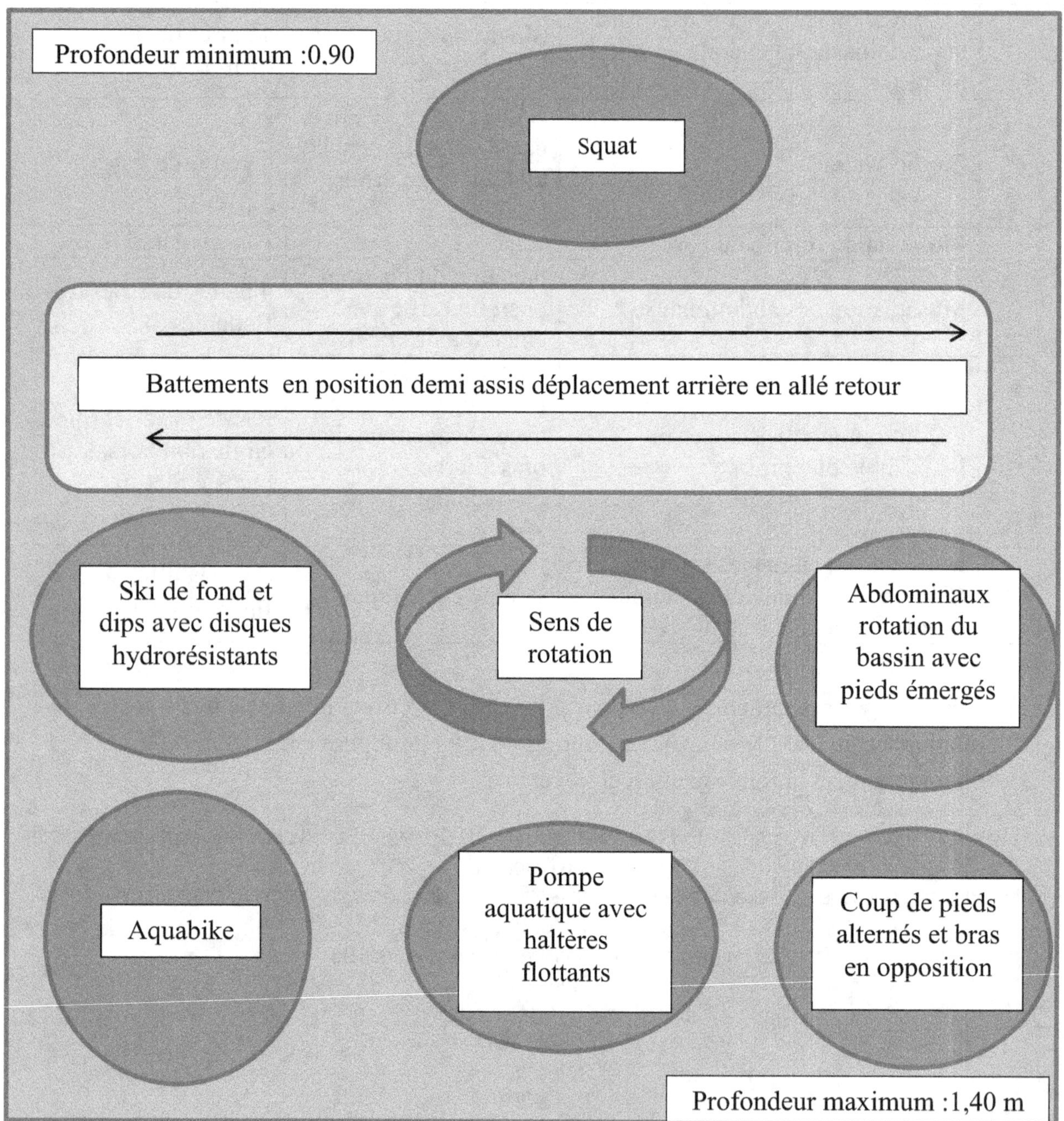

L'aquabike

Descriptif

Il s'agit d'une séance APS aquatique généralement pré-chorégraphique en cardiotraining, réalisés par la mobilisation des membres inférieurs lors du pédalage sur un vélo immergé. Une mobilisation des membres supérieurs peut être associée à celle des membres inférieurs pour étendre la sollicitation cardio vasculaire à l'ensemble du corps. L'engagement cardio vasculaire est proportionnel au nombre, à l'intensité et à la durée des exercices qui composent la séance. Toutes les filières énergétiques peuvent être sollicitées en fonction du paramétrage des exercices (intensité, durée). La forme générale des exercices est plutôt celle d'un fartleck ou d'un intervalle training. Généralement le travail en PMA est fonction de la VMA par le fait que la résistance (aspect puissant de l'exercice) soit engagée par la vitesse du pédalage (hydrorésistance) : plus on pédale vite, plus c'est résistant. Les vélos présentant une molette de serrage de l'axe de rotation des pédales, permettent de s'affranchir de cette relation et peuvent engager un travail puissant à faible vitesse de rotation. Ce type de vélo permet de présenter des séances proches de celles proposées en milieu terrestre tout en conservant les atouts de pédaler dans l'eau.

Objectifs

- Améliorer la filière aérobie et anaérobie.
- Améliorer la circulation sanguine périphérique par une mobilisation à haute vitesse des cuisses.
- Favoriser une revascularisation des membres inférieurs par un hydro-massage lié à leur mobilisation rapide.
- Améliorer l'endurance à différentes vitesses et puissances des muscles du bas du corps prioritairement.
- Améliorer la force vitesse et endurance des membres inférieurs
- Favoriser la perte de poids et l'affermissement corporel.

Remarque 1 : l'aquabike semble avoir 2 écoles : une engageant très largement une mobilisation du haut du corps et l'autre la limitant. Dans le 1er cas, la gestuelle est plus variée mais réduit en temps l'action des jambes mais pas forcément la sollicitation cardio vasculaire au vu des masses musculaires engagées. La différence est donc plutôt d'ordre régional, ce sont les muscles du thorax et des bras qui sont la source de l'activité cardiaque lors des exercices les ciblant de manière préférentielle.

Remarque 2 : il existe des personnes qui, malgré leur volonté à pédaler à grande vitesse, n'y arrivent pas, réduisant très largement l'intérêt de la séance d'aquabiking, voire leur engouement à y participer. Leur nombre semble être peu important d'après mon avis subjectif (basé seulement sur mon expérience). Une raison pourrait expliquer cette incapacité : la nature de leurs fibres musculaires. En effet, ce sont les fibres de type 2 qui permettent les contractions rapides des muscles, or, on sait que ces fibres peuvent si non sollicités, se transformer en fibres 1 dite lentes. Aussi, serait-ce un gap en fibres 2 ajouté potentiellement à une particularité du système neuro musculaire qui en est la cause ? L'usage d'un vélo avec molette de résistance peut être une solution pour ces personnes de par le fait que le niveau d'engagement musculaire peut être élevé à faible vitesse de rotation.

Moyens matériels

- ❖ Vélos aquatiques
- ❖ Sono et playlist en relation avec les exercices proposés.

❖ Protection individuelle pour les pieds (chaussons, chaussettes).
❖ Un lycra pour se protéger du froid dans certaines piscines (courants d'air)

Qualités de l'encadrant concepteur :

Pour la conception : modérées à importantes, recherche musicale, mise en forme des exercices cardio-vasculaires en relation avec la musique en vue du travail pré-chorégraphique.
Pour l'animation :
- du point de vue gestuel : basses à élevés. En fonction de son engagement à faire le cours en entier en tant que leader ou se limite à montrer la gestuelle.
- du point de vue verbal : moyennes. Il doit permettre au pratiquant de conserver un haut niveau de motivation dans l'effort.

Pour la conduite de séance : moyennes à condition de très bien connaître ses musiques.

Qualités physiques : modérées à importantes en fonction du niveau d'intensité des exercices et de sa volonté à animer en tant que leader.

Placement des vélos dans le bassin

Placez à l'avance suffisamment de vélos de manière à pouvoir accueillir les pratiquants dans l'effectif maximum attendu. Les vélos devraient être préréglés au niveau de leurs pieds de manière à être en relation avec la profondeur croissante du bassin. Préférez un agencement des vélos en hémicycle dont le centre sera occupé par vous. Les différents rangs seront agencés en quinconce. Concernant votre placement, il est évident que vous serez face au groupe, mais moins par rapport au fait d'être dans l'eau ou pas. Il serait bien que vous soyez proche de la sono de manière à pouvoir la gérer sans avoir à vous déplacer. Si vous avez opté pour un placement de votre vélo à l'extérieur, et que certains exercices proposent une position en arrière de selle, n'oubliez pas d'y positionner un tabouret pour pouvoir vous y assoir et continuer votre démonstration.

Cible pratiquant

Public à caractère sportif de loisirs ou de compétition.
Obèse, séniors, public à tendance sédentaire en paramétrant les exercices en conséquence.

Durée du cours

De 30 à 60 minutes de face-à-face pédagogique. Plus la séance est courte plus l'intensité du cours devra être élevée (cette idée est développée dans tous les cours HIIT, high intensity interval training). Une séance en HIIT ciblera plus les sportifs et pourra durer 30' (4'd'échauffement, 22' de corps de séance intense, 4' de retour au calme). Une séance plus longue concernera soit les publics plus fragiles (45') soit ceux désirant une séance longue pour couvrir un entrainement à large champ d'impact cardio-vasculaire (60', entrainement sur toutes les filières énergétiques en puissance et en vitesse, un vélo à molette de résistance est recommandé pour cet effet).

Durée de mise en place

Dépend du nombre de vélos

≈15 minutes si réaliser par l'éducateur, ≤5 minutes si fait par les pratiquants

Durée de rangement

Dépend du nombre de vélos

≈15 minutes si réaliser par l'éducateur (moins de 10 vélos), ≈5 minutes si fait par les pratiquants

Une précaution importante doit être prise concernant la position du dos lorsque les vélos sont sortis, il est facile de se blesser. Certaines piscines disposent de rampe rendant aisée la manutention. Si les vélos sont sortis par le bord, il est intéressant de le hisser en faisant rouler ses roues avant sur le mur et de donner une impulsion pour l'amener sur la plage.

Intervalle horaire de programmation

De préférence le midi, début de soirée pour les cours intenses.
En matinée et après-midi pour les cours plus « doux » ciblant les séniors.

Organisation générale (trame de séance)

Réglage des vélos : selon les informations et sous le contrôle de l'éducateur. Le niveau optimal d'immersion du vélo doit permettre au pratiquant d'avoir de l'eau entre le nombril et le bas de la poitrine. Ce réglage est fait au niveau des supports au sol du vélo. Aussi, il est fait bien avant son utilisation.

Le réglage de la hauteur de selle : en position assise, talon sur l'axe de la pédale, celle-ci au plus bas, la hauteur de selle doit permettre d'avoir « la jambe quasi-tendue, genou déverrouillé ».

Le réglage de la hauteur de guidon : le guidon est au environ de la hauteur de la selle pour permettre un engagement du buste en avant. Une exception peut être faite pour des pratiquants ayant des problèmes de dos et préférant une position du buste plus verticale, type vélo de ville.

Le réglage de l'avancée de selle : l'avancée de la selle est réglée de telle façon à ce que lorsque les pédales sont mises à même hauteur, le genou de la jambe située en avant décrit avec la pédale une ligne verticale.

Le réglage de l'avancée du guidon : l'avancée du guidon est à une distance d'environ une coudée, voire un peu plus, pour éviter d'une part que les genoux ne le heurtent en position debout et d'autre part, de placer le buste suffisamment penché en avant lors du pédalage.

N'oublions pas que le confort des pratiquants est important et qu'il est à prendre en compte.

Option

Réglage de la molette de serrage : faites régler la mollette de résistance au niveau de base. Ce niveau correspond à celui que l'on ressentirait si nous faisions du vélo en milieu terrestre sur du « plat goudronné » ou plus pratiquement, juste avant le contact du frein sur le cylindre de résistance. Il est important de connaitre la manière avec laquelle le frein vient serrer le cylindre, certains vélos sont assez lâches, c'est-à-dire qu'il faut tourner beaucoup la molette pour avoir un effet de freinage, d'autres à l'inverse sont très sensibles. Pour un réglage adéquat, faites tourner la molette jusqu'au contact du frein sur le cylindre puis desserrer d'un quart.

La Séance

Echauffement : 1 morceau musical d'une durée d'environ 4 minutes en relation avec le contenu de séance. En plus de la mise en mouvement générale, de l'échauffement cardio-vasculaire, des mouvements de mobilisation du rachis devraient être réalisés. Mobilisez la colonne vertébrale en rotation, en inclinaison, en enroulement, en étirement vertical.

Sensibilisez les pratiquants à la position droite de leur dos qu'ils devront respecter pendant la séance. Remarque : Dos droit ne signifie pas vertical mais plutôt gainé, non avachi.

Sensibilisez-les sur comment placer leur bras : coudes déverrouillés, pas trop tournés vers les côtés, donc près du corps.

Enseignez comment pédaler : le pied est généralement à plat légèrement pointé vers le bas. Bien que les pédales des vélos ne soient pas des « automatiques », en fonction de leurs straps, peut-être est-il possible de compléter la poussée par un tirage de la jambe qui s'élève ?

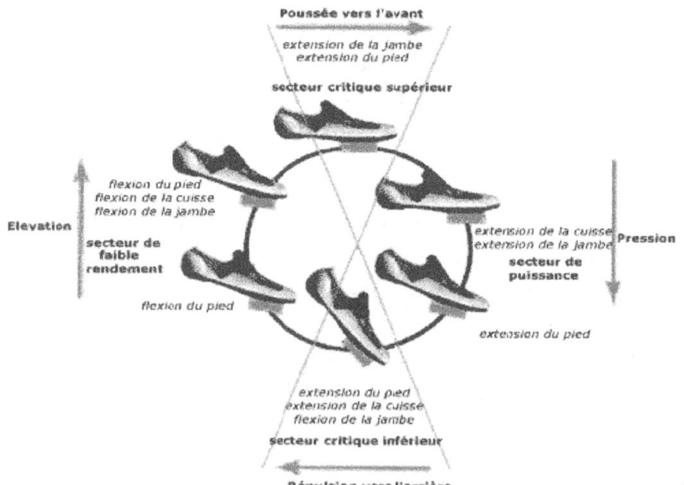

(http://www.entrainement-cyclisme.com/)

Enseignez les cadences de pédalage : pédaler à un rythme inférieur à la cadence musicale, à la cadence, au-dessus, et à vitesse maximale.

Enseignez le pédalage continu (quelques fois appelé « rond »), le pédalage discontinu en impulsion (quelques fois appelé « carré »).

Enseignez les différentes positions de tenue du cintre (guidon), donnez leur nom si elles en ont :

- ✓ position 1, prise de base, de repos,
- ✓ position 2, prise aux prolongateurs latéraux du cintre (appelé cornes),
- ✓ position 3, prise étroite sur un autre prolongateur appelé prolongateur triathlon ou centraux.

Sensibilisez les pratiquants sur leur respiration, beaucoup d'entre eux pendant un effort important ne soufflent pas vraiment.

Corps de séance : Aux vus des types d'efforts demandés, de leur variété, le corps de séance devrait être fractionné en plusieurs exercices comme tout entrainement complet visant l'amélioration du système cardio vasculaire. En fonction de sa durée, du public concerné, les exercices doivent alterner des sollicitations à différentes vitesses et puissances de pédalage. Rappelons-nous que, hormis pour les rares vélos équipés de frein, la puissance est exclusivement liée à l'hydrorésistance que subit la pédale, et qu'elle est donc fonction de la vitesse du pédalage. Aussi, il est peu fréquent de pouvoir concevoir des exercices en puissance à vitesse réduite. Plus l'exercice proposé est intense, plus celui-ci sera court <u>ou</u> fractionné. A l'inverse, un exercice visant une intensité moyenne à faible devra durer plus longtemps.

Les formes privilégiées des exercices sont le fartleck et l'intervalle training. Le travail continu à allure constante pourrait paraitre ennuyeux à moins qu'il soit à suffisamment haute intensité pour que la fatigue fasse oublier sa longueur, à voir... L'engagement du haut du corps peut être une option pour, soit agrémenter l'engagement du bas du corps, soit étendre tout simplement l'effort à l'ensemble du corps, soit, être une solution à une récupération partiel des muscles des jambes (tandis qu'un travail est effectué sur les bras et/ou le buste, les jambes tournent à vitesse réduite permettant une récupération partielle), soit encore, juste pour caractériser la pratique de l'aquabike (la différencier du spinning). Les différentes tenues de guidon (cintre), le fait d'être assis, debout, sont le plus souvent réalisé juste pour donner de la variation gestuelle. La raison est l'incapacité à moduler la résistance du pédalage indépendamment de la vitesse de rotation, il n'y a donc pas de réelles correspondances entre efforts et position d'optimisation de ceux-là. On retrouve quand même quelques vérités : la position 3, assis sur la selle permet de se fixer et de pédaler à grande vitesse ; l'intérêt du pédalage « rond » est valide. A l'inverse, le pédalage carré, la position en danseuse censés correspondre à un effort à grande puissance donc plutôt lent, ne l'est pas en aquabike. Leur intérêt serait plutôt de l'ordre de l'animation ou de la récupération. La raison est toujours l'incapacité de pédaler en puissance indépendamment de la vitesse.

Il faut aussi relever des points importants issus de règles concernant les alignements segmentaires sécuritaires et propices au développement d'un meilleur rendement donc de qualité de travail :

- ✓ La position assise permet au pratiquant de ne pas porter son poids et de mieux fixer ses appuis, associée à une prise de guidon adéquate plaçant le buste en position penchée vers l'avant, elle peut permettre de développer une vitesse de rotation importante. Le prolongateur triathlon est indiqué à cet effet. Le pédalage « rond » est facile à mettre en œuvre.

- ✓ La position debout permet de jouer sur une pseudo dureté de pédalage, une attitude « en danseuse » peut être prise, le pédalage « carré » proposé, la tenue du guidon en « 2 » demandée. Le but ici est d'engager le poids du corps pour rendre le pédalage plus facile. Par le fait qu'il n'y a pas de vraie dureté à pédaler, l'effort est plus facile et peut donc servir de phase d'intensité faible lors d'un intervalle training.

- ✓ La position debout, hanches fixées, potentiellement additionnée à une position basse en avant de selle (attention aux tensions sur le tendon patellaire) et associée au pédalage « rond », est particulièrement difficile cardio-vasculairement, mais surtout musculairement. La raison de ce fait est que le pratiquant doit porter son poids sans pouvoir l'utiliser pour écraser les pédales, que le pédalage rond donc continu, oblige les fibres musculaires des cuisses à travailler sans discontinuer : les quadriceps doivent faire tourner les pédales et supporter le poids du buste. La dépense énergétique de cette position est, toute proportion de vitesse gardée par rapport aux autres positions, la plus importante (d'un point de vue du rendement effort/vitesse de rotation c'est le moins intéressant, mais rappelons-nous que nous cherchons à faire perdre des calories aux pratiquants).

✓ Une autre position debout peut être proposée pour des raisons de diversité, de challenge d'équilibre : la position debout en équilibre sans tenir le guidon. Lorsque l'immersion du pratiquant est correcte (au-dessus du nombril) l'équilibre est facile à acquérir, dans le cas contraire, il peut être utile de venir de temps en temps taper sur le guidon pour rétablir l'équilibre.

✓ La position en arrière de selle, en immersion jusqu'aux épaules, permet encore de la variation gestuelle. Elle permet aussi d'engager plus fortement le travail du haut du corps par une sollicitation en mouvement de brasse, de godille, à un bras, deux bras… Cette dernière peut être proposée lors d'un exercice de récupération partielle des membres inférieurs.

Retour au calme : 1 morceau musical long d'environ 4 minutes permettant le retour vers un calme cardiovasculaire, l'étirement du buste (éviter la crispation des muscles du rachis) et des muscles sollicités.

Choix des exercices du corps de séance

Il existe plusieurs stratégies d'entrainement cardio-vasculaire, celles-ci sont toujours vraies en aquabike. Les différents objectifs sont néanmoins l'entretien de l'endurance à différents niveaux de puissance et de vitesse, la réduction du délai de mise en route de la filière aérobie, la perte de poids, l'affermissement. Pour ça, des méthodes de fartleck et d'intervalle training sont utilisées. Nous gardons en tête les principes de Michel Pradet avançant (entre autres) que pour entrainer intensément la filière aérobie, il faut engager des efforts en anaérobie.

La gestuelle engagée doit être très majoritairement le pédalage sous ses différentes formes et positions, à différentes vitesses et résistances. Des mouvements du haut du corps peuvent être ajoutés, mais ne devraient-ils pas rester minoritaire, particulièrement si des vélos munis de molette de serrage sont utilisées ?

Concevez par exemple jusqu'à 10 exercices environ (donc 10 morceaux musicaux) pour un cours de ¾ d'heure, dont un d'échauffement et un de retour au calme, (adaptez cette quantité en fonction de la durée réelle de votre cours et de vos musiques). Cela signifie qu'il reste 8 exercices pour le corps de séance (ce nombre est issu du constat de ce qui est proposé en général en aquabike). Les thèmes des exercices sont souvent tirés des différents évènements ou terrains de pratique du cyclisme. Il y a la course en peloton, départ du peloton, terrain vallonné, montagne, contre la montre, sprint, course sur plat, course finale, terrain mixte, tout terrain, intervalle de vitesse, intervalle de résistance… Ces noms doivent avoir la prétention de faire imaginer au pratiquant le type d'effort qu'il va devoir réaliser grâce à la référence aux situations existantes réellement en cyclisme.

La séance, en termes de diversité, doit permettre de couvrir les besoins d'un entrainement cardio-vasculaire diversifié en vue d'entrainer les différentes filières énergétiques. Aussi, les exercices qui la composent auront comme objectif l'amélioration des compétences en vitesse, en puissance, en endurance, aux différents seuils…

L'agencement des exercices en termes d'engagement physique doit être réaliste, faisable. Par exemple, une programmation de 2 longs exercices à efforts maximaux ne l'est pas forcément… aussi à un ou deux exercices très intenses suivra un exercice plus modéré. Pareillement, il n'est pas concevable de proposer des efforts à vitesse maximale dans un même exercice pendant des durées dépassant les réalités physiologiques. Les règles concernant l'entrainement des filières doivent être respectées. Il est nécessaire que votre programmation comporte au moins un exercice long c'est-à-dire supérieur à 6 minutes pour engager un effort intense mais inclus dans le régime aérobie. Les exercices plus courts vont s'axer vers de la récupération active partielle ou tout à l'inverse vers la filière anaérobie. L'agencement des efforts sous forme contrastée, discontinue, permet d'engager cette haute intensité typique de cette filière sur des intervalles de temps plus longs que s'ils avaient été organisés en effort continu.

Il existe de nombreux modèles organisant la modulation d'intensité :

> Le plateau, intensité constante
> La pyramide, intensité montante et descendante progressivement
> La demi-pyramide montante ou descente
> La pyramide à plateau, intensité montante et descendante avec paliers, l'intensité est modifiée et puis devient constante pendant une durée donnée et ainsi de suite.
> Les demi-pyramides à plateau montante ou descendante
> Le modèle fartleck, l'intensité est montée et descendue sans suivre un schéma précis.

Un exercice comporte plusieurs modèles répétés ou bien différents.

Le challenge en conception est de proposer des exercices en relation avec les objectifs généraux du cours et surtout de trouver les musiques qui vont correspondre. Chaque exercice a sa musique qui va porter l'effort. Il doit y avoir adéquation entre l'intensité musical et l'effort.

Concevez une séance à répéter pendant un cycle de travail, peut être en relation avec une planification. Une durée de cycle de 4 à 7 semaines en fonction des interruptions de pratiques liées aux vacances scolaires est envisageable. Certaines sociétés vendent des concepts renouvelés tous les 3 mois !

L'avantage de travailler selon des cycles est multiple :
-Réduction de la fréquence de travail de conception pour l'animateur
-Réduction progressive du temps de démonstration des exercices
-Meilleure compréhension des exercices par les pratiquants
-Meilleure réalisation des exercices par les pratiquants
-Meilleure adaptation des pratiquants aux efforts demandés.

*La musique

Le cours est de type pré-chorégraphique. Il repose sur une « playlist » composée de morceaux musicaux plus ou moins remixés <u>mais non liés</u>. Les coupures entre eux servent de repos passifs pendant lesquels les pratiquants peuvent s'hydrater et être informés des objectifs et consignes de l'exercice suivant. Limitez néanmoins leur durée à moins de 30 secondes. Chaque morceau musical développe un exercice. Aussi, la durée totale, le tempo, la durée des phases à forte rythmique et plus calme, leurs nombres, sont d'une importance capitale. En effet, les efforts seront calés sur elles et dépendent donc totalement d'elles. La musique agence les différents efforts à fournir, autant en termes de durée, d'intensité relative que de répétitions. C'est l'élément essentiel du travail en relation musique-mouvements pour ce type de cours dit pré-chorégraphique.

Le nombre de morceaux musicaux (donc d'exercices) doit permettre de couvrir toute la durée du cours (évidemment !).

Rappelons que la vitesse de pédalage peut ne pas être à la cadence musicale (tempo) mais seulement en proportion de celle-ci.

La recherche, la sélection, l'agencement des morceaux musicaux est probablement le plus dur et le plus long travail de l'aquabike. Les morceaux les plus adéquats sont souvent remixés pour « coller » avec les formes d'entrainement cardio-vasculaire généralement utilisées (fartleck, intervalle training court ou long…)

Un exemple de filage (agencement, script) d'exercices pour une séance de 45 minutes

Dans le calcul de la durée totale de la séance, n'oubliez pas de prendre en compte la somme des temps inter exercices (les pauses)

Warm up :

Endurance seuil aérobie et mobilisation ostéoarticulaire du buste et des membres supérieurs ; 1 musique BPM à 120 ; 5 minutes

Corps de séance :

Endurance (terrain à plat, départ du peloton) : seuil anaérobie, fartleck, légère montée/descente en vitesse de pédalage ; 1 musique à 120-130 BPM ; 6 minutes.

Résistance progressive (montagne) : seuil anaérobie et au-delà, fartleck, montée progressive en résistance de pédalage avec variation de la cadence de pédalage ; 1 musique à 110-120 BPM ; 4-5 minutes.

Puissance endurance, vitesse (terrain vallonné, fin de course) : filière anaérobie intervalle training, alternances d'efforts puissants et de vitesse ; 1 musique à 120-130 BPM ; 6 minutes.

Endurance (course en peloton) : seuil anaérobie, fartleck, légère montée/descente en résistance de pédalage ; 1 musique à 120-130 BPM ; 6 minutes.

Vitesse (contre la montre) : filière anaérobie, intervalle training, alternance d'efforts de vitesse à différents niveaux de résistance et de repos actifs, pédalage à différentes cadences dont la maximum ; 1 musique à plus de 140 BPM ; 4 minutes.

Efforts mixtes (terrain mixte) : cardio-vasculaires et musculaires en alternance ou en superposition : vitesse sur les jambes et force résistance et/ou vitesse sur le haut du corps. 1 musique à 120 BPM ; 4-5 minutes.

Cool Down :

Pédalage au seuil aérobie associé à des mouvements d'amplitude thoracique, d'une mobilisation ostéo-articulaire du rachis, d'étirement des membres supérieurs et inférieurs ; 1 musique calme BPM lent ; 4-5 minutes

Pour un cours de 30', les morceaux musicaux sont globalement plus courts et plus rapides, hormis un, conservé long de manière à pour voir conserver un exercice aérobie en travail continue plutôt constant.

Un peu de théorie sur le cyclisme (http://www.entrainement-cyclisme.com/)

Le cycle de pédalage

Le cycle de pédalage correspond à une **révolution complète de pédalier**. Au cours de cette révolution la répartition des forces exercées sur les pédales par le cycliste change de direction et d'intensité. Celui-ci transmet plus de force lorsque sa manivelle descendante se retrouve à l'horizontale et la force transmise est moindre lorsque la manivelle se retrouve à la verticale. Ces points critiques du cycle de pédalage, correspondants à la plus faible intensité de force transmise, sont communément appelés « points morts ». **Acquérir une bonne technique de pédalage tend à diminuer la perte d'efficacité aux points morts.**

Le pédalage idéal, alternant la poussée et la traction, se fait sous l'angle optimal par rapport à la manivelle. Le cycliste ne peut donc que tenter d'approcher la perfection en s'efforçant d'exercer en tous les points du tour de pédale, une poussée constante, que ce soit en avant ou en arrière. Bien entendu, l'effort ainsi communiqué par le pied sur la pédale sera, autant que possible, toujours perpendiculaire à la manivelle.

On peut décomposer le cycle de pédalage en quatre phases :

1. La phase de transition haute, à partir du point mort haut, dans lequel la force agit essentiellement en avant. La seule possibilité ici, est de pousser en avant. On y parvient en relevant un peu la pointe du pied et en poussant avec les extenseurs de la jambe et les fléchisseurs du pied. Ensuite, la poussée en avant diminue et déjà un effort vertical du haut vers le bas commence à se produire.

2. La phase de poussée, où la puissance s'exerce de façon optimale. C'est la plus rentable sur le plan biomécanique et la plus instinctive, la force est dirigée essentiellement vers le bas. Au début, l'effort vertical du haut vers le bas dépasse la poussée en avant, le pied est presque à l'horizontale. La force verticale devient ensuite la seule à agir efficacement. Un peu plus bas, la force verticale est déjà interférée d'une poussée naissante d'avant en arrière, engendrée par les fléchisseurs de la partie postérieure de la cuisse et les muscles fessiers. Enfin, la poussée en arrière dépasse l'effort vertical exercé vers le bas. Cette transition des forces requiert un abaissement de la pointe du pied.

3. La phase de transition basse, à partir du point mort bas, où les orteils entrent en action. La force agit essentiellement en arrière. Le pied doit être tendu au maximum vers le bas et la cuisse commence à s'infléchir au niveau de la hanche. Ensuite, la poussée en arrière se maintient, mais elle commence à être complétée par une poussée verticale agissant vers le haut. La pointe du pied est toujours orientée vers le bas et par l'action des fléchisseurs de la hanche, la cuisse s'infléchit et se soulève. Enfin, l'effort de remontée s'accentue et dépasse la poussée en arrière.

4. La phase de traction, où la puissance est la moins bonne. C'est la phase la moins instinctive du pédalage, la force agit essentiellement vers le haut. Ici, la force verticale, c'est-à-dire la poussée du bas vers le haut est la seule à agir efficacement. Plus loin, l'effort de remontée de la pédale se poursuit, mais déjà une poussée en avant commence à se produire. La force de poussée en avant devrait être supérieure à l'effort de remontée.

Une bonne technique de pédalage passe par une bonne souplesse de la cheville

Lors du pédalage, la plus importante partie du corps est le pied. En jouant de la cheville comme axe d'articulation, c'est lui qui accomplit en toute souplesse un mouvement alterné de montée et de descente. Sur un tour de pédale, la pointe du pied est orientée une fois vers le haut, une fois vers le bas. Cette succession de mouvements demande de la part du pied une excellente souplesse et mobilité dans la cheville. Ce mouvement est d'une intensité extrême lorsque le coureur enroule un grand braquet en plaine ou lorsqu'il monte une côte en position assise. Plus la cadence de pédalage est grande, moins on a de temps pour relever la pointe du pied à l'approche du point mort haut. En vérité, elle a plutôt tendance à rester à l'horizontale pour garder une position plongeante à une très grande cadence de pédalage.

L'aquapowerbike

Descriptif

Il s'agit d'une séance APS aquatique pré-chorégraphique mixte, cardiovasculaire et musculaire faite avec un vélo aquatique muni de tubes élastiques. Le cardiotraining est réalisé via des exercices d'aquabike. Le renforcement musculaire est réalisé via des exercices de musculation du haut du corps principalement réalisés en opposition à la force élastique.

Le cours s'organise en un cours d'aquabike de format 30' dans lequel s'insère des exercices de musculation.

Objectifs

- Améliorer la filière aérobie et anaérobie.
- Améliorer la circulation sanguine périphérique par une mobilisation à haute vitesse des cuisses.
- Favoriser une revascularisation des membres inférieurs par un hydro-massage lié à leur mobilisation rapide.
- Améliorer l'endurance à différentes vitesses et puissances des muscles du bas du corps prioritairement.
- Améliorer la force vitesse et endurance des membres inférieurs
- Favoriser la perte de poids et l'affermissement corporel.
- Améliorer la force du haut du corps

Cible pratiquant

Public à caractère sportif de loisirs ou de compétition.
Obèse, public à caractère sédentaire en paramétrant les exercices en conséquence.

Durée du cours

45 minutes de face-à-face pédagogique.

Durée de mise en place

Dépend du nombre de vélos
$\approx$15 minutes si réaliser par l'éducateur, $\leq$5 minutes si fait par les pratiquants

Durée de rangement

Dépend du nombre de vélos
$\approx$15 minutes si réaliser par l'éducateur, $\approx$5 minutes si fait par les pratiquants

Intervalle horaire de programmation

De préférence le midi, fin d'après-midi et soirée.
Lors de sessions privées pour la PPG d'équipes sportives.

Organisation générale (trame de séance)

Se référer au concept aquabike décrit ci-avant pour ce qui concerne les réglages et mise en train vélo.

Echauffement : Commun au cours d'aquabike avec en supplément une préparation aux exercices de musculation. A cette fin, l'échauffement est plus long et comprend en deuxième partie des mouvements du haut du corps avec et sans élastique. Il est possible d'utiliser soit un long morceau musical, soit deux, pour une durée semblable. Favorisez des mouvements de musculation à vitesse lente et normale, de grande amplitude pour un meilleur « éveil » musculaire. Ciblez principalement les parties du corps qui seront travaillées. N'oubliez pas la partie de mobilisation ostéo-articulaire du rachis en engageant des rotations, des inclinaisons, des enroulements de buste !

Corps de séance : Il se compose d'exercices de cardio-training et de renforcement musculaire en proportion de 2/3 – 1/3 (le cardiotraining demande plus temps que la musculation pour être travaillé). Toujours dans la logique que travailler en cardiotraining par la mobilisation du bas du corps peut servir de repos à celui en renforcement du haut du corps et inversement permettant de conserver un haut niveau d'engagement sur de longues durées, les exercices d'aquabiking sont intercalés avec ceux de musculation.

Les exercices de musculation suivent les mêmes objectifs que ceux développés en Aquascult. Les mouvements sont semblables, mais <u>pas</u> les placements ! Ces derniers sont dépendants des élastiques, des directions, des angulations qu'ils peuvent prendre. Ceux-là dépendent de leur point de fixation, des renvois que l'on peut leur donner en les faisant passer de manière judicieuse souvent par rapport au guidon. Il est à noter qu'il n'est pas obligatoire de rester en selle ! Le travail à l'élastique n'étant pas le plus adéquat pour le renforcement des abdominaux, l'ensemble des exercices en hydrorésistance et poids partiel qui leurs sont dédiés, peut être proposé en utilisant le vélo pour se fixer.

En fonction de la durée du cours rapportée à leur durée, une dizaine d'exercices peut être programmé.

Retour au calme : 1 morceau musical long d'environ 4 minutes permettant le retour vers un calme cardiovasculaire, l'étirement du buste (éviter la crispation des muscles du rachis) et des muscles sollicités. Par rapport au retour au calme d'une séance d'aquabike, une attention supplémentaire sera accordée à l'étirement des muscles du haut du corps.

Moyens matériels

❖ Aquabike et 2 élastiques de musculation attachés de part et d'autre de l'embase avant du vélo.

❖ Sono et playlist pour cours pré-chorégraphiques d'aquabike et de musculation

❖ Protection individuelle pour les pieds (chaussons, chaussettes), lycra polaire pour les frileux.

Qualités de l'encadrant concepteur :

Pour la conception : modérées à importantes, recherche musicale, mise en forme des exercices cardio-vasculaires et de renforcement musculaire conforme avec l'organisation pré-chorégraphique, agencement des exercices et des musiques correspondantes.

Pour l'animation :

- du point de vue gestuel : élevées, il montre les exercices, accompagne les pratiquants dans l'effort musculaire et cardiovasculaire.
- du point de vue verbal : moyennes à élevées, il doit permettre au pratiquant de conserver un haut niveau de motivation dans l'effort.

Pour la conduite de séance : moyennes à condition de très bien connaître ses pré-chorégraphies et ses musiques, il doit savoir à quoi servent les mouvements de musculation proposés.

Qualités physiques : modérées à importantes en fonction du niveau d'intensité des exercices et de sa volonté à ne pas arrêter sa pratique.

Placement des vélos

Se référer au cours d'aquabike

Réglage des vélos

Se référer au cours d'aquabike

Choix des exercices

Alternez les exercices à visée de cardio-training et de renforcement musculaire. La séance d'un point de vue du temps a une prédominance cardiovasculaire de par la plus longue durée de travail nécessaire pour atteindre ce type d'objectif. A cette fin, choisissez des musiques plus longues pour la partie « cardio » ou placer successivement 2 morceaux visant des objectifs différents mais toujours à des fins de cardio-training.

Il est judicieux de commencer le corps de séance par un ou deux exercices cardio-vasculaires, l'exercice de renforcement musculaire placé après, en plus de servir ses objectifs physiques servira aussi de récupération CV. Il existe plusieurs stratégies d'entrainement cardio-vasculaire sur vélo, celles-ci sont vues dans le chapitre traitant du travail en cardiotraining et dans le cours ci-avant d'aquabike. L'utilisation des bras pour intensifier l'effort CV devrait peut-être, être relativisée de par l'existence des exercices de renforcement musculaire du haut du corps.

On peut regrouper les muscles du haut du corps en 5 parties notables:

1. Les pectoraux (3 faisceaux : haut, moyen, bas)
2. Le dos (grand dorsaux, muscles scapulaires, trapèze, rhomboïdes, lombaires)
3. Les épaules (3 faisceaux : deltoïdes avant, moyen, et arrière)
4. Les bras (biceps, triceps)
5. Les abdominaux

Un cours d'une heure permet de placer 5 exercices de musculation distincts en relation avec les parties ci-dessus et mettre en œuvre ce qui a été dit plus haut dans ce paragraphe.

Un cours de 45' oblige à faire des choix, soit décider de ne faire l'impasse sur des groupes musculaires, soit travailler plusieurs parties dans un même exercice. Ce choix semble être le meilleur ! Les groupes, {pectoraux- triceps- épaule avant et moyenne}, {dos-biceps-épaule arrière, lombaire en isométrie}, {abdominaux}, peuvent convenir pour une séance à seulement 3 exercices de musculation. Un autre choix peut être d'abandonner les abdominaux car non fait à l'élastique… à voir. Si en moyenne chaque exercice dure 4', la partie en musculation dure 12' au total, laissant 23'à la partie CV, nous avons bien le 1/3-2/3 prévu initialement.

Le CV peut s'organiser en cinq exercices dont quatre de 4' environ et d'un de 6' environ faisant 22' au total.

Il est important de rappeler que ces durées sont estimatives et qu'il faudra les adapter en fonction des durées réelles des musiques sélectionnées.

On a donc pour un corps de séance de 35' :

Durée	objectif l'exercice	
4'	CV aquabike	
4'	CV aquabike	
4'	RM {pectoraux- triceps- épaule avant et moyenne}	choix d'exercices : développé horizontal, écarté-serré, élévation frontale et latérale, développé nuque, développé vertical avant, triceps extension…
4'	CV aquabike	
4'	RM {dos-biceps-épaule arrière, lombaire en isométrie}	choix d'exercices : tirage dorsal, pull-over, arrière des épaules, tirage au menton, biceps curl…
6'	CV aquabike	
4'	RM {abdominaux}	choix d'exercices : enroulé du bassin, rotation de hanche, élévation des membres inférieurs, gainage du grand droit de l'abdomen et des obliques, contracté-relâché du grand droit…
4'	CV aquabike	

Position du pratiquant et tenue de l'élastique pour la réalisation des différents exercices

Concernant les exercices cardio-vasculaires, ceux-là étant liés à la pratique du vélo, ils ont évidemment lieu, sur le vélo soit assis sur la selle, soit en danseuse soit en arrière de la selle épaule dans l'eau Pour le renforcement musculaire, rien n'oblige à garder les pratiquants assis sur le vélo, le choix des gestuelles, leurs successions, doivent guider leur placement. La tenue de l'élastique peut se faire de telle sorte à allonger ou raccourcir sa longueur pour plus d'éfficacité.

Concevez une séance à répéter pendant un cycle de travail, peut être en relation avec une planification. Une durée de cycle de 4 à 7 semaines à voir avec les interruptions de pratiques liées aux vacances scolaires est envisageable. L'avantage de travailler selon des cycles est multiple :
-Réduction de la fréquence de travail de conception pour l'animateur
-Réduction progressive du temps de démonstration des exercices
-Meilleure compréhension des exercices par les pratiquants
-Permettre aux pratiquants de réaliser de mieux en mieux les exercices proposés.
-Permettre aux pratiquants d'avoir le temps de s'adapter aux efforts demandés en vue du prochain cycle.

La musique

Le challenge est de trouver des morceaux musicaux remixés ou non qui « colleront » aux exercices. Ces musiques doivent avoir les « bonnes » durées et avoir un tempo et une rythmique en adéquation avec les variations de l'intensité des efforts prévus.
Certaines musiques sont plus entrainantes cardiovasculairement et d'autre musculairement, mais ceci est très subjective…
La musique du cours se présente comme pour tous les cours préchorégraphique sous la forme d'une playlist de morceaux musicaux non lié entre eux dont le nombre égale celui des exercices. Un morceau musical représente un exercice !

Un exemple de filage (agencement) d'exercices pour une séance d'une heure

Dans le calcul de la durée totale de la séance, n'oubliez pas de prendre en compte la somme des temps inter exercices.

Warm up :

Endurance seuil aérobie et mobilisation ostéo-articulaire du buste et des membres supérieurs ; 1ou 2 musique BPM à 120 ; 6 minutes

Corps de séance :

Endurance 1 : seuil anaérobie, fartleck, légère montée/descente en résistance de pédalage ; 1 musique à 120-130 BPM ; 5 minutes.

Résistance progressive : seuil anaérobie et au-delà, fartleck, montée progressive en résistance de pédalage avec variation de la cadence de pédalage ; 1 musique à 110-120 BPM ; 4-5 minutes.

Exercices de musculation pour les pectoraux et les triceps ; 1 musique à 120- 135 BPM ; 4'00''

Puissance vitesse : filière anaérobie intervalle training, alternances d'efforts puissants et de vitesse ; 1 musique à 120-130 BPM ; 4-5 minutes.

Exercices de musculation pour le dos et les biceps ; 1 musique à 120- 135 BPM, 4'00

Endurance 2 : seuil anaérobie, fartleck, légère montée/descente en résistance de pédalage ; 1 musique à 120-130 BPM ; 6 minutes.

Exercices de musculation pour les épaules ; 1 musique à 120- 135 BPM, 3'30''

Vitesse : filière anaérobie, intervalle training, alternance d'efforts de vitesse à différents niveaux de résistance et de repos actifs pédalage à différentes cadences dont la maximum; 1 musique à plus de 130 BPM ; 4 minutes.

Exercices de musculation pour les abdominaux ; 1 musique à 120- 135 BPM, 4'00

Efforts mixtes : cardio-vasculaires et musculaires en alternance ou en superposition : résistance et/ou vitesse sur les jambes et force résistance et/ou vitesse sur le haut du corps. 1 musique à 120 BPM ; 4-5 minutes. Remarque : l'exercice en position en arrière de la selle semble être très adéquat. Attention à ne pas trop utiliser de résistance au pédalage.

<u>Cool Down</u> :

Pédalage au seuil aérobie associé à des mouvements d'amplitude thoracique, d'une mobilisation ostéo-articulaire du buste, d'étirement des membres supérieurs et inférieurs ; 1 musique calme BPM lent ; 4-5 minutes

L'aquajump

Descriptif

Il s'agit d'une séance APS aquatique pré-chorégraphique à haute intensité réalisée sur un trampoline immergé. Il s'agit par le biais de différents pas et enchaînements de pas, d'écraser la toile d'un trampoline à différents rythmes afin de générer de l'énergie élastique et de l'absorber par une action de flexion rapide des membres inférieurs en maintenant quasi fixe la position du centre de gravité du pratiquant.

Objectifs

- Améliorer la filière aérobie et anaérobie.
- Améliorer la circulation sanguine périphérique par une mobilisation à haute vitesse des cuisses
- Mobiliser rapidement les cuisses pour engager un hydro massage à leur niveau.
- Favoriser la perte de poids et l'affermissement corporel.
- Améliorer la force endurance et vitesse des membres inférieurs.
- Améliorer les qualités de gainage des muscles posturaux (abdominaux et masse lombaire, muscles du rachis)
- Améliorer la coordination du haut et du bas du corps.
- Améliorer le galbe des fessiers et des membres inférieurs.

Cible pratiquant

Public à caractère sportif de loisirs ou de compétition.

Durée du cours

30 minutes de face-à-face pédagogique.

Durée de mise en place

Dépend du nombre de trampolines
≤10 minutes si réaliser par l'éducateur, ≤5 minutes si fait par les pratiquants

Durée de rangement

Dépend du nombre de trampolines
≥10 minutes si réaliser par l'éducateur, ≈5 minutes si fait par les pratiquants

Intervalle horaire de programmation

De préférence le midi, fin d'après-midi et soirée.
Lors de sessions privées pour la PPG d'équipes sportives.

Organisation générale (trame de séance)

Echauffement : 1 morceau musical pour une durée d'environ 4 minutes en relation avec le contenu de séance. Des mouvements d'éveil musculaire au niveau du torse devraient être effectués pour favoriser un bon placement sur le trampoline. L'échauffement est réalisé de préférence hors trampoline.

Remarque : lors des premières séances, il est important de donner les informations de base sur la réalisation des « jumps » (écrasement de la toile et absorption par les membres inférieurs de l'énergie induite, fixation du buste) et sur la mise en sécurité des pratiquants (écrasement de la toile avec les talons, maintien du caisson abdominal serré, buste droit léger incliné en avant)

Corps de séance : En fonction de la durée des morceaux musicaux en relation avec les objectifs physiologiques, jusqu'à 6 parties peuvent être programmées pour une durée moyenne totale de 20 minutes. Les exercices revêtent un caractère cardio-vasculaire à haute intensité sous forme de fartlek. Le corps de séance est un intervalle training de par ses repos passifs situés entre chaque chanson. Les repos passifs ne devraient pas excéder 20 secondes et permettre au pratiquant de s'hydrater et à l'éducateur de préciser les objectifs de l'exercice suivant.

Corps de séance pour cours débutant (instructeur et /ou pratiquants) *:* Plutôt que d'opter pour une organisation en pré-chorégraphies, un travail cadencé et linéaire avec variations supportées par des mixs musicaux continus sur l'ensemble du corps de séance peut être préféré. Cette option permet une plus grande progressivité dans l'apport des gestuelles, dans leurs variations et permet à l'instructeur de disposer du temps qu'il juge nécessaire pour dispenser ses consignes pédagogiques.

Retour au calme : 1 morceau musical long d'environ 4 minutes permettant le retour au calme cardiovasculaire, l'étirement du buste (éviter la crispation des muscles du rachis) et des muscles sollicités. Il s'effectue de préférence hors trampoline.

Moyens matériels

- ❖ Trampolines
- ❖ Sono et playlist de morceaux musicaux en relation avec la vitesse des mouvements.
- ❖ En fonction de la sensibilité de chacun, des protections individuelles pour les pieds (chausson, chaussettes) peuvent être utiles.
- ❖ Pour les pratiquantes, une brassière peut être conseillée.

Qualités de l'encadrant concepteur :

Pour la conception : modérée à importante, recherche musicale, mise en forme des exercices cardio-vasculaires en relation avec la musique en vue du travail pré-chorégraphique.

Pour l'animation :
- • du point de vue gestuel : élevées, montre, accompagne les pratiquants dans l'effort.
- • du point de vue verbal : moyennes à élevées, doit permettre au pratiquant de conserver un haut niveau de motivation dans l'effort.

Pour la conduite de séance : moyennes à condition de très bien connaître ses pré-chorégraphies et ses musiques,

Qualités physiques : modérées à importantes en fonction du niveau d'intensité des exercices.

Choix des exercices

Initialement l'aquajump est une séance à haut impact cardio-vasculaire, mais évidemment des exercices plus modérés doivent être insérés pour permettre une récupération partielle. Aussi l'alternance des exercices à haute, très haute et moyenne intensité doit être en relation avec le niveau de forme des pratiquants. Les formes des exercices sont en priorité le fartlek, l'intervalle training, un travail en effort en intensité constante peut être proposé pour les exercices à visé de récupération partielle.

En addition des mouvements du bas du corps, accompagnés des bras pour assurer l'équilibre, des gestuelles en suspension peuvent être ajoutées comme d'autres alliant appuis au sol et sur le trampoline. L'aquajump étant une activité récente, les formes d'expressions gestuelles sont très larges mais doivent restées en lien avec les musiques utilisées et permettre un effort toujours en relation avec son rythme. De par le rythme soutenu des efforts, la gestuelle usitée reste simple et répétitive, elle varie de manière linéaire et peut proposer des variations d'alternance droite / gauche, d'orientation et d'amplitude. L'intérêt de ce cours n'est pas la gestuelle mais l'intensité élevée de l'effort qui lui est associé.

Les pas d'aquajump ont comme base la course pour permettre ce sautillement qui est la caractéristique du cours. Tous les pas sont développés dans le lexique cardiovasculaire. Peut-être est-il nécessaire de rappeler qu'un pas sur la base de course est un pas qui pose au maximum un appui au sol, ici sur la toile.

Quelques pas et variations pour l'aquajump
- ✓ Course simple
- ✓ Course en montée de genoux
- ✓ Course en talon fesse
- ✓ Course en coups de pied
- ✓ Cloche pied
- ✓ Sautillé à pieds joint, sans ou avec décalage avant arrière, à droite à gauche)
- ✓ Ciseau en écrasant la toile à chaque appui
- ✓ Vstep couru
- ✓ Vstep sauté long ou court
- ✓ Mambo 4 tps couru (sautillé)
- ✓ Mambo 6 tps couru (sautillé) (2x Mambo 3 temps)
- ✓ Tous les pas avec répétition des appuis (chaque prise d'appui est répétée en sautillant ; exemple : course sautillé 2 fois = sautille 2 fois sur l'appui droit puis deux fois sur l'appui gauche et répète)
- ✓ Variation de l'amplitude de retour des genoux vers la poitrine (induit de l'écrasement plus fort de la toile à la prise d'appui)
- ✓ Variation des mouvements de bras en coordination avec les jambes
- ✓ Mouvement de jambes incluant une séquence jetée sans prise d'appui (exemple : écrasé pieds joints - jeté de jambes pieds joint vers l'avant, épaules dans l'eau)

Concevez une séance à répéter pendant un cycle de travail, peut être en relation avec une planification. Une durée de cycle de 4 à 7 semaines à voir avec les interruptions de pratique liées aux vacances scolaires est envisageable. L'avantage de travailler selon des cycles est multiple :
-Réduction de la fréquence de travail de conception pour l'animateur
-Réduction progressive du temps de démonstration des exercices
-Meilleure compréhension des exercices par les pratiquants
-Permettre aux pratiquants de réaliser de mieux en mieux les exercices proposés.
-Permettre aux pratiquants d'avoir le temps de s'adapter aux efforts demandés en vue du prochain cycle.

La musique

Elle doit être en adéquation avec l'intensité d'effort que vous cherchez à donner vos exercices
Travail en endurance, BPM aux environs de 120, 130
Travail en vitesse et puissance, BPM aux environs de 130 et plus.

Les musiques ne sont pas liées, le travail chorégraphique est sous forme pré-chorégraphique. Néanmoins, une difficulté de l'instructeur à maitriser la relation musique mouvements en pré-chorégraphie ou un niveau débutant des pratiquants peut recommander une organisation linéaire des exercices donc d'utiliser des musiques liées entre elles de type mix long de morceaux musicaux en 32 temps.

Le fartleck est porté par des musiques à grandes variations rythmiques, comme celles de type électro-dance, métal.
Le travail en efforts cardio-vasculaires continus est porté par des musiques plus traditionnelles de type pop, dance, disco.

Un exemple de filage d'exercices pour une séance d'une demie heure

Dans le calcul de la durée totale de la séance, n'oubliez pas de prendre en compte la somme des temps inter exercices.

<u>Warm up</u> :
Endurance seuil aérobie et mobilisation ostéo-articulaire du buste et des membres supérieurs ; 1 musique BPM à 120-130 ; 4 minutes

<u>Corps de séance (à titre indicatif)</u> :
1. Puissance progressive : seuil anaérobie, fartleck, 1 musique à 130 BPM ; 4minutes.

2. Puissance vitesse : filière anaérobie intervalle training ou efforts intermittents, alternances d'efforts puissants et de vitesse ; 1 musique à 130-140 BPM ; 3-4 minutes.

3. Vitesse : filière anaérobie, intervalle training travail intermittent : 1 musique à plus de 140 BPM ; 3 minutes.

4. Endurance, seuil anaérobie, fartleck; 1 musique à 130 BPM ; 4 minutes.

5. Puissance progressive : seuil anaérobie et au-delà, fartleck, 1 musique à 130-140 BPM ; 3-4 minutes.

6. Vitesse : filière anaérobie, intervalle training, 1 musique à plus de 140 BPM ; 3 minutes.

<u>Corps de séance pour instructeur en difficulté avec la relation musique mouvements en pré-chorégraphie</u> :

Un mix musical d'environ 35 minutes en travail cardio vasculaire de type fartleck long. Les exercices s'enchainent au rythme du passage en revue des gestuelles de leur variations.

<u>Cool Down</u> :

Endurance seuil aérobie et mobilisation ostéo-articulaire du buste et des membres supérieurs ; 1 musique BPM à 100-120 ; 4 minutes.

L'aquabodyscult

Descriptif

Il s'agit d'une séance APS aquatique musicale de renforcement musculaire sur l'ensemble du corps. Le travail est essentiellement axé sur le développement de la force endurance et explosive. Les exercices sont principalement régionaux et généraux afin de limiter la sensation de froid. Les repos inter-séries sont nécessairement actifs pour la même raison

Objectifs

- Améliorer la force endurance et vitesse sur l'ensemble du cops
- Permettre aux pratiquants de repousser leur seuil de fatigabilité musculaire.
- Améliorer la réactivité musculaire.
- Améliorer le galbe et la tonicité.
- Renforcer les muscles posturaux pour réduire les douleurs dorsales.

Cible pratiquant

Tout public asymptomatique

Durée du cours

30 minutes de face-à-face pédagogique.

Durée de mise en place

≈5 minutes.

Durée de rangement

≈5 minutes

Intervalle horaire de programmation

De préférence le midi, fin d'après-midi et soirée.

Organisation générale (trame de séance)

Echauffement : cinq minutes environ de mouvements à caractère cardio-vasculaire posté ou en déplacement en favorisant l'amplitude gestuelle.

Corps de séance : succession d'exercices de musculation généraux, régionaux et locaux sur l'ensemble du corps en favorisant les régions correspondant aux besoins et attentes des pratiquants. Le travail peut s'effectuer selon les chaînes synergiques selon les muscles agonistes et antagonistes, par région musculaire (voir chapitre « renforcement musculaire »). Il est indispensable de limiter le temps lié au changement de matériel pour augmenter le temps de travail.

Retour au calme : alternance de mouvements à caractère cardio-vasculaire à intensité basse favorisant l'ouverture thoracique en amplitude et d'autres à viser d'étirement des muscles sollicités lors du corps de séance. La durée de cette partie ne devrait pas excéder cinq minutes en raison du refroidissement rapide des pratiquants.

Moyens matériels

- ❖ Petits matériels flottants et hydrorésistants.
- ❖ Sono et mixs musicaux. Les mixs en « 32 temps musicaux » permettent de mieux quantifier le travail. Un tempo comprit entre 120 et 135 BPM semble être adéquate.

Qualités de l'encadrant concepteur :

Pour la conception : modérées, en fonction des connaissances en renforcement musculaire.

Pour l'animation : moyennes, doit permettre au pratiquant de conserver un haut niveau de motivation dans l'effort

Pour la conduite de séance : importantes, il est nécessaire d'expliquer à quoi servent les exercices proposés, d'énoncer les consignes d'exécutions d'un point de vue gestuelle, respiratoire et rythmique.

Qualités physiques : modérées à importantes en fonction des exercices à monter à sec particulièrement ceux concernant les abdominaux en poids partiel et tous ceux requérant une notion d'équilibre.

Choix des exercices

Se référer au chapitre le renforcement musculaire en milieu aquatique.

*La musique

Bien qu'elle ne soit pas obligatoire, elle permet de
- ➢ De cadencer précisément le mouvement
- ➢ De compter les répétions à la place de l'animateur
- ➢ De structurer le profil vitesse des répétions (l'impulsion)
- ➢ De motiver les pratiquants (si elle est en adéquation avec les gouts des pratiquants et l'effort demandé)

L'organisation de la séance d'un point de vue musical peut être soit simplement cadencé comme la plupart des cours de bodyscult, d'abdo-fessiers, soit préchorégraphié comme le cours de Bodypump de Les Mills, ou d'Aquawork de Planet fitness (une chanson égale un exercice de musculation). Dans le premier cas, l'exercice prend support uniquement sur la cadence musicale, sa durée est indépendante de celle des morceaux musicaux. Il commence et finit indépendamment d'un début et fin d'une chanson. A cet effet, un mix long de morceaux en 32 temps fondus les uns dans les autres est utilisé. Dans le deuxième cas, l'exercice commence et finit en même temps que le morceau, les variations musicales ponctuent ses variations autant en termes de gestuelles que d'efforts. A cet effet, une playlist de morceaux non liés est utilisée.

Un BPM au voisinage de 120, 135 semble être indiqué avec une modulation importante et fréquente de la vitesse des répétitions. Un compte en 2-2, en 1-3, 2-8, 4-4, 32 (pour les gainages, immobilité pendant 32 temps) est très courant. Le 1-1 est indiqué pour les mouvements très peu résistants ou peu amples. Qu'est-ce que le compte ? Lorsque la vitesse d'un mouvement est rapportée à la musique, particulièrement à son tempo, on parle de compte, c'est-à-dire comment la vitesse est comptée par rapport au tempo. Un mouvement en 2-2 usuellement dit en 2 temps ou « à la blanche » signifie que sa 1ère et 2ème partie (exemple : je plie, je tends ; je pousse, je tire) dure 2 temps musicaux chacune, le mouvement dure 4 temps.

Cette partie est développée dans le chapitre « la relation musique mouvements, § travail cadencé »

*Un exemple de filage d'exercices pour une séance d'une demie heure

Dans le calcul de la durée totale de la séance, n'oubliez pas de prendre en compte la somme des temps inter exercices.

Warm up :
Endurance seuil aérobie et mobilisation ostéo-articulaire du buste, des membres supérieurs et supérieurs ; 1 musique BPM à 120-130 ; 4 minutes

Corps de séance (à titre indicatif) :
Il est nécessaire de garder en mémoire la nécessité de conserver une sensation de chaleur, aussi les exercices locaux ne devraient pas être nombreux, garder trop longtemps ou bien réalisés en parallèle à un autre visant une 2ème partie du corps. Par exemple le « leg extension » peut être réalisé avec « le triceps extension » : 2 exercices locaux fait en même temps. Une autre façon de procéder est de placer un mouvement de musculation sur le haut du corps et de mobiliser le train postérieur par un mouvement à caractère cardio vasculaire. Par exemple, « l'adduction abduction des membres supérieurs » peut être proposé avec un mouvement de ciseaux en amplitude (« ski de fond », voir le guide des mouvements cardiovasculaires).

Favorisez prioritairement les groupes musculaires répondant aux attentes des pratiquants, cuisses, fessiers, abdominaux, triceps, mais ne délaissez pas pour autant les autres parties du corps, particulièrement le dos. Pour plus de précisions sur l'organisation du corps de séance rapportez-vous au chapitre sur le renforcement musculaire.

Cool Down :
Endurance seuil aérobie et mobilisation ostéo-articulaire du rachis et étirement des parties du corps ayant été travaillées ; 1 musique BPM lent; 4 minutes.

Différents exemples de cours d'aquagym

Exemple de cours d'aquafitness en

Total Boby Conditioning (cours cadencé)

(AQG TBC)

Référentiel d'aquagym

		OBJECTIFS DES BLOCS	THEME DES BLOCS
			CONTENU DES BLOCS
Warm up	Partie active	Capter l'attention. Vaincre la sensation de froid liée à la 1ère immersion. Placer les partiquants sur le bon pied leader. Activer le système cardio vasculaire et respiratoire. Elever la température corporelle et musculaire.	1ère Partie active: Gestuelle simple principalement en position haute, puis basse.
	Partie semi active	Recouvir une mobilité ostéoarticulaire et une élasticité musculaire optimale pour l'exécution des exercices à venir	Partie semie active: Mobilisation du rachis. Mobilisation en amplitude maximale à vitesse lente
	Partie active	Préparation à l'effort spécifique	2ème partie active: Gestuelle plus complexe en position haute, basse et suspension en lien avec avec la partie Bloc1
CORPS DE SEANCE		**La problématique réside dans le manque:** de rythme, de coordination gestuelle, de mémorisation, de résistance à l'effort cardio vasculaire et musculaire de motivation (inadéquation entre attentes et besoins)?.	CV 1
		Objectifs généraux:	Différents types d'exercices CV postés et en déplacements
		Améliorer la capacité d'apprentissage en favorisant la prise d'information sensorielle, la perception visuelle (scénographie, placement du groupe) et auditive (tempo, variations musicales, informations verbales).	Pause hydratation 1
			RM 1
		Améliorer l'engagement dans la pratique d'activités physiques au quotidien par <u>le développement de la sensation de plaisir.</u> Lutter contre la sédentarisation, l'obésité, ralentir les effets de la sénescence.	Pompe aquatique, RM abdominaux avec contrainte hydrorésistante/poids partiel, RM cuisses/fessiers en contrainte hydrorésistante/poids partiel.
		Améliorer la capacité d'orientation en associant des déplacements de face en avant, en arrière et latéraux.	
		Améliorer la mémorisation et l'acquisition motrice à long terme par la réitération du geste. Améliorer la coordination gestuelle afin de garantir une meilleure intégrité physique au quotidien.	Pause hydratation 2
			CV 2
		Objectif cardio-vasculaire	Exercice en variations de course amenant à un travail en suspension, exercice en variations sur la base de bascules, exercice en variations sur la base de sauts frontaux.
		Améliorer la capacité de fonctionnement du métabolisme aérobie par une sollicitation du système cardiaque à une FCCible comprise entre 60% et 80% environ de la FCmax, afin de mieux résister à la fatigue du quotidien et participer à la perte de poids.	
		Améliorer la coordiation inter musculaire pour favoriser un meilleur équilibre et habilité motrice pour tous les jours.	Pause hydratation 3
		Objectifs de renforcement musculaire	RM 2
		Réduire la fatiguabilité musculaire par un entrainement en endurance de force (fibre type 1). Améliorer la "réactivité" musculaire par un entrainement en force vitesse (fibres type 2). Améliorer la coordination intra, inter musculaire pour des gestes plus précis et plus puissant. Améliorer la tonicité musculaire pour un meilleur galbe. Réduire la perte de masse musculaire.	Triceps extension et biceps curl, hydro; antépulsion des épaules et extension des bras, hydro; developpé horizontal et tirage horizontal, hydro.
RETOUR AU CALME		Recouvrir une fréquence cardiaque proche de la normale. Recouvrir un souffle vers un calme respiratoire Eviter la rétractation musculaire par un étirement passif modéré.	Exercices d'étirement du rachis, des membres inférieurs et supérieurs en fonction du travail effectué dans le corps de séance.

Méthode de construction	Filage	position H, B, S*	vitesse de la séquence	DOSAGE Carrures de travail	DOSAGE Carrures de repos	Nbre total de carrures	DUREE Durée de la séquence	DUREE Durée cumulée
	1ère partie active							
linéaire	course postée,	H	1	1		1	0:00:15	0:00:15
étape	course postée, bras en mouvement alterné amplitude	H	1	1		1	0:00:15	0:00:31
étape	Course postée en monter de genoux, bras en mvt alt	H	1	1		1	0:00:15	0:00:46
linéaire	kick alt, bras en mvt alt, petite amplitude	H	1	1		1	0:00:15	0:01:01
étape	kick alt, bras en mvt alt, gde amplitude.	H	2	2		2	0:00:31	0:01:32
étape	kick alt, bras en mvt gde amplitude, position assise	B	2	2		2	0:00:31	0:02:03
étape	kick alt gde amplitude, bras en mvt de godille, position assise	S	2	2		2	0:00:31	0:02:34
étape	Battements alt, bras en mvt de brasse inversée, dplt arrière	S	2	1		1	0:00:15	0:02:49
linéaire	course, bras en mvt Crawl, dplt avant	H	1	1		1	0:00:15	0:03:04
Addition	64 Battements, bras en mvt de brasse inversée, dplt arrière + 32 pas de course, bras en mvt Crawl, dplt avant	S/H	1/2 et 1	4		4	0:01:01	0:04:06
						[illegible]	[illegible]	[illegible]
	Partie semie active							
	position assise genoux écartés:					[illegible]	[illegible]	[illegible]
linéaire	inclinaison du buste D et G	B	4	1		1	0:00:15	0:04:21
	position assise genoux serrés:					[illegible]	[illegible]	[illegible]
linéaire	rotation du bassin, buste fixe :					[illegible]	[illegible]	[illegible]
	[8tps D et 8tps G + 2*(4tps D + 4tps G) + 8*(2tps D +2tps G]	B	8-4-2	2		2	0:00:31	0:04:52
	2ème partie active							
linéaire	Ciseaux alt, bras fixés à la taille, pte ampl	H	1	1		1	0:00:15	0:05:07
étape	Ciseaux alt, bras en mvt alt, petite amplitude	H	1	1		1	0:00:15	0:05:23
étape	Ciseaux alt, bras en mvt alt, grande ampl	H	2	1		1	0:00:15	0:05:38
étape	Fentes alt (="ski de fond"), bras en mvt alt, grande ampl	B	2	1		1	0:00:15	0:05:53
étape	Fentes alt ("ski de fond"), bras en mvt de godille	S	2	2		2	0:00:31	0:06:24
						[illegible]	[illegible]	[illegible]
	* H=position haute (debout); B=position basse (placement en position globalement assis, porté par l'eau); S= postion en suspension (sans prise d'appuis au sol)					[illegible]	[illegible]	[illegible]

Méthode de construction	**CV 1** — Filage	position H,B,S	vitesse de la séquence	DOSAGE			DUREE	
				Carrures de travail	Carrures de repos	Nbre total de carrures	Durée de la séquence	Durée cumulée
	Exercice 1: exercice posté de coordination entre membres supérieurs et inférieurs							
linéaire	course postée	H	1	1		1	0:00:15	0:00:15
linéaire	petits kicks alternés,	H	1	1		1	0:00:15	0:00:30
étape	grands kicks alternés, debout	H	2	1		1	0:00:15	0:00:44
étape	grands kicks alternés, assis	B	2	1		1	0:00:15	0:00:59
étape	grands kick alt; repulsion alt des mbres supérieurs; assis	B	2	1		1	0:00:15	0:01:14
étape	grands kick alt; repulsion croisée alt des mbres supérieurs; assis (bras droit en direction de la gauche et inversement)	B	2	1		1	0:00:15	0:01:29
étape	grands kick alt; repulsion simultanée des mbres supérieurs; assis	B	2	1		1	0:00:15	0:01:43
étape	grands kick alt; repulsion simultanée croisée des mbres supérieurs; assis (bras droit en direction de la gauche et inversement)	B	2	1		1	0:00:15	0:01:58
	Exercice 2: exercice en déplacement latéral droite et gauche							
linéaire	course postée	H	1		2	2	0:00:30	0:02:28
linéaire	Ciseaux alt, bras en mvt	H	1	2		2	0:00:30	0:02:57
linéaire	16 Levers de genoux répétition à droite et à gauche (D/G)	H	1	2		2	0:00:30	0:03:27
addition	16 Levers de genoux répétition + 32 ciseaux alternés (D/G)	H	1	2		2	0:00:30	0:03:56
pyramidale	8 Levers de genoux répétition + 16 ciseaux alternés (D/G)	H	1	2		2	0:00:30	0:04:26
pyramidale	4 Levers de genoux répétition + 8 ciseaux alternés (D/G)	H	1	2		2	0:00:30	0:04:55
étape	4 Levers de genoux répétition + 8 ciseaux alternés déplacement latéral (D/G)	H	1	2		2	0:00:30	0:05:25
étape	4 Levers de genoux répétition : 2*(1 LG side, 1 LG croisé en arrière) + 8 ciseaux alternés déplacement latéral (D/G)	H	1	4		4	0:00:59	0:06:24
	Exercice 3: exercice en variation sur la base du dégagé latéral							
linéaire	Dégagé latéral inversé (ferme - ouvre) alt	B	1	1		1	0:00:15	0:06:39
variation	4 dégagé latéral inversé répétition ;alt	B	1	1		1	0:00:15	0:06:54
substitution	4 LG side répétition ;alt	B	1	1		1	0:00:15	0:07:08
variation	4 kick side répétition ;alt	B	1	1		1	0:00:15	0:07:23
variation	2*(1 kick "back side"+ 1 front kick) répétition; alt	B	1	1		1	0:00:15	0:07:38
extention	2*[1 kick back side+ 1 front kick] répéttion + 8 course; alt	B/H	1	2		2	0:00:30	0:08:07
variation	2*[1 kick back side+ 1 front kick] répétition + 4 course2T; alt	B/H	1 et 2	2		2	0:00:30	0:08:37
substitution	2*[1 kick back side+ 1 front kick]répétition + 4 switch 2T avec coup de poing croisé devant le buste alt ; alt	B/H	1 et 2	2		2	0:00:30	0:09:06

RM 1

Méthode de construction	Filage	position H, B, S	vitesse de la séquence	Carrures de travail	Carrures de repos	Nbre total de carrures	Durée de la séquence	Durée cumulée
				DOSAGE			**DUREE**	
Exercice 1: contrainte de flottaison, RM du haut du corps								
Information sur l'intérêt de l'exercice RM, placement pour pompe aquatique en position allongée en suspension, consignes de sécurité, démonstration de la gestuelle						[illegible]	[illegible]	[illegible]
linéaire	Pompes aquatiques, bras à 90°	S	2	2		2	0:00:30	0:00:30
étape	Pompes aquatiques, bras à 90°	S	1/3	2		2	0:00:30	0:00:59
étape	Pompes aquatiques, bras à 90°	S	1	2		2	0:00:30	0:01:29
étape	Pompes aquatiques serrées, bras serrés au buste	S	2	2		2	0:00:30	0:01:58
étape	Pompes aquatiques serrées, bras serrés au buste avec pause à mi-course	S	2	2		2	0:00:30	0:02:28
étape	Pompes aquatiques serrées, bras serrés au buste	S	1	2		2	0:00:30	0:02:57
						[illegible]	[illegible]	[illegible]
Exercice 2: contrainte hydrorésistante/poids partiel, RM abdominaux								
Information sur l'intérêt de l'exercice RM, placement pour RM des obliques, du transverse du grand droit de l'abdomen, consignes de sécurité, démonstration de la gestuelle, tenue des flotteurs						[illegible]	[illegible]	[illegible]
linéaire	Rotation du bassin en position assise avec appuis plantaires	B	2	2		2	0:00:30	0:03:27
étape	Rotation du bassin en position assise sans appuis plantaires	S	2	2		2	0:00:30	0:03:56
étape	Rotation du bassin en position assise, membres inférieurs tendus à l'horizontale	S	4	2		2	0:00:30	0:04:26
étape	Rotation du bassin en position assise, membres inférieurs tendus à 45° par rapport à la surface, pieds hors de l'eau	S	4	2		2	0:00:30	0:04:55
étape	Rotation du bassin en position assise, membres inférieurs tendus à 45°, pieds hors de l'eau	S	2	2		2	0:00:30	0:05:25
linéaire	Travail en isométrie , membres inférieurs tendus à + de 45° en avant du buste, pieds hors de l'eau, ventre rentré	S	64	2		2	0:00:30	0:05:54
linéaire	Inclinaison du bassin en position assise, membres inférieurs tendus à 45°, pieds hors de l'eau	S	1	2		2	0:00:30	0:06:24
						[illegible]	[illegible]	[illegible]
Exercice 3: contrainte hydrorésistante/poids partiel, RM cuisses/fessiers								
Information sur l'intérêt de l'exercice RM, placement pour extension/flexion de jambe en position assise, consignes de sécurité, démonstration de la gestuelle						[illegible]	[illegible]	[illegible]
linéaire	Extension/flexion unilatérale de la jambe droite en position assise en appui sur jambe gauche	B	2	2		2	0:00:30	0:06:54
étape	Extension/flexion unilatérale de la jambe droite avec squat sur jambe d'appui gauche	B/H	2	2		2	0:00:30	0:07:23
étape	Extension/flexion unilatérale de la jambe et de la cuisse droite en association avec une fente dynamique sur jambe d'appui gauche (=kick amplitude)	B/H	2	2		2	0:00:30	0:07:53
étape	Extension/flexion unilatérale de la jambe et de la cuisse droite sans reprise de contact au sol en association avec une fente dynamique sur jambe d'appui gauche	B/H	2	2		2	0:00:30	0:08:22
linéaire	Course	H	1		1	1	0:00:15	0:08:37
linéaire	Extension/flexion unilatérale de la jambe gauche en position assise en appui sur jambe droite	B	2	2		2	0:00:30	0:09:06
étape	Extension/flexion unilatérale de la jambe gauche avec squat sur jambe d'appui droite	B/H	2	2		2	0:00:30	0:09:36
étape	Extension/flexion unilatérale de la jambe et de la cuisse gauche en association avec une fente dynamique sur jambe d'appui droite	B/H	2	2		2	0:00:30	0:10:06
étape	Extension/flexion unilatérale de la jambe et de la cuisse gauche sans reprise de contact au sol en association avec une fente dynamique sur jambe d'appui droite	B/H	2	2		2	0:00:30	0:10:35

				DOSAGE			DUREE	
Méthode de construction	**CV 2** **Filage**	position H, B, S*	vitesse de la séquence	Carrures de travail	Carrures de repos	Nbre total de carrures	Durée de la séquence	Durée cumulée
Exercice 1: exercice en variations de course amenant à un travail en suspension								
linéaire	course	H	1	2		2	0:00:30	0:00:30
variation	course en montées de genoux	H	1	2		2	0:00:30	0:00:59
variation	idem, bras en mvt simultané vers la gauche et la droite	H	1	2		2	0:00:30	0:01:29
variation	idem avec appuis plantaires excentrés à droite et à gauche	H	1	2		2	0:00:30	0:01:58
variation	idem	H	2	2		2	0:00:30	0:02:28
variation	idem en position assise	B	2	2		2	0:00:30	0:02:57
variation	idem, les bras ajoutent une composante d'appuis en godille	S	4	2		2	0:00:30	0:03:27
Exercice 2: exercice en variations sur la base de bascules avants-arrières								
linéaire	Bascule avant arrière, **pied droit devant et gauche derrière**	H	1	1		1	0:00:15	0:03:42
variation	Bascule avec bras en mouvement simultané en sens opposé	H	1	1		1	0:00:15	0:03:56
variation	Bascule avec LG sur jbe droite et TF sur Jbe gauche	H	1	1		1	0:00:15	0:04:11
variation	Bascule avec kick sur jbe droite et TF sur Jbe gauche	H	1	1		1	0:00:15	0:04:26
variation	1 Bascule avec LG sur jbe droite et TF sur Jbe gauche + 1 Bascule avec kick sur jbe droite et TF sur Jbe gauche	H	1	1		1	0:00:15	0:04:41
linéaire	Kick alt petite amplitude	H	1		1	1	0:00:15	0:04:55
	Reprise de l'exercice en bascule avant arrière, **pied gauche devant et droit derrière**	H	1	5		5	0:01:14	0:06:09
Exercice 3: exercice en variations sur la base de sauts frontaux.								
linéaire	sautillement	H	1	1		1	0:00:15	0:06:24
variation	sautillement avec appuis plantaires excentrés d'avant en arrière et bras d'arrière en avant	H	1	1		1	0:00:15	0:06:39
variation	transformation des sautillements en extension-flexion des MB inf.	H	2	1		1	0:00:15	0:06:54
variation	les extensions-flexions des MB inf. sont très marquées	H	4	1		1	0:00:15	0:07:08
variation	alternance de positions dorsales (2T) et ventrales (2T), en passant de l'une à l'autre par une positions verticales (2T) corps groupé, bras idem	B	2	2		2	0:00:30	0:07:38
variation	idem, les bras assurent des appuis en godille	S	2	2		2	0:00:30	0:08:07

Méthode de construction	Filage	H, position B, S	vitesse de la séquence	Carrures de travail	Carrures de repos	Nbre total de carrures	Durée de la séquence	Durée cumulée
	RM 2				DOSAGE			DUREE
						[illegible]	[illegible]	[illegible]
	Exo 1 Triceps extension et Biceps curl, hydro							
linéaire	Triceps extension	B	4	1		1	0:00:24	0:00:24
variation	Triceps extension	B	2 et 6	1		1	0:00:24	0:00:48
variation	Triceps extension	B	1 et 3	1		1	0:00:24	0:01:12
variation	Triceps extension en petite amplitude (fin de course du mouvement)	B	1	0,75		0,75	0:00:18	0:01:30
	Recalage du 1er tps musical sur la flexion de coude				0,25	0,25	0:00:06	0:01:36
linéaire	Biceps curl	B	4	1		1	0:00:24	0:02:00
variation	Biceps curl	B	2 et 6	1		1	0:00:24	0:02:24
variation	Biceps curl	B	1 et 3	1		1	0:00:24	0:02:48
variation	Biceps curl en petite amlitude (fin de course du mouvement)	B	1	1		1	0:00:24	0:03:12
						[illegible]	[illegible]	[illegible]
	Exo2 Antépulsion des épaules et extension des bras, hydro							
linéaire	Antépulsion des épaules	B	4	1		1	0:00:24	0:03:36
variation	Antépulsion des épaules	B	2 et 6	1		1	0:00:24	0:04:00
variation	Antépulsion des épaules en petite amplitude (fin de course du mouvement)	B	1 et 3	0,75		0,75	0:00:18	0:04:18
	Recalage du 1er tps musical sur la flexion de coude				0,25	0,25	0:00:06	0:04:24
linéaire	extension des bras	B	4	1		1	0:00:24	0:04:48
variation	extension des bras	B	2 et 6	1		1	0:00:24	0:05:12
variation	extension des bras	B	1 et 3	1		1	0:00:24	0:05:36
variation	extension des bras en petite amplitude (fin de course du mouvement)	B	1	1		1	0:00:24	0:06:00
						[illegible]	[illegible]	[illegible]
	exo3 Developpé horizontal (fiche 25) et tirage horizontal, hydro (fiche 41)							
linéaire	Developpé horizontal	B	4	1		1	0:00:24	0:06:24
variation	Developpé horizontal	B	2 et 6	1		1	0:00:24	0:06:48
variation	Developpé horizontal	B	1 et 3	0,75		0,75	0:00:18	0:07:06
	Recalage du 1er tps musical sur la flexion de coude				0,25	0,25	0:00:06	0:07:12
linéaire	Tirage horizontal	B	4	1		1	0:00:24	0:07:36
variation	Tirage horizontal	B	2 et 6	1		1	0:00:24	0:08:00
variation	Tirage horizontal	B	1 et 3	1		1	0:00:24	0:08:24
variation	Tirage horizontal en petite amplitude (fin de course du mouvement)	B	1	1		1	0:00:24	0:08:48

Méthode de construction	Filage	position H, B, S*	vitesse de la séquence	DOSAGE Carrures de travail	Carrures de repos	Nbre total de carures	DUREE Durée de la séquence	Durée cumulée
	Retour au calme							
						[illegible]	[illegible]	[illegible]
linéaire	*Balancé des mbres sup à dte et à gauche et Mobilisation en rotation du rachis*	B	8	1		1	0:00:24	0:00:24
linéaire	Etirement du rachis axe vertical: Mbres sup dans le prolongment du corps	B	8	0,25		0,25	0:00:06	0:00:30
linéaire	Etiremement des muscles des scapulas : Elévation épaule droite / gauche / simultanée	B	4	0,75		0,75	0:00:18	0:00:48
linéaire	Etirement triceps D ET G	B	8	0,5		0,5	0:00:12	0:01:00
linéaire	Etirement deltoïde postérieur D ET G	B	8	0,5		0,5	0:00:12	0:01:12
linéaire	Etirement pectoral et delltoïdes antérieurs	B	16	0,5		0,5	0:00:12	0:01:24
linéaire	Etirement des obliques D et G	B	8	0,5		0,5	0:00:12	0:01:36
linéaire	*Ouverture / Fermeture des Mbes sup et inf*	B	4	1		1	0:00:24	0:02:00
linéaire	Etirement des quadriceps	B	8	0,5		0,5	0:00:12	0:02:12
linéaire	Etirement des fessiers	B	8	0,5		0,5	0:00:12	0:02:24
linéaire	Etirement du psoas iliaque	B	8	0,5		0,5	0:00:12	0:02:36
linéaire	Etirement des ischio-jambiers	B	8	0,5		0,5	0:00:12	0:02:48
linéaire	*Abduction / Adduction dans le plan frontal des Mbes sup (ouverture des mbes inf vers le haut et fermeture) inspiration à l'élévation.*	B	8	1		1	0:00:24	0:03:12
						[illegible]	[illegible]	[illegible]
	* H=position haute (debout); B=position basse (placement en position globalement assis, porté par l'eau); S= postion en suspension (sans prise d'appuis au sol)					[illegible]	[illegible]	[illegible]

Exemple de script Aquabike

Les musiques sont facilement trouvables sur internet (Baby don't lie - Gwen Stefani ; Don't you - Trance radio mix- Néo Cortex ; Alive – Krewella remix)

Tableau des gestuelles et cadences

Pédalage (forme et cadence) et mouvement du buste	Position	Mouvement des membres supérieurs	Tenue du cintre (gidon)
Pédalage continue "rond"	Assis base	Mouvement unilatéral, rectiligne ou courbe, différentes directions et sens	Tenue base " T1 "
Pédalage sacadé "carré"	Assis triathlon	Mouvement bilatéral rectiligne ou courbe, alterné, simultané, différentes positions et sens	Tenue par les prolongateurs latéraux (cornes) " T2"
Pédalage au dessous de la cadence musicale " C- "	Assis en avant (pointe de selle, hanches fixées en avant)	Appuis en godille, ou poussés ou/et tirés. Apuis type mouvement de brasse, brasse inversé.	Tenue par les prolongateur centraux (triathlon) " T3 "
Pédalage à la cadence musicale " C "	Debout bassin fixé ou danseuse	Mouvement en bras tendu ou non. Mouvement mobilisant uniquement l'avant-bras.	Non tenue
Pédalage au dessus de la cadence musicale " C+ " ou au maximum	Debout en équilibre		
	En arrière de la selle, épaule dans l'eau (position type vélo assis)		
	Debout entre la selle et le guidon, en position fléchi ou non		

Ce qui est écrit entre guillements(" ") correspond à l'abréviation utilisée lors de l'écriture des scripts

SCRIPT					
alive					
Objectifs de la partie					
Activer le système CV sur des rythmes plutôt constant avec 2 accelerations					
tempo	135	BPM		Durée	0:03:14 h:min:sec

Position	repères musicaux	Durée	Exercices	Pédalage	Objectifs
0-28"	intro cplt 1ere partie	8*8	Assis base,T1	rond, C	Engagement progressif du CV
29"-41"	cplt 2ème partie	4*8	Assis, bras en mouvement simultané vers l'avant et l'arrière	rond, C	Engagement progressif du CV de par la mise n mouvement des bras
42"-57"	refrain	4*8	Debout, T2	carré, C(2*8) + C+(2*8)	alterner des phases courtes de travail CV contrastées
58"-1'10	instrumental	4*8	Debout danseuse, T2	carré, C	Récuparation partielle CV
1'11-1'42	couplet	4*8+4*8	pause (8tps) + Assis et bras mvt alt en avt et en arrière (3*8) + bras mvt simultané en avt/arr (4*8)	pause (8tps) + rond C (3*8) + C (4*8)	engagement CV et travail de la coordination des bras
1'43-1'55	refrain	4*8	Debout, T2	carré, C (2*8) + C+ (2*8)	alterner des phases courtes de travail CV contrastées
1'56-2'11	instrumental	4*8	Debout danseuse, T2	carré, C	Récuparation partielle CV
2'12-2'29	pont	4*8	Assis en avant (pointe de selle) ou fessier décollé de la selle, T2	rond, C+	Engagement intense du CV
2'30-2'38	instrumental	4*8	pause (8tps) + Assis en avant (pointe de selle) ou fessier décollé de la selle (3*8), T2	pause (8tps) + rond C- (8tps) + C (8tps) + C+ (8tps)	Engagement progressif du CV par des accélration tout les 8 tps
2'39-3'14	instrumental	8*8	Debout danseuse, T2	Carré , C	Récuparation partielle CV

SCRIPT					
Don't you					
Objectifs de la partie					
Travail Cv intense de longue durée à vitesse élévée avec en fin une accélération progressive jusqu'à 170 bpm					

tempo	150	BPM		Durée	0:03:14	h:min:sec

Position	repères musicaux	Durée	Exercices	Pédalage	Objectifs
0-33"	intro-vocals	10*8	Assis base, T1 + (changer à :"can't you hear me"...) Assis et mouvement de bras lent+ (changer à :"don't you hear me"...) prise de position Debout, T2	Rond, C-	Mise en mouvement, motiver en vue de l'effort, se placer pour la partie suivante
34"-58"	vocal Don't you see me	8*8	Debout, T2 (8tps) + fessier décollé en avant de selle, T2 (8tps)	Carré, C-(8tps)+ Rond, C+(8tps)	alterner des phases très courtes de travail CV très contrastées
59"-1'24	instrumental	8*8	Debout bassin fixé	Rond, C	engager un travail musculaire supérieur sur les cuisses
1'25-1'38	instrumental	4*8	Debout Danseuse	Carré, C-	repos partiel cv et musculaire
1'39-1'51	instrumental	4*8	Debout bassin fixé	Rond, C	engager un travail musculaire supérieur sur les cuisses
1'52-2'22	vocal et instrumental	10*8	Assis base, T1 + Assis et mouvement de bras lent+ prise de position Assis triathlète, T3	Rond, C-	repos partiel cv et musculaire, se placer pour la partie suivante
2'23-3'14	vocal	16*8	Assis triathlon, T3	Rond, C	engager un travail CV supérieur de part une grande fixation du bassin

SCRIPT					
Baby don't lie					
Objectifs de la partie					
Récupération active et partielle sur bas du corps travail en dips pour les triceps					

tempo	100	BPM		Durée	0:03:22	h:min:sec

Position	repères musicaux	Durée	Exercices	Pédalage	Objectifs
0"-20"	intro	4*8	Assis base, T1 (16tps). Assis base et bras souple en ouverture / fermeture (16tps)	Carré, C-	Prise de rythme lente, favoriser une respiration supérieur de par les mouvements du thorax. Favoriser une récupération partielle CV
21"-38"	couplet	4*8	Assis base et bras souple, mouvment alterné avant / arrière	Rond, C-	relâchement des tensions du haut du haut (ceinture scapulaire)
39"-59"	refrain	4*8	Debout danseuse, T2	Carré, C	Décontraction des jambes lié au ryhtme sacadé du pédalage en intensité faible
1'00-1'08	instrumental	2*8	Assis base, mouvement des bras au rythme musical (8tps bras droit, 8 tps bras gauche), T1 sur un bras	Rond, C	engagement musculaire des bras
1'09-1'27	couplet	4*8	Assis base, bras souple en mouvement alterné avant / arrière	Rond, C-	relâchement des tensions du haut du haut (ceinture scapulaire)
1'28-1"36	bridge	2*8	Assis base, mouvement alterné des bras au rythme musical	Rond, C	engagement musculaire des bras
1'37-1'56	refrain	4*8	Debout danseuse, T2	Carré, C	Décontraction des jambes lié au ryhtme sacadé du pédalage en intensité faible
1'57-2'14	instrumental	2*(2*8)	Assis base, mouvement des bras au rythme musical (8tps bras droit, 8 tps bras gauche), T1 sur un bras (répéter 2 fois)	Rond, C	engagement musculaire des bras
2'15-2'33	variation vocal r'nb	4*8	pompe déplacement du buste droite gauche en single single double	Rond, C-	Engager un travail rythmique et musculaire sur les pectoraux
2'34-2'54	refrain	4*8	Debout danseuse, T2	Rond, C	Décontraction des jambes lié au ryhtme sacadé du pédalage en intensité faible
2'55-3'15	instrumental	4*8	Assis base, mouvement des bras au rythme musical (8tps bras droit, 8 tps bras gauche), T1 sur un bras (répéter 2 fois)	Rond, C	engagement musculaire des bras
3'16-3'22	Silence